安宁疗护

HOSPICE CARE

主　编　陈晓莉　张　青　王惠芬

副主编　邹智杰　邱艳茹　钱　羽

社会科学文献出版社
SOCIAL SCIENCES ACADEMIC PRESS (CHINA)

编委会

吴　新	武汉大学中南医院
邱艳茹	武汉大学人民医院
邹智杰	武汉大学护理学院
张　青	武汉大学护理学院
张　靖	首都医科大学护理学院
陈美桂	武汉大学中南医院
陈晓莉	武汉大学护理学院
罗点点	北京生前预嘱推广协会
周　炜	武汉大学人民医院
赵　静	武汉大学护理学院
钟　君	武汉大学中南医院
钟俊萍	武汉大学护理学院
饶　翾	武汉大学中南医院
钱　羽	湖北省肿瘤医院
聂　蓉	武汉轻工大学医学与健康学院
郭巧红	首都医科大学护理学院
曹李耘	湖北省肿瘤医院
景　婧	湖北省肿瘤医院
裴乐园	江汉大学医学部护理学系

秘　书　李　婷

主编简介

陈晓莉

博士，教授，博士生导师，曾任武汉大学 HOPE 护理学院副院长和健康学院副院长，现任武汉大学护理学院教授委员会主任，主要研究方向为慢病管理与护理教育。兼任吴阶平医学基金会模拟医学部护理专业委员会副主任委员、全国虚拟仿真实验教学创新联盟护理专委会委员、中华护理学会高等护理教育专委会专家、《护理学杂志》编委、湖北省护理学会副理事长、湖北省护理教育专委会主委等。主持国家社科基金、教育部人文社科基金、美国中华医学基金会（CMB）项目等多项课题；在 SCI/SSCI 及 CSCD 等期刊发表论文 80 余篇，主编、副主编教材及专著 8 部。主持项目获武汉大学教学成果奖一等奖 2 项，获批武汉大学研究生精品课程 2 门。

张　青

副主任护师，硕士生导师，现任武汉大学护理学院基础护理教研室主任、健康老龄化研究中心副主任，主要研究方向为老年护理与安宁疗护。兼任湖北省老龄工作委员会第一届专家委员会委员、湖北省护理学会继续教育委员会常委、湖北省健康管理师专家委员会常委。主讲"护理学基础""老年长期照护与管理"等课程。主持省级以上课题 10 余项，主编及参编护理教材 10 余部，发表学术论文 50 余篇。所负责的"护理学基础"荣获湖北省一流课程，曾获湖北省优秀护士荣誉，并获首届全国大学生公共卫生综合技能大赛优秀指导老师等奖励。

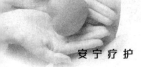
王惠芬

主任护师，硕士生导师，注册心理师，康复专科护士，湖北省肿瘤医院原护理部主任，主要研究方向为安宁疗护和肿瘤康复护理，在肿瘤护理领域深耕 30 年，致力于改善肿瘤患者的身心功能和生活质量。连续 7 年举办安宁疗护培训班并进行安宁疗护护理适宜技术项目推广，推动了湖北省安宁疗护护理专科的建设与发展。兼任中华护理学会肿瘤护理专委会副主委、中国抗癌协会安宁疗护专委会常委、湖北省护理学会副理事长、湖北省肿瘤护理专委会主委。

副主编简介

邹智杰

博士，武汉大学护理学院教师，美国耶鲁大学护理学院安宁疗护访问学者。湖北省护理学会护理教育专业委员会工作秘书，武汉市护理学会灾害专业委员会常委，湖北省健康管理师专家库成员。主持或参与国家级、教育部、省级课题等项目10项，获湖北省高等学校教学成果奖一等奖1项；第二届中华护理学会全国青年护理教师临床技能竞赛团体奖第二名和CPR个人奖第三名；第五届全国高校混合式教学设计创新大赛二等奖（成员）。近三年以第一作者/通讯作者发表SCI/SSCI期刊论文10篇，CSCD期刊论文1篇，参编教材和书籍4部。

邱艳茹

副主任护师，硕士，武汉大学人民医院病区护士长。中国抗癌协会肿瘤康复整合护理专业委员会委员，中华护理学会疼痛专委会委员，湖北省抗癌协会肿瘤护理专业委员会青年委员会副主任委员，湖北省临床肿瘤学会健康教育专家委员会委员，湖北省临床肿瘤学会护理专家委员会秘书，湖北省临床肿瘤学会护理专家委员会护理教育专委会秘书，武汉市护理学会肿瘤专业委员会委员，《护理学杂志》审稿专家，湖北省PICC专科护士。承担或参与多项省级课题，以第一作者发表论文10余篇。

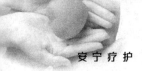

钱　羽

　　美国 MD Anderson 肿瘤中心支持与姑息治疗博士后，湖北省肿瘤医院胸部肿瘤内科副主任医师。从事姑息治疗多年，完成关于肿瘤晚期患者症状控制、医护工作者工作压力等多项临床研究，在 *JAMA Oncology* 等国际顶级期刊发表论文 10 余篇；论文多次被美国临床肿瘤学会学术年会（AS-CO）收录，被中国肿瘤支持与康复治疗学术年会评为优秀论文。兼任中国医药教育协会肿瘤临床科研创新发展专业委员会委员、湖北省抗癌协会癌症康复与姑息治疗专业委员会青年委员会副主任委员、湖北省免疫学会肿瘤生物治疗专业委员会委员、湖北省临床肿瘤学会第一届健康教育专家委员会委员、湖北省抗癌协会肿瘤营养与代谢专业委员会委员。

前　言

无论医学如何发展，生老病死的自然规律并不能改变。当患有严重疾病、可以预见到生命终点的患者面对人生的黄昏时刻，除了医学治疗，我们还可以为患者及其家庭提供怎样的帮助呢？

伴随着人们对美好生活的追求，政府及学界对疾病终末期患者的生命质量越来越重视，生命终末期的医疗卫生服务也越来越受到社会的关注。《"健康中国2030"规划纲要》《国家积极应对人口老龄化中长期规划》《中华人民共和国基本医疗卫生与健康促进法》的颁发为我国安宁疗护的发展提供了政策保障与支持，也对安宁疗护从业人员的教育与培训提出了更高的要求。基于此，本书编委编撰此书，以期帮助安宁疗护从业人员全面掌握安宁疗护知识与技能，更好地开展安宁疗护实践工作。

本书共四篇十七章，系统介绍安宁疗护发展与模式、安宁疗护中的伦理与法律、有效沟通与死亡教育、终末期患者常见生理问题与照护、心理社会问题与照护及临终照护与辅助疗法等内容。在每章之前呈现各层面可达成的目标，使读者迅速掌握该章学习目标及重点。内文汇集了国内外的相关资讯，并融入安宁疗护新的研究内容，如症状群及症状管理理论等。每章末以案例分享和问题讨论引发读者思考，以达到理论与实践结合，并让读者学习对生命的尊重。

本书的出版除感谢所有作者的付出之外，还要感谢武汉大学规划教材项目的支持，更要感谢社会科学文献出版社的支持及鼎力协助。由于时间与经验有限，本书未尽之处请读者海涵，盼读者和同道不吝指教，并给出宝贵建议！

陈晓莉　张青　王惠芬

2023年8月

目　录

第一篇　安宁疗护总论

第一章　安宁疗护概论 ………………………………………… 3
　第一节　安宁疗护概述 ……………………………………… 4
　第二节　安宁疗护的发展 …………………………………… 8
　第三节　安宁疗护服务模式 ………………………………… 13
　第四节　安宁疗护中的人文关怀 …………………………… 16

第二章　安宁疗护中的伦理与法律 …………………………… 21
　第一节　伦理基本原则与决策模式 ………………………… 21
　第二节　安宁疗护实践中的伦理议题 ……………………… 26
　第三节　安宁疗护实践中的法律议题 ……………………… 31

第三章　安宁疗护护理人员的职业素质与自我照护 ………… 35
　第一节　安宁疗护护士职业素质 …………………………… 36
　第二节　安宁疗护护理人员的自我照护 …………………… 40

第四章　安宁疗护中的有效沟通 ……………………………… 46
　第一节　沟通概述 …………………………………………… 47
　第二节　安宁疗护中的护患沟通 …………………………… 52
　第三节　病情告知原则与方法 ……………………………… 57
　第四节　家庭会议 …………………………………………… 63

第五章　安宁疗护患者生存期评估 ·········· 68

　第一节　概述 ·········· 68

　第二节　生存期预测评估工具及应用 ·········· 70

第六章　死亡文化与生死教育 ·········· 81

　第一节　生死观内涵 ·········· 82

　第二节　死亡文化——丧葬文化 ·········· 85

　第三节　生命教育 ·········· 87

　第四节　死亡教育 ·········· 92

　第五节　生前预嘱 ·········· 97

第二篇　常见生理问题及照护

第七章　疼痛管理与照护 ·········· 105

　第一节　概述 ·········· 106

　第二节　癌性疼痛的药物治疗与护理 ·········· 109

　第三节　癌痛的非药物治疗与护理 ·········· 114

　第四节　特殊人群的疼痛管理 ·········· 117

第八章　生理症状管理与照护 ·········· 122

　第一节　呼吸困难 ·········· 123

　第二节　咳嗽、咳痰 ·········· 126

　第三节　咯血 ·········· 129

　第四节　恶心、呕吐 ·········· 133

　第五节　呕血、便血 ·········· 135

　第六节　腹胀 ·········· 139

　第七节　水肿 ·········· 142

　第八节　发热 ·········· 146

　第九节　恶病质 ·········· 149

　第十节　口干 ·········· 154

第十一节　癌性伤口 ……………………………………………… 157

第十二节　尿失禁、尿潴留 ……………………………………… 159

第十三节　谵妄 …………………………………………………… 163

第十四节　失眠 …………………………………………………… 167

第十五节　症状群管理 …………………………………………… 171

第九章　安宁疗护中的急症照护 ………………………………… 177

第一节　呼吸道异物梗阻 ………………………………………… 178

第二节　低血糖 …………………………………………………… 181

第三节　上腔静脉综合征 ………………………………………… 184

第四节　急性肿瘤溶解综合征 …………………………………… 187

第五节　脊髓压迫症 ……………………………………………… 189

第十章　中医护理技术在症状管理中的应用 …………………… 194

第一节　常用中医护理技术 ……………………………………… 194

第二节　中医护理技术在常见症候中的应用 …………………… 204

第十一章　安宁疗护中的舒适照护 ……………………………… 210

第一节　概述 ……………………………………………………… 210

第二节　舒适环境 ………………………………………………… 213

第三节　皮肤护理 ………………………………………………… 216

第四节　饮食护理 ………………………………………………… 221

第五节　排泄护理 ………………………………………………… 224

第六节　体位护理 ………………………………………………… 226

第三篇　心理、社会问题与照护

第十二章　患者及家属心理社会状态与照护 …………………… 235

第一节　患者心理社会状态与照护 ……………………………… 236

第二节　临终患者家属心理社会状态与照护 …………………… 241

第三节　预期性悲哀 ……………………………………………… 245

第十三章　意义疗法与尊严疗法 ……………………………… 251
　　第一节　意义疗法 ……………………………………………… 252
　　第二节　尊严疗法 ……………………………………………… 258

第十四章　丧亲及哀伤辅导 …………………………………… 268
　　第一节　丧亲与哀伤的概述 …………………………………… 269
　　第二节　丧亲者哀伤反应的影响因素 ………………………… 274
　　第三节　哀伤辅导 ……………………………………………… 276

第十五章　安宁疗护中的社会工作 …………………………… 284
　　第一节　安宁疗护社会工作发展现状 ………………………… 284
　　第二节　安宁疗护医务社工的职业素养 ……………………… 289
　　第三节　推进安宁疗护医务社工发展的对策与建议 ………… 293

第四篇　临终照护与辅助疗法

第十六章　濒死期患者的照护 ………………………………… 297
　　第一节　概述 …………………………………………………… 298
　　第二节　濒死期患者的生理心理变化 ………………………… 299
　　第三节　濒死患者家属的需求 ………………………………… 305
　　第四节　死亡后护理 …………………………………………… 308

第十七章　辅助疗法 …………………………………………… 312
　　第一节　芳香治疗 ……………………………………………… 312
　　第二节　音乐治疗 ……………………………………………… 330
　　第三节　卡牌游戏 ……………………………………………… 333

参考文献 ………………………………………………………… 339

第一篇

安宁疗护总论

第一章　安宁疗护概论

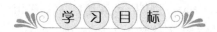

学习目标

认识与记忆　1. 陈述安宁疗护的概念。

　　　　　　　　2. 简述我国主要的安宁疗护模式。

　　　　　　　　3. 陈述护理人文关怀的内容。

理解与分析　1. 举例说明安宁疗护的服务对象。

　　　　　　　　2. 分析比较中国安宁疗护的发展过程。

　　　　　　　　3. 举例说明国内外安宁疗护服务模式。

综合与运用

　　结合查文献，讨论我国安宁疗护发展面临的困难和不足，并为安宁疗护事业建设提出合理建议。

　　随着人口老龄化加剧、疾病末期患者数量显著增长及社会文明的发展，人们对生活质量的要求不断提高，我国对安宁疗护的需求日益凸显。虽然生老病死是自然规律，但即将死亡的患者有获得生理和心理舒适的权利，应保障他们有尊严地离去。为满足患者和人民群众的需求，2017 年，国家卫生和计划生育委员会首次发布《安宁疗护实践指南（试行）》和《安宁疗护中心基本标准和管理规范（试行）》，旨在推动我国安宁疗护事业的发展。

　　安宁疗护是一门综合性应用性学科，既包含医疗的专业属性，又具有人文关怀的社会属性。安宁疗护虽然强调生理症状的治疗技术，但也关注患者和家属的社会、心理、精神等方面的照护，重视人的需求而胜于疾病

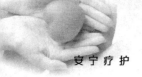

的诊疗，因而更加人性化。无论在国外还是国内，安宁疗护均经历了一个循序渐进的发展过程。

第一节　安宁疗护概述

一　安宁疗护的概念

安宁疗护常与临终关怀、姑息护理、缓和医疗等概念相混淆。安宁疗护与临终关怀同义，英文表达为"hospice care"，中国台湾地区主要使用"安宁疗护"一词；姑息护理与缓和医疗同义，英文表达为"palliative care"，中国香港地区多称之为"姑息护理"。

2017年，国家卫生和计划生育委员会提出将临终关怀等相关概念统一为安宁疗护，指出安宁疗护是以临终患者和家属为中心，以多学科团队协作模式进行的实践，主要内容包括疼痛及其他生理症状的控制，心理、社会和精神支持等全方位的照护。

安宁疗护肯定生命的价值，视死亡为自然过程，既不刻意加快逝去，也不延缓死亡的到来，以人为中心，尊重人类追求优逝、获得善终的权利。

二　安宁疗护的目标

1. 改善患者生命质量

安宁疗护不强调治愈疾病，而是通过症状控制，为患者提供舒适护理和整体关怀，使其达到生理、心理、社会和精神均舒适安宁的状态，从而改善其生命质量。

2. 维护患者尊严

安宁疗护服务强调以人为中心，将患者视作完整的个人，重视患者的人格尊严，尊重患者的文化习俗。禁止随意讨论和散布患者病情相关的内容，歧视患者及其需求、愿望。通过满足患者生命末期的合理需求，提升患者的尊严感。

3. 帮助患者平静离世

在提供安宁疗护服务的过程中，通过与患者及家属的沟通交流，了解患者的人生价值感，尽可能帮助其完成未实现愿望，促使其内心平和、没有遗憾地离开人世。

4. 减轻照顾者负担

临终患者的照顾者大多为家属，是患者生命末期最亲近的人，长期为患者提供无微不至的照顾，在患者离世后往往承受巨大的身心痛苦。安宁疗护团队成员不仅需要关注患者需求，也要通过安宁疗护实践减轻照顾者的身心负担。在患者离世后为照顾者同时也是丧亲者提供居丧期的帮助和支持，助其顺利度过哀伤阶段。

三　安宁疗护的原则

1. 知情同意原则

在安宁疗护实践全过程中，不论实施何种医疗护理决策都需向患者或家属告知，获得患者及家属同意后才可实施安宁疗护。

2. 人道主义原则

人道主义原则是医学道德的基本原则之一。在安宁疗护实践过程中，医务人员遵循关怀患者及以患者为中心处理问题的准则，敬畏生命，尊重患者的生命质量和愿望，为患者提供生理、心理、社会、精神全方位的照护，并在患者离世后对家属进行哀伤辅导。

3. 以照护为主的原则

安宁疗护主要服务生命末期的患者（我国指生存期在 6 个月内的患者），以提高患者生命末期生活质量和死亡质量为目的，尽可能按照患者和家属的愿望来实施安宁疗护，而不以延长患者生命时间为目的。

4. 全方位照护原则

安宁疗护旨在为患者及家属提供全人、全家、全程的安宁疗护服务，帮助患者优逝和提高生命质量，协助家属尽快走出居丧期的痛苦，顺利回归正常生活。

四　安宁疗护的理念

1. 全人

全人照护不仅仅只关注疾病，而是将人文关怀运用于安宁疗护全过程

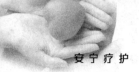

中，对患者提供生理、社会、心理、精神全方位的照护。

2. 全家

患者处于生命末期，家属作为照顾者，身心承受着巨大压力，也需要相应的安宁疗护服务。家属接受的安宁疗护服务包括参与治疗护理决策、照护患者所需的知识和技能、情感和经济支持、患者死亡后的哀伤辅导和尊严维护等。

3. 全程

从患者开始接受安宁疗护服务一直到患者死亡，安宁疗护团队应满足患者及家属的照护需求。此外，患者离世后，应为家属提供哀伤辅导。

4. 全队

安宁疗护是以多学科团队协作模式进行的实践。这支团队由各专业人员组成，包括医师、护士、社会工作者、心理治疗师、药剂师、营养师、康复师、中医技师、志愿者及宗教工作者等，是一支训练有素的团队，共同为患者提供安宁疗护服务。

5. 全社区

随着医学模式的转变，社区安宁疗护成为一种重要的安宁疗护模式，可为患者提供从医院返回社区后的连续照护。全社区参与安宁疗护，有助于提高广大居民对安宁疗护的认识，推进区域安宁疗护协同发展，从而让更多患者有机会实现"无痛苦、有尊严地离世"的愿望。

五　安宁疗护的服务内容及对象

为贯彻落实《国务院关于促进健康服务业发展的若干意见》和《关于推进医疗卫生与养老服务相结合指导意见的通知》，2017 年国家卫生和计划生育委员会制定了《安宁疗护实践指南（试行）》。该实践指南明确指出，安宁疗护的主要服务内容包括疼痛及其他症状控制、舒适照护、心理、精神及社会支持等。

服务对象包括患者及其家属，其中患者符合以下条件：疾病终末期，出现症状；拒绝原发疾病的检查、诊断和治疗；接受安宁疗护的理念，具有安宁疗护的需求和意愿。目前关于生命末期的界定没有统一标准，现有的医学手段无法准确预测生存期。我国安宁疗护对象主要指医学诊断明确、无治愈希望，预计生存期在 6 个月以内的患者。

六　安宁疗护团队

安宁疗护团队由多学科专业人员组成，主要包括医师、护士、社会工作者，理想状态下还应包括心理治疗师、药剂师、营养师、康复师、中医技师、志愿者、宗教工作者等。在安宁疗护实践中，积极组织团队成员线下或远程视频开展多学科团队会议（Multidisciplinary Team Meeting, MDM），有利于了解患者病情、生活习惯、家庭关系及社会支持等信息，全面探讨患者及家属当前需要关注和解决的问题，提出专业、针对性的意见，制定治疗护理方案，从而满足患者和家属生理、心理、社会和精神全方位的照护需求。

1. 医师

医师的主要工作职责包括病情评估、症状管理、疼痛控制、病情告知等方面。医师应严格执行首问、首诊负责制，保障医疗质量和患者安全。

2. 护士

护士需具备扎实的理论基础和较高的专业技能，评估患者的症状和生理需求，遵照医嘱对症处理，为患者提供舒适照护，并对患者和家属进行健康教育。同时关注患者的心理状况，为患者提供心理护理。

3. 社会工作者

社会工作者运用专业的知识和技能，有效改善社会生活环境，并确保患者获得相应的社会支持和经济援助，协助医务人员为患者提供健康指导，为患者整合多方面资源。

4. 心理治疗师

心理治疗师承担心理疾病预防、支持以及治疗的职责。在进行心理治疗的过程中，心理治疗师应关注患者的身体症状，如疼痛、呼吸困难、疲劳等，需适当控制心理治疗的时间。

5. 药剂师

药剂师主导系统药物审查、药物治疗调整以及优化药物治疗方案，减少错误处方，同时制定安全用药的程序，提供药物咨询。

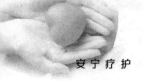

6. 营养师

营养师配合医师制定和实施个性化且有效的营养支持方案，协同护士对患者进行营养健康宣教。中国营养学会建议对所有癌症患者进行营养筛查。因此，在癌症治疗前须进行营养筛查和评估。

7. 康复师

康复师综合评估患者的各种功能状态，为患者制定康复方案，并指导患者实施康复训练，包括自主活动、呼吸康复训练、日常生活活动训练等，协助恢复患者肢体功能，从而预防各种并发症，改善患者生活质量。

8. 中医技师

中医技师配合医师对患者症状进行评估和管理，通过穴位贴敷、针刺、拔罐、艾灸、推拿、刮痧等中医适宜技术改善患者的失眠、疼痛、便秘、恶心、呕吐等症状。

9. 志愿者

志愿者正在成为满足患者及家属安宁照护需求的重要人力资源。志愿者自愿投入时间和精力造福他人，开展的志愿活动包括为患者筹款、烹饪、提供家庭支持、分担照顾责任等，并给予患者及家属精神慰藉，协助其坦然面对患者的死亡。

10. 宗教工作者

对于有宗教信仰（如基督教、佛教、伊斯兰教、天主教等）的安宁疗护患者，可让宗教工作者与患者进行宗教交流，为患者提供符合宗教风俗习惯、合法的服务活动。

第二节　安宁疗护的发展

一　国外安宁疗护发展

（一）英国安宁疗护发展

安宁疗护起源于英国。现代安宁疗护之母西西里·桑德斯（Dame Cicely Saunders）博士于 1967 年在英国伦敦建立了圣克里斯托弗临终关怀院，开启了现代安宁疗护运动。1988 年英国将缓和医学发展成为医学专科，提出对生命末期患者提供积极、整体、人性化的医疗团队照顾。2015年，英国政府与各类社会组织合作，共同制定《姑息治疗和临终关怀展望计划(2015－2020)》。有数据显示，2016年底英国约有220所临终关怀医院，并实行全民公费医疗。这些医院每年为英国20多万生命末期患者提供安宁疗护服务，服务内容主要包括病情诊断、身心舒缓服务、临终照护和心理支持等。根据英国国家医疗服务体系普适性和公平性原则，安宁疗护服务主要在家庭、养老院、疗护院及医院中开展，患者可根据个人意愿选择接受服务的地点，其服务费用由国家财政与慈善机构捐赠承担。随着英国安宁疗护事业的不断发展，已经形成由多学科专家共同为患者提供支持和帮助的社区居家安宁疗护服务体系。

（二）美国安宁疗护发展

1965年美国耶鲁大学护理学院院长邀请桑德斯教授宣传安宁疗护。1971年在英国圣克里斯托弗临终关怀院的帮助下，美国建立了康涅狄格临终关怀中心。1974年美国开始提供安宁疗护服务，从小型志愿组织发展到营利或非营利机构。1980年临终关怀被纳入国家医疗保险法案。1982年美国政府在医疗保险计划《老年人的卫生保健计划》中加入了安宁疗护的内容，这项政策的出台为安宁疗护在美国的发展提供了财政支持，同时也为其发展奠定了基础。此后，各州根据实际情况制定了具有地域特色的服务内容，其服务的形式主要包括居家、住院和门诊，居家与住院之间可随时转诊，形成了连续双向的服务体系。1996年美国的晚期癌症患者中接受安宁疗护的比例已达到43.4%。2002年美国护理专业委员会建立安宁疗护认证机构（National Board for Certification of Hospice and Palliative Nurses，NBCHPN），对从事安宁疗护的护士进行资格认证，极大地保证了安宁疗护服务的质量。美国的安宁疗护教育培训已在全球医学界得到广泛认可。以美国影响最大的临终关怀教育联盟（The End-of-Life Nursing Education Consortium，ELNEC）设立的本科核心课程为例，其授课对象是全美护士和护理专业学生，课程模块内容包括临终关怀简介、疼痛管理、症状管理、伦理/法律问题、临终关怀中的文化考量、悲伤辅导等模块。该课程已被翻译成8种语言并在美国和全球91个国家开设。

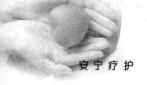

（三）德国安宁疗护发展

德国于 20 世纪 70 年代出现了教会系统下设的安宁照护服务机构。1983 年科隆大学医院建立了德国第一家安宁疗护中心。1997 年德国法律规定了医疗保险公司支付安宁照护中心的最低费用补贴数额。2007 年德国法律进一步规定相关机构要提供安宁疗护上门巡诊服务，并由医疗保险公司支付费用。安宁疗护上门巡诊服务的工作人员尽可能地缓解重症晚期患者的症状，提高其生活质量，使他们能够在家中、养老院或者安宁疗护照护中心度过余生。德国已经建立覆盖全国的网络化上门巡诊安宁疗护服务专业队伍，全天提供服务。德国安宁疗护服务的主体不局限于老年人，也服务于其他年龄阶段的重症晚期患者，不少城市还建立了专门服务重症晚期儿童患者的安宁照护中心。2015 年德国修订《安宁照护和安宁疗护法》，该法律包含一系列措施，旨在促进和完善德国全国范围内安宁照护和安宁疗护服务，特别是在医疗基础设施薄弱的农村地区，为处于生命最后阶段的人们提供医疗、护理及心理帮助。

（四）日本安宁疗护发展

日本是亚洲第一个开展安宁疗护的国家。1973 年日本在淀川基督教医院开展了第一个缓和照护计划。2000 年日本政府颁布《长期护理服务保障法》，为 65 岁以上生活需要照顾的老年人或者 40 岁以上生活不能自理的患者提供居家安宁疗护服务。2000 年日本施行全社会强制医疗保险制度，国家规定原已参加各类保险年满 65 岁或 70 岁的老人，自动进入全面保障的"介护保险"。2001 年 5 月，日本与新加坡等 15 个国家及地区组织"亚太安宁缓和医学学会"，这是全球第一个推动安宁疗护的国际组织。在安宁疗护发展过程中，日本非常重视居家安宁疗护的发展，开展"在宅医疗"，并先后出台一系列法律法规对居家安宁疗护做出明确规定，为居家安宁疗护的顺利开展提供了重要的法律保障。日本提供居家安宁疗护服务的机构主要由医院、诊所、介护服务事业所、保险药局等组成，这些机构密切协作，为居家终末期患者及家属提供 24 小时的医疗和护理服务。

二 国内安宁疗护发展

（一）港台地区安宁疗护发展

20世纪80年代初，安宁疗护在台湾地区逐渐开展。1980年，陈光耀在台北荣民总医院癌症中心主办的研讨会中首次提出"Hospice Care"这一理念。1983年台湾天主教康泰医疗教育基金会推出癌症末期患者居家照顾服务，是台湾地区居家安宁疗护服务的开端。1986年台湾马偕医院第一次主办安宁疗护学术研讨会，并出版杂志《安宁疗护》。1990年马偕纪念医院设立台湾第一家安宁疗护病房，至今已发展成为台湾地区规模较大的安宁中心之一。台湾地区基于老龄化加剧、大医院病床紧张及医护人员人手不够等现状，从政府层面积极推广"居家安宁"和"社区安宁"的理念。经过多年的实践探索和不断完善，台湾地区已形成"住院—居家—社区—共照"的服务体系，以"全人、全家、全程、全队、全社区"理念为终末期患者及家属提供高质量的安宁疗护服务。

1982年香港九龙圣母医院成立舒缓医学组织并建立关怀小组，为癌症患者提供善终照料。1986年香港成立善终服务会，并于1992年创办了第一所独立的宁养院——白普理宁养中心。此后李嘉诚基金会先后在全国各地20家大型综合医院创办慈善性质的宁养院，提供以居家和门诊形式的安宁疗护服务。为了进一步推进安宁疗护，香港医院管理局在2010~2019年发布《成年人预设医疗指示医护人员指引》《不作"心肺复苏术"医护人员指引》《舒缓治疗服务策略》《预设照顾计划指引》等一系列指导性文件。据2021年统计，香港地区44家公立医疗机构已有一半设立了安宁疗护病床，在不断探索和实践之后，形成了一个网状结构的医疗康复体系。

（二）大陆地区安宁疗护发展

1. 临终关怀的初创阶段（1988~1993年）

1988年天津医学院成立了中国大陆地区第一个临终关怀研究机构，即"天津医学院临终关怀研究中心"。1989年，大陆地区首家临终关怀医院——北京松堂关怀医院成立。1990年大陆地区第一所临终关怀医院（南汇护理医院）成立，从此拉开了我国大陆地区临终关怀的序幕。20世纪80年代末到90年代中叶，在国家鼓励扩大供给政策的引导下，大陆地区

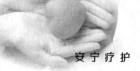
建立了 200 多家不同类型的临终关怀机构，从事临终关怀服务的医务人员近万名。这一时期临终关怀机构还未纳入《医疗机构管理条例》，临终关怀科无法注册登记，诊疗科目缺乏政策法规支持。

2. 临终关怀的发展阶段（1994～2016 年）

1994 年国家发布的相关政策开始出现"临终关怀"这一词语，临终关怀首次进入医疗机构的诊疗科目。2006 年卫生部、国家中医药管理局发布的《城市社区卫生服务机构管理办法（试行）》明确临终关怀科为可登记的诊疗科目。2011 年卫生部发布《中国护理事业发展规划纲要（2011－2015年）》，首次将临终关怀纳入护理规划和长期医疗护理服务。2016 年 4 月，在全国政协第 49 次双周协商座谈会上将大陆地区临终关怀相关名词术语统一为"安宁疗护"。同年中共中央国务院印发《"健康中国 2030"规划纲要》，"安宁疗护"这一概念首次进入国家健康规划纲要，政府成为安宁疗护服务政策规划的制定者和引导者。

从 20 世纪 90 年初至 2016 年底，据不完全统计，全国有 2432 家医疗机构开设临终关怀科提供临终关怀服务。其中公立三级医院占 12.06%，公立二级医院占 46.02%，社区卫生服务中心/乡镇卫生院占 22.95%，医养结合机构占 18.67%。虽然这一时期政策开始关注临终关怀，国内临终关怀机构的数量随着巨大的社会需求迅速增长，但仅停留在规划和部署阶段，缺乏对临终关怀服务的详细规定和具体的政策措施。

3. 安宁疗护试点的持续发展阶段（2017 年至今）

近年来，国家出台了一系列相关政策和文件，极大地推动了我国安宁疗护事业的发展。2017 年国家卫生和计划生育委员会颁布《安宁疗护中心基本标准和管理规范（试行）》《安宁疗护中心管理规范（试行）》《安宁疗护实践指南（试行）》三个同安宁疗护相关的指导性文件，为我国安宁疗护专科发展提出了方向，是我国大陆地区安宁疗护专科事业发展的里程碑。同年 9 月选定北京市海淀区、上海市普陀区、吉林省长春市、河南省洛阳市、四川省德阳市作为安宁疗护试点单位。2019 年 5 月国家卫健委印发《关于开展第二批安宁疗护试点工作的通知》，在上海市和北京市西城区等 71 个市（区）启动第二批试点，要求试点地区将安宁疗护工作纳入区域卫生规划。2019 年 9 月国家卫健委、国家发展和改革委员会等 8 个部门联合制定的《关于建立完善老年健康服务体系的指导意见》明确规定了安宁疗护机构设置、项目收费、进入标准、服务模式、试点经验等内容。2019年12月第十三届全国人民代表大会常务委员会第十五次会议通过《中华人民共和国基本医疗卫生与健康促进法》，明确安宁疗护作为全方位、全周期的医疗卫生服务组成部分，首次从立法层面把安宁疗护列入国家医疗卫生体系。2023年4月国家卫健委办公厅发布《关于开展第三批安宁疗护试点工作的通知》，新增天津市南开区、蓟州区等61个试点。截止到2023年7月，全国安宁疗护试点工作已覆盖30个省（自治区、直辖市），试点地区152个，其中上海市、北京市、浙江省和湖南省为第三批国家安宁疗护试点工作省（市）。此后，安宁疗护工作不断走向制度化和规范化。

第三节　安宁疗护服务模式

一　医院安宁疗护模式

医院安宁疗护模式可分为病房服务、独立的安宁疗护中心、安宁疗护医院三大类。病房设置按照国家卫生计生委2017年发布的《安宁疗护中心基本标准和管理规范（试行）》（国卫医发〔2017〕7号）标准执行。病房服务是在医院中规划出一个安宁疗护病房，利用现场的病房设备，由专业的安宁疗护多学科团队为患者和家属提供"全人、全家、全队、全程和全社区"的五全服务。独立的安宁疗护中心集全科医生、肿瘤专科医生、安宁疗护专科护士、心理医生、营养师、社工、志愿者等专业化多学科团队为终末期的患者提供安宁疗护服务。同时，各中心与多家医院建立了医联体，实现医院—社区—家庭之间的转诊服务。独立的安宁疗护医院硬件设备如同家庭般温馨，病房装扮如同家中卧室，设置有庭院、会客厅、祈祷室等。所有的硬件设计、每日医疗服务内容以及工作人员的训练皆针对末期患者的特殊需要，一般病床总数在10～60张不等。安宁疗护医院接收难治性或复杂性临床症状的患者，其服务内容主要包括对居家、社区安宁疗护无法处理的症状，根据评估结果，采取相应的措

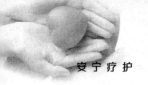

施缓解临床症状，提供舒适照护、心理—精神—社会支持、家属哀伤辅导等。

二　社区安宁疗护模式

社区安宁疗护是指以社区为基础的安宁疗护服务团队为本区域内居家的临终患者及其照护者提供缓和性和支持性的照顾。社区安宁疗护服务因具有不脱离患者生活场域、患者满意度较高和节省医疗卫生资源等优点，已经成为很多国家和地区安宁疗护服务体系的重要组成部分。其服务对象主要来自医联体医院转诊、社区卫生服务中心全科门诊、志愿者协助转诊的患者。服务内容主要包括终末期疾病的症状控制、舒适护理、人文关怀、对患者和家属进行死亡教育以及善终准备等。

三　居家安宁疗护模式

居家安宁疗护是安宁疗护的一种重要服务方式，指在家庭环境下，为处于生命末期的患者及其家属提供基础医疗、镇痛药物指导、医疗咨询、护理指导、心理关怀等服务，满足患者在家中接受照护和离世的愿望，使其能安详地度过人生的最后阶段，有尊严地离世。居家安宁疗护的服务方式包括居家探访、电话或者互联网咨询等。服务对象为愿意接受居家安宁疗护的终末期患者及其家属。服务内容为家庭环境的评估、日常生活照顾、社会支持、遗体处理须知及哀伤辅导等。居家安宁疗护的开展使临终患者能够在自己熟悉的环境中安然离世，做到"生死两无憾"。

四　宁养院安宁疗护模式

宁养院是李嘉诚先生命名和捐资创立的医疗慈善机构，为内地居家的贫困晚期癌症患者免费提供镇痛治疗、心理辅导等方面的照护。宁养医疗服务通过早期识别、积极评估、疼痛治疗等，预防和减轻晚期癌症患者的身心痛苦，从而使其在人生的最后阶段活得有意义、有尊严。宁养院的服务对象为内地居家的贫困晚期癌症患者，形式为居家探访、电话咨询及门诊服务等，服务内容为控制或减轻患者痛苦、提供心理辅导、指导家属如何更好地照顾患者、开展临终关怀知识的宣传教育等。李嘉诚基金会宁养项目在全国先后资助设立了40多家宁养院，分布于全国27个省（自治区、直辖市），截止到2022年8月已为超过23万名患者及家属提供全方位的免费居家宁养照护。

五　日间安宁疗护模式

日间照护是由原诊疗及安宁疗护照护团队，共同给予患者适当的照护。日间照护以缩短住院天数、降低医疗成本为主要特色。服务内容包括症状控制、舒适护理、心理社会支持和精神支持等。在日间照护中心，有专人为患者洗头、理发，患者还能够享受到看电影、听音乐和芳香疗护等服务。由于患者家属日间上班，无暇顾及患者，家属可将患者送至日间照护中心接受安宁疗护服务，晚间其下班后可接患者回家中进行照顾。患者在日间照护中心获得了社会支持，也使家属得到间歇的休息和放松。

六　医养结合安宁疗护模式

医养结合安宁疗护模式指在医养结合机构为终末期患者提供生活照护、精神心理等安宁疗护服务。医养结合机构包括具备医疗资源的养老机构、开设养老服务的医疗机构（护理院、康复医院和社区医院等），其中二、三级医院主要为突发急性病变或身体、心理症状较重需要住院治疗的患者提供安宁疗护服务，并承担安宁疗护技术支持推广、专业人才培训的任务，衔接市区两级安宁疗护指导中心与一级社区卫生服务中心及养老机构建立对口支援、转诊合作机制，充分发挥公立医院医疗质量、设备技术、医护理念和服务态度的优势，把医疗服务和养老服务结合起来，将为无数居家养老和院托养老的老人和家庭带来福祉。

七　远程服务安宁疗护模式

远程服务安宁疗护模式以互联网为媒介，将地区内有服务能力和服务意愿的不同级别的医疗机构组合成上下联动、相互转诊的"医院—社区—家庭"三元联动模式，并采用"线上申请、线下服务"形式，形成完整的服务网络，保障终末期患者在疾病的不同阶段能够得到连续性的照护。服务对象主要为在安宁疗护联盟内就诊的患者，且患者居住地与医疗机构间车程来回不超过 2 小时；患者及家属均接受居家安宁疗护模式，其主动申请互联网 + 护理服务，并签署"互联网 + 居家安宁疗护"知情同意书；家属/照顾者具有照顾意愿及能力，且能配合医务人员的指导。服务内容为安宁疗护整体评估、专业照护、健康指导、患者及家属的心理社会咨询与照护、善终准备、哀伤辅导等。远程服务安宁疗护模式可以充分发挥三级医院的技术优势，将专业、优质的服务延伸至家庭，让患者安心地接受居家安宁疗护服务，满足患者寿终正寝的愿望。

第四节　安宁疗护中的人文关怀

安宁疗护是为患者提供生命最后阶段的照护，旨在提高患者生命质量，达到身心舒畅和安宁。安宁疗护的目的决定了这项工作是医学和人文的高度融合。作为安宁疗护团队的核心力量，护理人员在安宁疗护工作中，必须具备大爱情怀、综合的人文素质、娴熟的专业技能，围绕患者和家属的需求，给予他们最大限度的抚慰，使其得到最大限度的舒适、安宁与尊严。

一　人文关怀概述

20 世纪 40～50 年代，美国心理学家卡尔·罗杰斯（Carl Rogers）提出，心理学应重视人的价值和人格发展，重视人的尊严和价值。他创立了"以患者为中心"的治疗模式，即诊疗者要真诚一致，对诊疗对象无条件积极关注、设身处地理解或共情。受罗杰斯等人思想的影响，20 世纪 70 年代，美国护理理论家马德兰·雷林格（Madeleine Leininger）、简·华生（Jean Watson）提出了"护理学的本质是人文关怀"的观点。

人文关怀强调"以人为本"，关注人的生存和发展，维护人的尊严、自由与权利。护理人文关怀，是指在护理过程中，护理人员践行人道主义精神，呵护患者的生命与健康，保障患者的合法权益，关注患者的需求，维护患者的人格与尊严，即除了为患者提供必需的诊疗技术服务外，还应在精神、文化和情感等方面提供服务。人文关怀可有效满足患者的身心需求，维持护患关系的和谐，促进患者身心的舒适。

自 2010 年以来，我国卫生行政主管部门积极推行优质护理服务示范工程和改善医疗服务行动计划，多次强调要加强对患者的人文关怀。2016 年发布的《"健康中国 2030"规划纲要》明确提出："加强医疗服务人文关怀，构建和谐医患关系。"人文关怀的重要性已得到政府、社会和行业的广泛认同。

二 护理人文关怀的特点

1. 主动服务

护理人员要有强烈的责任心，要把"以人为本"的理念融入日常的护理实践中，真正做到急患者之所急、想患者之所想，积极主动为患者提供优质的护理服务，让患者感受到护理服务的温度。

2. 有道德准则支撑

护理人员对患者应具有怜悯之心，认真热情、耐心细致地照护患者。虽然双方之间是陌生人，但由于患者处于相对弱势的位置，护理人员必须按照职业道德规范来维护双方之间的关系，这也是一种人文关怀精神的体现。

3. 协调各种关系

护理人文关怀必须从人的整体护理角度出发，积极建立和谐的社会关系、家庭关系及医患关系等，尽可能使患者身心舒适，实现他们所期望的最佳状态。

三 人文关怀的内容

（一）以人为本

1. 生理关怀，减轻身体痛苦

临终患者在终末期受到多种症状的折磨，因此护理人员应当密切关注患者的病情变化，针对患者的需求制订个性化的护理计划并认真执行，如在饮食、皮肤、排泄、睡眠等方面加强生活护理，提供疼痛管理服务，对患者的各种症状进行及时准确的护理，以真正落实人文关怀，使患者处于身心舒适的状态，最大限度地减轻患者的痛苦。

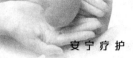

2. 尊重生命，给予患者尊严

护理人文关怀的核心是以满足患者的健康需求为出发点，尊重人的生命价值、尊严与权利。护理人员应当认识到，患者的尊严不应因身体衰弱而减弱。在生命无法挽回的情况下，应尊重患者的个人权利，维护个人尊严，保护个人隐私等。如从患者的角度出发，采用同理心和移情技巧，帮助他们认清面临的多种选择，并协助他们做出最佳的选择，从而获得生命的尊严。

3. 加强沟通，提供个案护理

沟通与交流是护理过程中不可或缺的一环，贯穿整个护理过程。善于沟通有助于护理人员更好地了解患者的负面情绪与心理需求，提供足够的时间和空间让其表达想法、感受和需求。患者因社会文化背景、价值观的差异，护理需求各不相同。因此，护士在采取相应的关怀措施之前，必须仔细分析患者的需求，在对患者进行评估的基础上，了解其愿望和想法，以尊重患者价值观和意愿为核心，根据不同患者的不同特点提供针对性、专业性的护理和关怀，以便他们能够在需要帮助的时候得到适当的支持、鼓励和认可。

4. 心理关怀，维护内心平静

营造和谐温暖的人文空间，理解患者的不良情绪，经常关心患者，多倾听，多安慰。使用暗示、隐喻等沟通技巧和方法提供心理咨询和情感支持，帮助处理患者的情绪，如痛苦、恐惧、愤怒和悲伤等，保持其心理的安宁和舒适。

5. 加强健康教育

加强对临终患者和照护者的健康宣教，开展对照护者的技能指导，减轻照护者的心理压力，帮助照护者理解患者的深层次需求，提供更加宽松的环境与氛围，有效促进患者和照护者生存质量的提高。

6. 加强社会支持

社会支持包括家庭支持、朋友支持和医疗团队的支持等。具有良好的社会支持网络的患者，可以得到更多的情感支持和实质性支持，缓解无助感。护理人员应动员社会力量给予患者关爱和支持，使其感到关心和温暖。

（二）以文化为基础

1. 构建人文关怀的精神文化

人文关怀的精神文化指的是构建一种以人文关怀为核心的价值观念和信念，体现在医院的办院宗旨、人文服务理念和人文医院精神。目前，大部分医院的精神文化都充分体现了人文关怀这一核心要素，并将其融入医院每位工作人员的日常工作中。

2. 构建人文关怀的制度文化

人文关怀的实践不能仅依靠护理人员自发的意识和行为，还需要医院制定和完善相关制度，在诊疗护理过程中，在各种人性化设计和人文关怀的实践中体现对患者的"仁爱"，以尽力满足患者的需求，最终使患者受益。

3. 构建人文关怀的行为文化

医院的行为文化是医院的形象。人文关怀的行为文化促使员工为医院发展贡献自己工作中的经验，通过人文思想进行创造性人文护理活动，包括关怀行为、关怀语言、关怀礼仪等。

4. 构建人文关怀的物质文化

简洁明亮的建筑设计、舒适合理的环境布局、家庭化病房服务、贴心的温馨提示、方便快捷的便民服务等构建了医院人文关怀的物质文化，为患者提供了一个尊重、关爱、舒适、安全的环境。

四　人文关怀的构建途径

1. 加强社会服务体系建设

为保证患者的生活质量，政府必须建立健全完善的社会服务体系。如提高政府对临终患者家庭的重视程度及财政投入，建立健全管理制度，从国家层面出台相关政策，完善法律法规及卫生保健服务，建立健全社会保险体系等。

2. 加强医院政策引导

医院管理人员在管理制度中要体现人文关怀的导向性政策，如将其纳入工作规划和年度工作计划，做到目标明确、措施具体、奖惩结合，引导和激励护理人员重视现代护理发展中人文关怀的重要性。

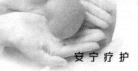

3. 培养专科医护人才

有计划地将人文教育融入专科护理培训课程，增设人文社会科学课程，渗透人文关怀的内涵，倡导"以人为本"的护理理念，促进专科护理人员人文综合素养的提升。

4. 研究新型人力资源配置方案

充足的护理人力资源，是有效实施人文关怀理念和提高患者满意度的重要前提和保障。因此，在今后研究人力资源配置时，需要考虑护理人员实施人文关怀所需的工作量。

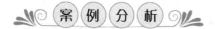

案例分析

张某，女性，69 岁，脑出血术后 19 个月，因突发意识模糊、进食困难入院，患者身体消瘦，面色苍白，口唇发绀，贫血貌。既往患慢性心衰、高血压、糖尿病、肺癌，经历过多次紧急抢救。体格检查：T36.7℃，P123 次/分钟，R15 次/分钟，BP156/94mmHg，SpO_2 89%。实验室检查：白细胞 $11.66×10^9$/L、血红蛋白 73.00g/L。家庭社会支持状况：患者育有一儿一女，女儿在外地，母女经常进行视频交流，关系尚可；儿子在身边，与儿媳关系和谐，儿子较孝顺；夫妻关系和谐；与妹妹及弟弟关系较好。患者卡氏功能状态评分（Karnofsky Performance Status，KPS）为 10 分，预计生存期 <3 个月。经家属共同决定，入住安宁疗护病房，主要照顾者为丈夫。

思考与讨论

1. 护理人员为患者及家属提供安宁疗护服务时应遵循哪些原则？

2. 请从"五全"理念角度谈谈安宁疗护团队如何全面有效地为患者及家属提供安宁疗护服务？

3. 本案例中是何种安宁疗护服务模式？另外还有哪些安宁疗护服务模式？

第二章　安宁疗护中的伦理与法律

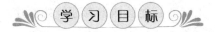

认识与记忆	1. 阐述安宁疗护伦理概念、基本原则。
	2. 阐述临终患者的基本权利。
理解与分析	1. 区分安乐死和安宁疗护的区别。
	2. 理解安宁疗护伦理决策模式。
综合与运用	根据实际案例判断安宁疗护工作中的伦理或法律议题。

　　安宁疗护服务的对象是处于终末期的患者，其特性决定护士在为患者提供护理服务时，需要考虑如何满足患者的基本需要、尊重患者的权利和尊严、患者家属在相关医疗决定中的角色和作用等伦理与法律问题。这就要求医务人员除具备专业知识和技能外，必须增强法律伦理意识，遵循护理伦理规范，尊重患者对生命的最大自主权，肯定患者的生命价值，提高终末期患者的生命质量。

第一节　伦理基本原则与决策模式

一　安宁疗护伦理的概念

　　安宁疗护伦理是指研究医疗健康照顾人员、志愿者在为终末期患者及其家属提供服务的过程中应遵循的道德原则和规范。

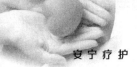
二 安宁疗护伦理的基本原则

（一）尊重原则

尊重原则指在安宁疗护实践活动中，医务人员应尊重患者及家属的人格尊严，以及患者的隐私权。同时患者应享有独立的、自愿的决定权，即自主权得到尊重。尊重原则是生物—心理—社会模式的必然要求，是安宁疗护伦理基本原则的具体体现。

实现患者自主权有四个前提条件：一是医患双方的人格都得到应有的尊重；二是医务人员要为患者提供适量、正确并且能够被患者理解的诊疗护理信息；三是患者具有一定的自主能力，在情绪稳定的情况下，经过深思熟虑并与家属研究后做出决定；四是患者自主性的选择和决定不与他人利益及社会利益发生严重的冲突。

（二）知情同意原则

在安宁疗护实践中，医务人员应充分告知患者及其家属有关病情进展、治疗方案和是否放弃治疗等方面的信息，特别是涉及不可预测的意外事件、可选择的其他诊疗方案以及各方案的利弊等信息。患者或家属可以进行理性思考，自主决定接受或拒绝特定的诊疗方案，并表达出相关的意愿和承诺。在得到患方明确承诺后，才可确定实施方案。当临终患者与家属对治疗和护理的意见发生冲突时，应优先考虑临终患者的利益。若患者因意识障碍无法行使自己的权利时，可以按照患者的生前预嘱执行。

（三）行善或有益原则

行善或有益原则是医务人员在进行医疗行为时以患者和家属的利益为基本考虑。医务人员应该选择符合良好医疗护理标准的行为，并严禁从事任何与安宁疗护伦理相违背的行为。这就要求医务人员在安宁疗护实践中，不管是出于人道主义还是对生命的尊重，都须善待终末期患者。

（四）有利与无伤害原则

有利与无伤害原则又称不伤害原则，是指医务人员的医疗活动避免对患者身心造成损伤。简而言之，不伤害就是避免伤害和不做伤害患者的事。医务人员在安宁疗护实践活动中，应将对患者的伤害降到最低，需在多种安宁疗护的措施中选择并实施对终末期患者最佳的安宁疗护服务措施，如减轻患者的疼痛、减轻患者的呕吐、做好生死教育引导终末期患者正确面对死亡。

（五）公正原则

公正原则是指在医学服务中公平、正直地对待每一位患者。公正原则主要体现在两个方面：人际交往的公正、资源分配的公正。人际交往的公正，即患者和医务人员具有平等的人格，医患平等交往，医务人员平等对待患者，做到对患者一视同仁。资源分配的公正，以公平优先、兼顾效率效益为基本原则，优化资源配置和合理利用医疗卫生资源。在安宁疗护的实践中，由于经济科技、政治法律、思想道德等因素的影响，公正公平原则的部分内容与实际内容还存在差距，现实的安宁疗护伦理正在追求理想的公正原则的路上不懈努力。

（六）人道主义原则

人道主义原则指在医学领域里，医务人员爱护和关心患者的健康，重视患者的生命，尊重患者的权利和人格，维护患者的利益与幸福的一种伦理道德。在安宁疗护实践活动中，医务人员需具有尊重并敬畏生命的意识，尊重每一名终末期的患者，尊重患者的生命质量与生命价值，尊重终末期患者的需求和希望，为患者提供身体、心理、社会、精神全方位的照顾与支持。

三 伦理决策模式

在临床医疗实践活动中，医务人员在面对伦理难题需要做出决策时，可以按照一定的程序进行。下文介绍 6 种决策模式帮助医务人员系统地评估所面对的伦理难题，并作出最佳的伦理决策。

（一）柯廷伦理决策模式

1978 年，柯廷（Curtin）提出伦理决策模式，主要包括以下几个步骤：

1. 收集背景资料；

2. 找出及澄清伦理问题；

3. 评估相关人员的权利、义务及责任；

4. 考虑可能的行动方案及后果；

5. 应用伦理原则时考虑不同价值观的影响；

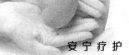

6. 根据以上的分析，配合社会的期望及法律的要求，采取最合适的行动。

（二）阿洛斯卡伦理决策模式

20 世纪 80 年代，阿洛斯卡（Aroskar）提出解决伦理问题，须在有效的时间内及现有的价值观和价值系统下，了解正确的事实现况，根据伦理的理论，对于所面对的伦理问题进行澄清并做出决定，阿洛斯卡伦理决策模式分为以下三个步骤：

1. 收集相关资料，以确定是否有伦理问题的存在；

2. 根据决策理论来分析伦理困境；

3. 根据伦理理论来选择所要采取的行动。

（三）汤普森等的生命伦理决策模式

汤普森（Thampson）等的生命伦理决策模式分为以下几个步骤。

1. 了解所发生的情况，评估有关的伦理问题，并找出相关的人及涉及的健康问题、所需要做出的决定。

2. 收集其他资料以澄清情况。

3. 确认相关的伦理原则。

4. 确认个人及专业的道德立场。

5. 了解关键人物的道德立场。

6. 确认是否有价值冲突。

7. 了解谁最有能力做决定。

8. 根据预期的结果来确认行动的范围。

9. 决定行动方案并付诸行动。

10. 评价决策及行动的结果。

（四）席尔瓦伦理决策模式

席尔瓦（Silva）在 1990 年提出的伦理决策模式，能够协助医务人员系统地评估所面对的伦理困境，并根据收集到的正确资料、相关的知识及可靠的推理方式，采取措施来解决问题。席尔瓦伦理决策模式分为以下五个步骤。

1. 收集和评估资料，在收集资料时需要思考：

（1）此事件是否属于伦理的问题；

（2）哪些人受到此事件的影响；

（3）组织的考虑（医疗或者机构的性质、任务、价值观、政策及相关的行政程序是什么）。

2. 确立问题：包含伦理、非伦理的考量。

3. 考虑可能的行动。

4. 选择及决定行动的方案。

5. 检讨及评价所做的决定及采取的行动。

（五）海因斯修正的规范功利主义者的伦理决策模式

海因斯（Haynes）修正的规范功利主义者的伦理决策模式分为以下几个步骤：

1. 感受到问题；

2. 列出所有可行的方案；

3. 做决策；

4. 做伦理描述；

5. 列出可能的结果；

6. 分析每一个可能的结果；

7. 审视个人的价值观；

8. 将结果与价值观比较；

9. 在考虑所有重要的结果之后，做出正确的伦理决定。

（六）琼森、西格勒与温斯莱德的四主题伦理决策模式

琼森（Jonsen）、西格勒（Siegler）与温斯莱德（Winslade）在 2010 年提出四主题伦理决策模式。四项主题为医疗适应性、患者偏好、生活品质与情景特征，也被称为四象限。该模式的决策方式为每一个主题内放入与临床案例伦理问题相关的事实，在审视四主题的内容后，才能全面看清该临床案例涉及的伦理全貌（见表 2 - 1）。

表 2 - 1　琼森 、西格勒与温斯莱德的四主题伦理决策模式

医疗适应性	患者偏好
行善与不伤害原则 ■ 患者的主要医疗问题是什么？问题是急性、慢性、危急、可逆、紧急或末期	尊重自主原则 ■ 患者是否已被告知接受治疗的好处与危险？并在理解的情况下，同意接受治疗？

续表

医疗适应性	患者偏好
■ 治疗的目标为何？ ■ 在什么情况下治疗并无适应性？ ■ 各种不同治疗的选择，治疗成功的机会如何？ ■ 总之，患者能否在医疗或护理中获益，如何避免伤害？	■ 是否具备行为能力？是否证实患者已经失能？ ■ 患者如果具备行为能力，能否自主决定治疗方案？ ■ 如果已经失能，患者之前是否曾表达过其意识？ ■ 谁是最适当的代理人，能否为患者做决定？ ■ 患者是否不愿意或无法配合治疗？原因如何？

生活品质	情景特征
利益行善、不伤害与自主原则 ■ 是否接受治疗，患者能回到正常生活吗？如果治疗成功，患者可能会面临哪些身心、社会功能障碍？ ■ 基于哪些理由，可以判断某些生活品质对无法表达意见的患者是否符合其心愿 ■ 提供照顾者对患者生活品质的评估是否因个人成见而有偏颇 ■ 提升或改善患者生活品质会引发哪些伦理议题？ ■ 以患者目前或未来的状况判断，是否不应期待要延续生命？ ■ 放弃维生治疗的理由？ ■ 自杀的法律与伦理的立场	公正原则 ■ 与临床治疗患者是否有利益冲突？ ■ 是否有临床医务人员与患者之外的一方（如家属）关注治疗决定？ ■ 对患者的保密是否因法定或第三者的利益会有所限制？ ■ 是否有经济因素造成临床决策上的利益冲突？ ■ 有无健康资源分配不足而影响临床决定？ ■ 是否有宗教的问题影响临床决定？ ■ 是否有临床研究与教育的因素会影响临床决定？ ■ 是否有公共卫生与公共安全影响临床决定？ ■ 是否有组织与机构之利益冲突会影响临床决定与患者福祉

第二节　安宁疗护实践中的伦理议题

一　安乐死

（一）安乐死的定义

现代医学伦理学通常将安乐死定义为患有不治之症的人，由于受到病痛的折磨，肉体和精神处于极度痛苦之中，在本人真实意愿表示或家属的合理要求下，为解除患者的痛苦，由医务人员采用某种医疗措施加速其死亡，使其安详地走过人生最后阶段的过程。

（二）安乐死的伦理争议

安乐死立法的国家很少。在 2001 年 4 月 10 日，荷兰通过了《根据请求终止生命和帮助自杀（审查程序）法》，成为第一个通过安乐死立法的国家。2002 年 5 月 16 日，比利时众议院通过了一项安乐死法案，成为第二个安乐死立法的国家。美国安乐死立法进程缓慢，仅在部分州推进安乐死立法。1994 年，俄勒冈州的《尊严死亡法》，允许晚期患者在他人协助下进行安乐死，成为美国首个安乐死合法化法案。2021 年 3 月 18 日，西班牙众议院投票通过了安乐死法规，成为第五个正式颁布安乐死法规的国家。世界范围内关于安乐死的立法进展缓慢，有关立法的国家都是对被动安乐死的认可，禁止和反对主动安乐死。

在我国，"安乐死"理念自 20 世纪中叶传入，到 1986 年 6 月的"汉中安乐死案件"，到 1988 年的安乐死学术研讨会，再到 1994 年的"中国自愿安乐死协会"成立，到 2000～2019 年人大、政协代表单方面提议安乐死立法阶段，到 2022 年 2 月国家卫健委对于"加快推进尊严死立法进程的建议"作出回应等一系列举措，但国人对安乐死持谨慎态度，至今安乐死还没有立法。针对我国的传统和国情，考虑安乐死与现如今广泛的传统道德、医学、伦理观念等相悖的情况，安乐死在中国的合法化依然具有很大的挑战性。

（三）安乐死的伦理决策

1. 尊重患者的生命权，《医师执业法》《护士执业法》明文规定，禁止医护人员终结一个人的生命。但在安宁疗护实践中，对于临终患者，医务人员有责任和义务，在伦理上、道义上为患者提供姑息治疗和安宁疗护。

2. 在伦理道德和法律规范之内，临床医务人员为患者及家属提供关于安乐死与临终关怀的信息资料，明确告知患者和家属我国不允许积极安乐死。当终末期患者要求进行被动安乐死时，应在现场征求患者和家属的明确态度和意见。

3. 禁止医务人员怂恿、暗示患者或家属做出积极安乐死的选择，否则是违法行为，将会被追究法律责任。

二　心肺复苏

心肺复苏是心跳或呼吸停止之后试图使患者的心跳或呼吸恢复的过程。对已经处于终末期的患者不再进行心肺复苏，是为了避免其遭受徒劳

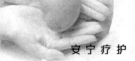

和无效的复苏尝试所带来的痛苦。

（一）心肺复苏伦理争议

在中国，终末期患者是否进行心肺复苏是一项极具争议的公共卫生问题。在传统的伦理道德中，"百善孝为先""侍疾尽孝"与"不再进行心肺复苏"的家庭伦理发生冲突。家属在面对临终患者即将死亡时，把尽力救治看作"尽孝"，往往要求医务人员对患者进行心肺复苏。中国传统医德观"救死扶伤"与不再进行心肺复苏相冲突，救死扶伤是医务人员的职责。医务人员在面对临终患者病危时，即使抢救是无意义的，但医务人员治病救人的职责往往会促使其选择继续抢救。这与安宁疗护的理念不以延长临终患者的生存时间为目的、重在减少患者的痛苦、不再进行心肺复苏相冲突。

（二）心肺复苏的伦理决策

1. 拓展新孝道观点

提高患者和家属对无效医疗的认识，宣扬"优逝"价值观，借助新媒体加强对安宁疗护的宣传，通过多种途径普及积极的生死观，提升民众对安宁疗护的了解度和接受度。

2. 转变传统医德观

从现代医学和医学伦理原则出发，救死扶伤不是医务人员的唯一职责。对于临终的患者，缓解痛苦也是医务人员的职责，医务人员应理解患者的需要，尊重患者的选择，让患者安详地走向生命的终点。

3. 改变与患者讨论心肺复苏的策略

医护人员不应把是否进行心肺复苏作为单独和孤立的问题与患者及家属进行讨论，而应将心肺复苏纳入整体治疗策略框架内进行讨论。

4. 做好患者的知情同意，尊重患者自主权

在条件允许的情况下，医护人员需与患者进行心肺复苏有关收益和风险的充分讨论，以便患者做出决定。当出现争议时，可以给予患者充足的时间考虑，并与患者进行谨慎细致的交流以解决困扰患者的问题，直到患者做出选择继续进行心肺复苏还是放弃的决定。对于缺乏自主决定能力的患者，家属及医务人员应在考虑使患者利益最大化的基础上，选择是否进行心肺复苏。

三　生命支持技术的撤除

随着人类文明的发展和医学技术的进步，生命支持技术如呼吸机、心脏起搏器、血液透析仪等常被运用于延缓死亡的自然过程，但是却不能挽救终末期患者的生命。依靠各种仪器维持生命让终末期患者失去了尊严和生活质量，并让家属承担了巨额的医疗费用和巨大的精神压力，还会造成大量医疗资源的浪费。无效的生命支持技术成为困扰终末期患者、家属及医护人员的一大问题。因此，终末期患者生命支持技术的撤除，受到医疗工作者、伦理学家、哲学家乃至社会各阶层人民的重视和探讨。

生命支持技术的撤除并不是"一刀切"地放弃所有的医疗行为，而是在停止没有生理效益的医疗介入的基础上，进一步提供姑息护理或临终关怀，它侧重于使无治愈可能的终末期患者能够更坦然地去面对疾病，缓解病患的疼痛，并关注病患在心理和精神上的需求，使患者的生存质量或最后的死亡质量都得以提高。

撤除终末期患者生命支持技术的步骤主要包括 8 个。

1. 医疗团队成员在撤除生命支持措施的问题上达成一致的意见，明确决策者是患者或家属，并与患者/家属商定执行的步骤，将决定以及医疗计划记录在病历中。

2. 明确目标，确保患者舒适。

3. 确认患者和家属的需求目标保持一致；叙述撤除生命支持时间计划；确保撤除生命支持之后增加的痛苦症状能得到及时缓解（例如镇痛和镇静）；告知患者和家属预期的生存时间。

4. 为患者提供安静舒适的环境，提供隐私空间；允许探视和陪伴；移除各种线、管，关闭显示器和警报，保留静脉通道用来实施镇静或镇痛给药治疗。

5. 撤除后主治医生要参与症状管理，备好控制症状的药物；给药应该以预期剂量为指导；滴定至有效剂量；持续输注效果通常优于单次给药。

6. 停止非必要的医疗措施。

7. 移除机械通气。

8. 最大限度地满足患者的临终前生理需求、改善患者的不适症状，采

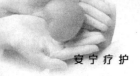

取促进患者舒适等系列护理措施。

四 姑息性镇静

姑息性镇静治疗是指在医务人员的严密监控下，对终末期患者采用药物降低患者意识或使其丧失意识，达到缓解顽固性症状所致痛苦的目的。

（一）姑息性镇静的争议

姑息性镇静治疗是临床实践中正常的治疗，但是在应用时，仍然存在争议，因为姑息性镇静治疗的应用意味着一个人已处于生命末期，姑息性镇静治疗被认为是一种特殊的救助措施，而不能作为常规的治疗。

1. 姑息性镇静治疗的时间不确定

有学者认为姑息性镇静治疗应在死亡前几小时或几天才实施，但是荷兰医学会的指南提出在预期死亡之前两周就可以实施，不同国家间存在差异。

2. 姑息性镇静治疗的合理性不确定

生存痛苦比心理痛苦更为深奥，为生存痛苦患者实施姑息性镇静治疗需有明确的标准。患者在经历生存痛苦时，需专科心理医生评估做出姑息性镇静治疗的决定，并且这个决定必须由团队来做，个人的情感或者过度的疲劳容易出现决定偏差。

（二）姑息性镇静的伦理决策

在进行姑息性镇静治疗之前，需要由姑息关怀的专家参与评估与讨论。当患者获得高品质的姑息关怀时，能缓解和减少生存痛苦，从而降低姑息性镇静治疗的需求。当所有的治疗和护理措施都无法缓解患者的痛苦时，为使患者免受焦虑、负罪、愤怒或绝望等痛苦，则需进行姑息性镇静来平复患者，真正使患者受益。

五 生前预嘱

（一）生前预嘱的伦理争议

1. 传统生死观与生前预嘱的冲突

中国传统文化对生死的认识主要是从生的角度来思考死亡。对子女来说，中国传统文化更多强调"生"的方面，忽视亲人临终时对死亡的感受。"死亡"被视为"禁忌"，致使与临终相关的话题只会让人避而不谈。

而生前预嘱更多的是深入直接地探讨死亡，让人们在意识清醒的状态下决定临终时是否接受某项维持生命的医疗措施。人们能否理性地面对死亡，直接决定了他们是否愿意去谈论终末期的生命意愿。正因为中国人"重生轻死"的生死观，"生前预嘱"一词很难融入人们的生活，更使生前预嘱的实践举步维艰。

2. 生前预嘱是对传统医学观念的挑战

在临床工作中，面对无法治愈且病情每况愈下的患者，医务人员是选择挑战传统医学观念，即尊重患者无痛苦、有尊严地死去的意愿？还是坚持"救死扶伤"的初衷，持续延长患者无质量的生命？是否放弃治疗的问题一直饱受争议。

3. 家庭伦理困境

中国是一个非常注重家庭观念的国家，很多患者在面临重要的医疗决策时，习惯于让家属替代选择，家属更倾向于坚持使用生命支持技术，维持患者无质量的生命，而若家属选择了尊重患者的生前预嘱的意愿，患者家属极有可能需要同时承受道德的谴责与舆论的压力，而这也成为生前预嘱执行中的障碍之一。

（二）生前预嘱的伦理决策

积极开展有关死亡知识和建立生前预嘱的教育活动，推广生前预嘱以及尊严死的理念，使更多的人知道在生命尽头选择是否进行支持治疗和救护是一项基本的人权。医务人员需综合考虑伦理亲情、经济代价、患者状态等实际情况，做出合适的医疗决策。

第三节　安宁疗护实践中的法律议题

一　安宁疗护立法概况

美国在 1976 年通过了《自然死亡法案》，开始推行生前预嘱，即在人们意识清醒时，预先设立医疗指示，明确表达处于生命末期时是否接受心肺复苏、延命治疗等医疗措施的意愿，日后医生应尊重当事人的意愿执行生前预嘱。这是世界上第一个使患者具有维生医疗决定权利的特别立法。

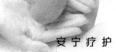

美国在 1991 年又颁布了《患者自决法案》。

1990 年英国通过颁布《国家卫生服务及社区关怀法》，将安宁疗护纳入国民医疗保险。2006 年针对服务于安宁疗护事业的慈善机构的注册标准出台了《慈善法案》。英国卫生部还专门制定了《临终关怀指南》，来要求各相关部门应重视民众的死亡质量，并建立了相关的监管制度。

韩国国会 2016 年 1 月 8 日通过《关于临终关怀缓和医疗及临终期患者的延命医疗决定的法案》，并于 2017 年 8 月 4 日正式实施。

2000 年中国台湾地区就通过了《安宁缓和医疗条例》，成为亚洲第一部安宁疗护法案。中国大陆地区关于安宁疗护的立法尚待健全，仅在《老年人权益保障法》《基本医疗卫生与健康促进法》等法律中对安宁疗护做了宏观性和原则性的规定。

2017 年国家卫生和计划生育委员会对《医疗机构管理条例实施细则》进行修订，将安宁疗护中心作为医疗机构的类别之一，并下发了《安宁疗护中心基本标准（试行）》《安宁疗护中心管理规范（试行）》《安宁疗护实践指南（试行）》3 个安宁疗护相关的指导性文件，明确了安宁疗护中心的基本标准和管理规范，是我国安宁疗护专科事业发展的里程碑。2019年第十三届全国人民代表大会常务委员会第十五次会议通过《基本医疗卫生与健康促进法》，其中第三十六条规定"各级各类医疗卫生机构应当分工合作，为公民提供预防、保健、治疗、护理、康复、安宁疗护等全方位全周期的医疗卫生服务"，从立法层面把安宁疗护列入国家健康体系，安宁疗护服务形式正式被国家和政府承认。安宁疗护的相关法律法规散见于法律和规范性文件中，主要通过《宪法》《基本医疗卫生与健康促进法》《老年人权益保障法》来规范安宁疗护实践活动中医务人员和患者的权利和义务。

二　安宁疗护实践中的法律问题

（一）临终患者的权利

临终患者权利是指患者在生命末期应该享有的基本权利和必须保障的利益。依法履行告知义务，尊重患者的自主决定权是依法行医的核心内容之一。根据我国医疗法律相关规定，临终患者应享有以下权利。

1. 患者享有知情同意权即在接受临终照护过程中有权知晓病情和姑息治疗及护理的整个过程。

2. 享有的医疗权利包括：获得姑息治疗和护理服务的权利；有自主选择医疗服务方式的权利；有转入其他医疗机构治疗的权利；有自愿出院的权利；有拒绝任何药物、检查、处理或治疗的权利；有知晓相应后果的权利。

3. 患者享有得到尊重的权利，人格尊严、民族风俗习惯应当得到尊重。

4. 患者的相应权益能够得到保障。

5. 患者享有安宁疗护和临终关怀教育的权利。

6. 免除社会责任的权利。

（二）病情告知

病情告知强调患者进入终末期时，医务人员将患者终末期病情的预兆告知患者及家属，使者做出知情后的医疗决策，减少不必要的医疗资源浪费，维护及增进医患之间的信任关系，减少医疗争议。

在我国的医疗社会文化背景下，安宁疗护实践活动中医务人员会感到对终末期患者进行病情告知相当不容易，家属成为患者病情告知的障碍者之一，主要原因是出于对终末期患者心理承受能力的顾虑、患者知情权利意识缺乏、医生担心未得到家属同意而告知病情会引起医疗纠纷，常常会出现隐瞒病情的情况，虽然不违背有利和不伤害原则，但是没有保障患者的相应权利。

病情告知是尊重患者自主权的体现，医务人员和患者均应尊重患者的医疗自主权，维护患者的生命尊严。既不能粗暴地忽视患者的知情权，也不能盲目强调知情权，应向患者家属了解原因，建立正确的认知和态度，说服其与患者共同参与医疗决定和计划，告知患者病情前评估患者的心理承受能力，根据患者对疾病的认识程度、文化教育水平进行综合评估，恰当地应用沟通技巧，在合适的时间、适宜的环境下完成病情的告知，同时在不同的治疗阶段或出现新的情况时及时与患者和家属进行沟通。

（三）决策权主体

在疾病终末期可为患者作出医疗决策的主体包括：患者本人，若患者因疾病没有能力作出医疗决策，可以通过事先签署的经认可的预先医疗决策文件（预先医疗决定书）作出决策；患者依照法定形式确立的意定监护

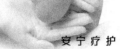

人；患者依据特别授权委托的医疗代理人；患者的近亲属依法对于疾病终末期患者作出医疗决策。

疾病终末期作出医疗决策，首先应考虑患者本人的意愿。当患者本人因疾病失去决策能力时，依据意定优于法定的原则，监护先于代理的原则，应优先由患者的意定监护人为患者作出医疗决策，患者委托的医疗代理人次之；如果无上述人员，则依法由患者近亲属对患者的疾病终末期事项作出决策。

为了保障每个人在疾病终末期依然具有医疗自主决策能力，患者可以在自己有决策能力时以书面形式留下自己的意愿，表示在疾病终末期时，愿意或者不愿意接受何种治疗。目前，我国法律尚未对预先医疗决定统一立法。因此，在我国预先医疗决定书没有必然的法律效力，也没有配套的执行程序。但是，依据我国《宪法》《民法典》等相关法律，疾病终末期决策涉及患者的生命权、健康权、身体权以及人格权益，患者有权利自主选择自己在生命末期进行何种程度的医疗干预。

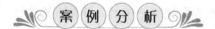

案 例 分 析

朱某，男性，55岁，工人。因工作时大面积烧伤而收入医院 ICU 进行紧急抢救，患者24小时内发生了感染性休克，并发呼吸、循环衰竭，A-PACHE Ⅱ（Acute Physiology and Chronic Health Evaluation，急性生理与慢性健康评估）评分42分，病情重，预后差。当家属和单位得知医生告知的预后信息后，表现出两种截然不同的态度，家属的意见是遵循患者的意愿，同时也要减少患者的痛苦，放弃一切无意义的治疗与抢救，单位要求不放弃并不惜一切代价继续抢救，后来医生得知他们态度的不同是出于不同的利益考量，因为单位自行规定，如果1个月内死亡即可认定为工伤死亡，若超过1个月死亡即不能定为工伤死亡。

思考与讨论

1. 作为医务人员，你该如何决策？

2. 患者朱某单位的要求是否合法？是否符合伦理要求？

3. 在进行伦理决策时应该遵行哪些程序？

第三章　安宁疗护护理人员的职业素质与自我照护

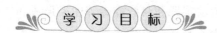

认识与记忆　1. 简述安宁疗护护士职业素质概念。

2. 简述安宁疗护护士面临的压力源。

3. 列出3个以上安宁疗护护士积极应对压力的方法。

理解与分析　1. 举例说明安宁疗护护士的职业素质。

2. 理解促进安宁疗护护士自我照护的系统策略如何发挥作用。

3. 阐述个人如何进行自我照护。

综合与运用　1. 通过文献查阅，了解还有哪些常用的自我照护方法。

2. 运用本章所学，分析自身应对压力与挑战的优势及劣势。

随着社会经济的发展和科学技术的进步，为了更好地照护患者及其家属，护理学已经和心理学、社会学及人工智能等多种学科相融合。护理的工作性质变得更加复杂，职业要求更加严格。护士职业素质主要指从事护理工作所需的道德品质、知识水平、业务能力、人格修养等。安宁疗护护士是开展安宁疗护工作、提高安宁疗护质量和发展安宁疗护事业的中坚力量，其职业素质较其他护士有所差异。作为多学科协作团队的核心人员，安宁疗护护士不仅要具有丰富的理论知识、精湛的操作技能，还应兼备良好的沟通技巧、共情能力及稳定的心理素质。我国安宁疗护事业尚处于初步发展阶段，在安宁疗护实践过程中，护士常面临情感与专业技能方面的多重压力与挑战，身心长期承受着较大压力，故其更需掌握良好的自我照护技能，保持身心健康，促进我国安宁疗护事业的长远发展。

第一节　安宁疗护护士职业素质

一　职业素质的概念

职业素质是指从业人员顺利完成特定职业活动所应具备的专业知识和特定能力的总和，是从业者通过教育、劳动实践和自我修养等途径形成和发展的且在职业活动中发挥重要作用的内在品质，包括科学文化素质、专业技术素质、思想政治素质、职业道德素质、身体心理素质以及创新精神和实践能力等内容。职业素质是一个多层面立体的概念，反映着一个人与职业相关的综合品质。安宁疗护护士的职业素质是指护士从事安宁疗护工作的内在规范与要求，是护士在安宁疗护工作过程中表现出来的综合品质，涵盖安宁疗护工作相关的职业道德、职业作风、职业技能、职业行为、职业艺术、职业意识、职业信息等多方面内容。

二　安宁疗护护士职业素质的分类

（一）身体素质

护理是兼备体力劳动和脑力劳动的工作，良好的身体素质是保证护理工作正常开展的前提。大部分终末期患者生活不能自理，安宁疗护护士在日常工作中需承担大量的生活照护内容，如搬运患者、为患者翻身摆体位以及在床上洗头、洗澡等。此外，终末期患者病情不稳定且变化快，护士常面临各种复杂和危急的情况，安宁疗护护士必须时刻保持头脑清醒、思维敏捷、反应迅速。因此，高质量的安宁疗护工作需要护理人员具备充沛的精力和过硬的身体素质。为全方位提高安宁疗护护士的身体素质，医院管理者需完善安宁疗护管理制度，关爱、尊重并理解每一名安宁疗护护理人员，加强对其的健康教育，提高其对身体素质方面的认识。安宁疗护护士应合理安排时间，科学合理、循序渐进地进行体育锻炼，还要注意养成良好的生活作息习惯、合理膳食、调节工作压力等。良好的身体素质无论对自己、对工作还是对患者，都是一份责任也是一份尊重。

（二）心理素质

健康心理是健康行为的内驱力，良好的心理素质能促使个体以积极平稳的心理状态去适应、满足工作需求。饱满的精神面貌和健康的心理状态是安宁疗护护士长期坚持工作的有力保障。

1. 正确的职业价值观

安宁疗护是全程健康服务的"最后一公里"，是保证生命尊严与质量的重要服务，也是一个国家人文关怀理念成熟程度的重要反映。随着国家安宁疗护相关政策和试点工作的不断推进，人们逐渐意识到生命不仅仅有"优生"，同时也应包括"优逝"。临终患者的安宁疗护实际上是将医疗为主的治疗转向以护理为主的照护，不仅要给临终者的生命以时间，更要给临终者的时间以生命和质量。安宁疗护体现着新的生命理念，因此，安宁疗护士应该树立正确的生死观和职业价值观，以终末期患者的"优逝"为工作的目标，拒绝世俗的偏见和干扰，始终坚持自己的职业选择，帮助更多的患者走完生命的最后历程。

2. 稳定的情绪

稳定的情绪如涓涓细流，滋润万物；不稳定的情绪则是汹涌的波涛，害人损己。情绪管理是指通过对自身情绪和他人情绪的认识、协调、引导、互动和控制，培养出驾驭情绪的能力，从而确保个体和群体保持稳定的情绪状态，并产生良好的管理效果。安宁疗护护士不仅要经常应对危急、重症患者的抢救工作，也要时常处理患者和其家属的各种不良情绪。因此，护士必须时刻保持稳定的情绪，临危不惧，并且能聚精会神、准确快速地处理各种信息。安宁疗护护士应掌握情绪管理知识、合理运用情绪调节策略来调节和表达自己的情绪，维护良好的医护、护患等关系。

3. 良好的心理韧性

心理韧性是指人们在面对逆境和压力等不利情况时表现出的良好适应和应对能力。在照护终末期患者及家属的过程中，护士需要处理复杂的人际关系，完成高强度和高压力的工作，易出现心理问题。提高安宁疗护护士的心理韧性对促进其身心健康和提高安宁疗护护理质量意义重大。护理

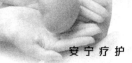

管理者应加大对安宁疗护护士的关注，肯定护士的工作，同时积极开展相关培训，提高护士的自我情绪疏导能力和抗压能力，并组织开展家属座谈会，提高家属对其工作的支持度。

4. 乐观的生活态度

由于常常面临患者死亡，安宁疗护护士经历了更多的悲伤与失落，给其造成很大的心理压力。积极稳定的人格特质和乐观的人格倾向可以促进护士心理健康水平的提高。因此，安宁疗护护士应保持乐观、愉悦的心境，以有效管理死亡恐惧心理和应对死亡刺激，避免因患者的死亡引起强烈的悲伤、抑郁、内疚等负面情绪。在安宁疗护工作中用积极向上的情绪和乐观自信的生活态度去感染同事和患者，营造良好的工作氛围。

（三）专业素养

专业素养是指安宁疗护护士应具有的职业知识和技能，是其能否胜任安宁疗护工作的重要条件。

1. 症状管理能力

为终末期患者进行全面、有效、个性化的身体照护是安宁疗护工作的重要内容，这要求安宁疗护护士具备症状管理能力。护士应能熟练评估及管理终末期患者的各种常见症状，针对患者存在的疼痛、疲乏、呼吸困难、发热、咳痰、恶心、呕吐、呕血、咯血、便血、腹胀、水肿、厌食/恶病质、口干、睡眠/觉醒障碍（失眠）、谵妄等症状进行有效的护理干预，并根据临终患者的病情变化动态调整症状管理措施，持续监测和管理其状态。

2. 心理护理能力

安宁疗护护士在工作中常常需要面对终末期患者及其家属的各种复杂心理问题，并对其进行干预处理，这要求护士具备良好的心理护理知识与技能，如熟练掌握心理温度计的使用以及冥想、正念干预、沙盘游戏等。此外，护士需要掌握哀伤辅导方法，能协助家属应对丧亲反应，顺利度过哀伤期。终末期患者即将走到生命的尽头，护士应具备开展精神心理护理的能力，以增强患者的个人价值感，减少患者遗憾。

3. 提供社会支持的能力

终末期患者面对死亡威胁、经济压力大等多重问题，亟须来自医护人员、家属、社工、志愿者等多方的社会支持以满足其需求。护士是安宁疗护多学科团队中密切接触患者的第一人，应全面收集患者生活场景内的相关信息，准确评估其社会支持状况，为终末期患者及家属提供准确、完整的信息支持，并帮助临终患者亲属准备和应对丧亲之痛，支持丧亲的家属及朋友表达其感受。

4. 跨专业团队协作能力

安宁疗护工作涉及面广，需要包括护士、医生、康复师、营养师、社工、志愿者等多学科成员组成的团队协作完成。护士是患者及家属的重要照顾者，也是多学科团队成员合作的协调者、配合者。当患者病情恶化时，护士应能协助医生告知患者及家属病情，并一起讨论下一步照护方案。护士还应配合营养师对患者进行营养评估并实施营养干预。此外，护士应与患者、家属及多学科团队成员一起，开展家庭会议，制定预立医疗照护计划等。

5. 沟通素养

沟通是人与人之间传递信息、交流看法、表达诉求意愿、培养情感、达成共识、解决问题的方法和行为过程。沟通素养是安宁疗护护士专业素养中不可缺少的一部分。良好的沟通能力，不仅能够让护士更好地了解终末期患者及其家属的需求、想法与建议，又能让他们感到被尊重与关心，从而促进其配合护理工作、提升护理工作的满意度，还能更好地与多学科团队成员交流信息、达成共识，提高安宁疗护工作质量和效率。

6. 人文素养

安宁疗护护士的人文素养指的是护士具有人文情怀，尊重临终患者的生命、维持临终患者的尊严以及关怀临终患者的生存价值。终末期是人生旅途中最为特殊的也是最后的一个时期，患者及家属面临着诸多特殊问题及需求。因此，安宁疗护护士需要具有医学、护理学、心理社会学等知识，在开展安宁疗护服务过程中对患者提供富有人文关怀精神的整体护理。

7. 信息素养

随着现代科学技术的快速发展，人们获取信息更加方便和快捷。面对浩瀚的知识海洋，如何快速获取有用的信息，需要具备良好的信息素养。具有良好信息素养的安宁疗护护士在开展安宁疗护工作的过程中，能正确

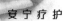

判断需要哪些信息，如何快速获取、评价、综合及有效利用信息，并在收集、运用信息过程中严格遵循职业道德要求和行为规范。现代医学飞速发展，护士必须紧跟前沿，才能在安宁疗护工作中拥有话语权，获得尊重。

（四）道德素养

道德素养是指安宁疗护护士应具有的职业道德和风尚，是安宁疗护护士职业素养的重要内容。医院应该营造良好的工作氛围，促使安宁疗护护士加强学习，提高道德素养。护士应公平对待所有终末期患者，尊重患者隐私，维护患者尊严与权益，理解患者及家属的处境；加强责任心，确保护理安全，认真完成安宁疗护各项工作，提升护理质量，提高患者满意度。

第二节　安宁疗护护理人员的自我照护

现代社会中，压力已成为常见问题，其中工作压力占据主要地位。近年来，人们广泛讨论如何应对工作压力，这也适用于临床医护服务领域。在满足终末期患者及其家属的各种身体和心理需求时，安宁疗护护理人员常受到环境、组织和人员等多种压力源的影响，会产生一系列生理和心理反应，不仅影响自身身心健康，而且不利于高质量地照护患者。因此，在开展安宁疗护工作的过程中，护理人员必须学会察觉和调适压力，以保持持续发挥专业作用的能力。

一　压力源

（一）社会环境因素

由于我国的文化背景特点，死亡一直是一个相对禁忌的话题，公众对安宁疗护的重要性和必要性认识不足，这给安宁疗护护理人员开展工作带来了更多挑战。个人职业价值的期待与现实环境的落差可能会带来心理压力。

（二）职业环境因素

护士长期倒班轮班并处于紧张的工作状态，这对心力和体力都有较高的要求。对于安宁疗护护理人员而言，照顾终末期患者是一项具有挑战性的工作，这项工作需要经常面对垂死的患者和即将或已经失去亲人的家属，职业压力较大。

（三）组织管理因素

人力资源配置不足、床护比不达标、培训和考核体系不适应专业发展、政策制定者对安宁疗护工作重视程度不够等因素，会导致安宁疗护护理人员的职业价值得不到尊重和体现，这不仅会给护士带来较大的身心压力，还会影响安宁疗护团队的稳定性。

（四）人际关系因素

护理人员在安宁疗护工作中涉及处理多种人际关系，包括护患关系、医护关系、护护关系、护士与志愿者及社工的关系、护士与其他医技人员的关系、护士与医院管理人员的关系等。在人际关系协调中，产生人际关系冲突是较为普遍的现象。安宁疗护护理人员在工作中常常需要协调患者、家属、医生和其他多学科团队成员之间的意见和分歧，这可能导致护士承受巨大的心理压力。

（五）个人因素

安宁疗护护理人员的个人因素可能会影响安宁疗护工作，常见的个人因素有：家庭角色和工作角色间的冲突、安宁疗护相关专业知识和技能的欠缺、家庭成员和亲友不支持从事安宁疗护工作、安宁疗护专业思想不稳固、个人抗压能力较弱等。

二　压力反应

压力是在刺激因素作用于易感个体，但保护性因素和资源性因素作用不力的情况下发生的。这个过程表现为个体在对抗压力源时出现的一系列生理、心理和行为动态变化。

（一）生理反应

压力是指各种内外环境刺激对机体产生的非特异性反应。这种反应导致全身适应综合征，表现为一系列特定症状。生理反应可分为以下三个阶段。

1. 第一阶段（警觉阶段）

在这个阶段，肾上腺活动增强，出现心率和呼吸加快、血压升高、出汗、手足发凉等症状。

2. 第二阶段（抵抗阶段）

当压力持续存在时，身体的抵抗功能更加紧张。长期持续的抵抗会耗竭机体资源，导致衰竭和崩溃。

3. 第三阶段（衰竭阶段）

如果刺激持续存在并且抵抗阶段持续时间过长，机体最终会进入衰竭阶段。在这个阶段，淋巴组织、脾脏、肌肉和其他器官发生变化，机体因应激损伤而患病，出现例如头痛、失眠、压力性溃疡、月经失调等身体症状。

（二）心理反应

压力产生的过程中，心理和生理反应密切相关，并经常同时出现。常见的心理反应包括烦躁易怒、焦虑紧张、沮丧难过等。

（三）压力的觉察和调试

觉察压力和调适压力是自我照护的重要手段。安宁疗护护理人员应学会有效应对压力，在照护患者的同时，也能自我照护，保持良好的生理和心理状态，维持自身的身心健康。

1. 压力的觉察

（1）觉察异常情绪波动。安宁疗护工作常引起强烈情绪反应，包括悲伤、无助、愤怒等，不应忽视这些情绪反应。感知到异常情绪波动后，静下心来回忆和思考，是什么情境引发了自己的情绪？区别哪些是个人经历带来的情绪？哪些是因为工作产生的情绪？可以用日记的形式记录下来。

（2）觉察身体的压力信号。不要忽略身体发出的信号，觉察到自己是否出现压力的躯体化症状，例如是否有疲劳感、肠胃不适或是睡眠不佳等。根据身体的反应来判断和感知自己处于压力反应的何种阶段。

（3）觉察压力的来源和应对方式。不同个体对于压力的感受不同，反应各异。感受到了压力的存在，进一步觉察压力的来源，并了解自己的应对方式，对于采取行动有较大的帮助。

2. 压力的调适

（1）个体层面应对压力的策略。为了保持身心健康并提供最佳护理，安宁疗护护理人员需要学习调适压力的策略和方法。不同个体在面对压力时可能会有不同的应对策略和方法。

1）接纳和释放情绪。当出现焦虑、恐惧、悲伤等不良情绪时，不应该否认自己的情绪。尝试接纳因为压力产生的不良情绪，并学会有效处理。可以通过倾诉、写日记、参加心理咨询等方式来释放和处理情绪。

2）平衡工作与生活。安宁疗护工作可能会耗费很多时间和精力，但也要关注个人生活。设定合理的工作时间，确保足够的休息和娱乐。培养健康的生活习惯，如保持规律的作息、健康饮食和适度锻炼。

3）培养放松技巧。学会放松自己对缓解工作压力很重要，通过主动放松能够增强自我控制。可以尝试深呼吸、温热浴、按摩、香薰、散步等放松技巧，减轻身心压力。运动也是一种很好的放松方式。

4）寻找喜悦和乐趣。尽管安宁疗护工作充满挑战，也要在其中寻找喜悦和乐趣。护理人员应找到能给予自己愉悦和满足感的活动，如阅读、旅行、听音乐、与亲朋好友聚会等，保持关注生活中美好的事物，并给予自己时间享受它们。

5）养成自我关怀的习惯。在照顾他人的同时，护理人员也要照顾自己，保持良好的个人卫生，关注自身健康，定期进行体检，保持适当的营养和充足的睡眠，增强身体的抵抗力和恢复能力。

6）寻找支持。护理人员可通过冥想、瑜伽、阅读等活动，培养内心的宁静感和意义感，维持积极心态，并认可自己的努力和成就以及对患者和家属所做出的贡献。

（2）系统层面应对压力的策略。除了安宁疗护护理人员自身的努力，系统层面的支持也十分重要。完善支持系统可以帮助安宁疗护护理人员更好地应对压力和挑战。

1）构建高效的多学科团队。安宁疗护的多学科团队对于有效开展工作至关重要。多学科团队成员之间的相互理解和尊重有助于提升安宁疗护的整体质量，并促进成员的身心健康。多学科团队成员包括医护人员、康复师、营养师、药师等专业人士，其中还应配备心理专家。安宁疗护的团队照护不仅能让患者受益，还能在护理人员因为自身资源消耗而产生不良情绪时提供缓冲和疏导，良好的团队氛围也能有效帮助安宁疗护护理人员缓解心理压力。

2）提供专业的安宁疗护培训。在护士培训中，应注重培养专业的安宁疗护职业态度，并完善课程设置。培养安宁疗护职业态度可以从早期开始，在校期间引入死亡教育或开设安宁疗护课程，帮助护士树立正确的生死观。在入职前，将安宁疗护的理念和实践纳入岗前教育，并在继续教育中不断更新安宁疗护相关知识，践行安宁疗护理念，培养对职业的认同感。为在职的安宁疗护护理人员提供学习和培训资源，例如便利的线上学习培训课程、外出学术交流的渠道以及进修学习深造的机会等，以提高其相关知识与技能。

3）开展专项心理健康活动。医院管理部门可设置专门的场所和空间，便于开展多样化的心理支持活动，例如定期进行心理评估、正念减压、沙盘游戏、艺术治疗、巴林特小组、个体心理咨询或团体心理辅导等活动。这些活动可以帮助个体自我觉察和接纳，以缓解安宁疗护护理人员面对死亡事件时出现的负面情绪反应，促进其身心健康。

4）加强安宁疗护科普宣传。随着科技的发展，多媒体全方位的安宁疗护科普宣传也开始走进大众视野，成为提高民众对安宁疗护认知的有效手段。将安宁疗护相关的教育与科普宣传纳入公共卫生服务的健康教育板块，可以提高民众对安宁疗护理念的认知，有利于为安宁疗护工作者提供相对宽容的工作环境，并获得更多社会支持。

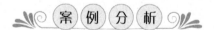 案 例 分 析

小云是一名工作 5 年的护士，刚刚接受了安宁疗护专科护士的培训，在医院新开设的安宁疗护病房工作。她很喜欢自己的工作。最近她在照顾一位老爷爷，这位老爷爷让她感到很亲切，老爷爷也非常喜欢她。她每天工作的时候都会和老爷爷聊天，听老爷爷讲他过去的事情。有时下班了她也不着急回家，要多陪老爷爷一会儿。如果小云休息几天没有上班，老爷爷就会念叨"好久没有见到小云了"。最近老爷爷的状况不太好，小云隐隐有些担忧，上班也有些心神不宁。老爷爷在一个周末突然离世，小云当天不在医院。小云想起疼爱自己的爷爷走的时候自己也不在身边，心里更加难过。每当经过以前老爷爷住过的房间就会感觉悲伤，晚上睡眠也开始不好。她一直没有和同事聊起这件事，她的家人觉得护理快要死的人很不

吉利。

思考与讨论

1. 小云的压力源自哪些方面?

2. 如果你是小云,你会怎么做?

3. 如果你是小云的护士长,如何评价小云的职业素质?当发现小云情绪不对时,你会怎么做?

第四章　安宁疗护中的有效沟通

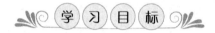

认识与记忆 1. 简述沟通的过程、类型及原则。

2. 简述护患沟通的影响因素。

3. 简述病情告知的目的。

4. 简述家庭会议的实施过程。

理解与分析 1. 理解影响有效沟通的因素。

2. 阐述安宁疗护实施过程中护患沟通的内容及技巧。

3. 阐述病情告知的策略、技巧及模式。

4. 阐述家庭会议的注意事项。

综合与运用

运用本章所学，能够与终末期患者及其家属进行有效沟通、病情告知及组织或参与家庭会议。

沟通是一门艺术。在安宁疗护工作中，有效沟通对患者和家属具有重要的意义。掌握与终末期患者及其家属进行有效沟通的技巧是安宁疗护多学科团队成员的必备技能。通过有效沟通，既能获取终末期患者及其家属的信任，又能全面、准确地收集与传递消息，是多学科团队制定与实施个体化针对性的安宁疗护服务、满足患者需求及改善患者生命质量的基石。

第一节 沟通概述

一 沟通概念

沟通是信息发出者与信息接收者通过一定的媒介传递和信息交流，并通过交流后的反馈达到相互理解的过程，是人际交往的主要形式与方法。

良好的沟通能获取新的信息，完善自身的认知并促进人与人之间相互理解、尊重、信任和支持，形成融洽、友爱、温暖的氛围。在安宁疗护工作中，有效的沟通能为患者提供更好的治疗和护理，表现在信息共享、医疗偏好、进行决策、提供支持和促进协作等方面。

二 沟通过程

（一）信息策划

信息是沟通的基础，是一个广义的概念，它包括观点、想法、资料等内容。信息策划指对信息进行收集、整理、分析、总结的过程。信息策划的内容越多、沟通过程越严谨，表明信息发出者的逻辑思维能力越强。

（二）信息编码

信息编码指发送者将发送的信息译成接收者能够理解的符号，如语言形式或其他形式的符号。最常见的编码是口头语言和书面文字，其他编码包括图表、照片、板书等。

（三）信息传递

由于信息编码的种类多样，信息传递的方式也多种多样。书面信息的传递方式可以是 word 文档、邮件、备忘录、微信留言等；口头信息传递的方式可以是面对面交谈、演讲、电话、语音通话等；还可以通过语音、语调、身体动作如手势、面部表情、姿态等来传递信息。

（四）信息接收

信息接收者依据信息的传递方式，选择相应的接收方式。信息若为口头传递，接收者则须仔细聆听，否则信息符号就会丢失；信息若为通过微信程序发送的 word 文档，则须在有效时间内（往往是 7 天）打开并保存到

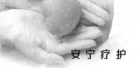

电脑或智能手机内，否则过期无法打开 word 文档，会造成信息丢失。

（五）信息解码

信息解码指将接收到的信息恢复还原为具体的思想、观点。信息解码往往受接收者文化水平和相关经验背景的影响。由于发送者的信息编码和传递能力的差异，以及接收者接收信息和解码水平的不同，信息的内容和含义经常被歪曲误解。

（六）信息反馈

沟通的核心不是信息的传递，而是信息的内容和含义被正确地理解。信息发送者通过接收者的反馈来了解传递的信息是否被对方准确地接收和理解。反馈的形式是多样的，如接收者表达自己对信息的理解，接收者在传递信息的基础上提出自己的想法、观点和建议，甚至根据信息所传达的指令完成相应的行为等。一般来说，沟通过程中存在许多干扰和扭曲信息传递的因素。这些因素可来自沟通者自身或外部环境，使得沟通的效率大幅降低。因此，发送者了解信息反馈情况即信息被理解的程度是十分必要的。

三　沟通类型

沟通的类型多样，依据沟通符号可分为语言沟通和非语言沟通；依据沟通的互动性可分为单向沟通和双向沟通；依据沟通传递方向可分为自上而下的沟通、自下而上的沟通以及平行沟通；此外还包括正式沟通与非正式沟通等。在沟通的众多分类中，最重要的是语言沟通和非语言沟通。

（一）语言沟通

1. 口头沟通

口头沟通是指借助口头语言进行的信息传递。日常生活中，口头沟通是最常采用的沟通形式，主要包括讨论、会谈、演讲、口头汇报、大会发言、电话联系等。口头沟通能迅速交流信息，立刻得到信息接收者的反馈，及时调整沟通内容，并能通过语音、语调、姿势等进行加强，有助于建立共识与共鸣，是最直接有效的沟通形式。但口头沟通往往效率低，无法与太多人双向沟通，易受情绪影响导致沟通内容出错。

2. 书面沟通

书面沟通是指借助文字进行的信息传递。书面沟通的形式多样，例如书籍、论文、通知、文件、备忘录、书面合同等。书面沟通可以让信息发出者从容表达思想，传达信息的准确性高，不受时空与场地的限制，可通过复制文本将相同的信息同时发送给多人。但书面沟通也存在缺点，其往往耗时较长，传达的信息比口头沟通少，常不能快速得到信息反馈。在当今普遍使用计算机和智能手机的时代，纸质书面沟通越来越少，电子书面沟通越来越多。电子沟通往往传递快捷、信息容量大、成本低、效率高，但沟通双方缺乏直接的视觉接触和足够的了解和信任，易导致沟通双方产生误解使得沟通无效。

（二）非语言沟通

1. 动态语言

（1）头语。包括点头、摇头、低头、仰头、侧头。在同患者及家属的沟通过程中，护士常可通过点头表达对其观点的赞同；摇头表达有不同意见。通过头语，患者及其家属可以感受到护士在认真聆听与沟通，能增进彼此的信任。

（2）面部表情。微笑、皱眉、睁大眼睛、惊讶、疑惑、难过等面部表情是无声的语言，能一定程度上反映人们的内心思想。与人交谈时保持微笑可使对方感受到温暖和认同，促进沟通继续顺利进行；若对方出现惊讶疑惑的表情，表明其对信息疑惑不解，信息发出者应及时调整修改。当护士一边询问问题一边看文件或使用医疗设备，没有面部表情，患者可能会认为护士只是例行公事的沟通，而不是真正地评估其病情、为其提供护理。

（3）手势语。以手部动作表达思想。护士在工作中，常用一些手势语传递信息，例如当患者按时用药或坚持锻炼时，除了口头称赞鼓励，护士还可向上伸大拇指提升表达强度；当告知患者去哪里做检查时，护士可用手指示方向告诉患者具体方位。

（4）触摸。通过身体触摸，可表达礼貌、关心、友爱等。例如患者新入院时，护理人员主动与其握手，能让其感受到热情与关心；患者失落沮丧时，拍拍其肩膀，能让其感受到鼓励或肯定；患者悲伤流泪时，给予拥

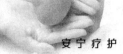
抱，能让其感受到关爱和支持。

（5）身体语言。是指借助身体的变化在交流中传递信息和思想的非语言符号，包括上述的动态语言以及其他身体动作、体姿、身体空间距离等，如耸肩、蹲下近距离沟通等。

2. 静态语言

（1）空间效应。主要指个人空间和人际距离。人与人沟通时，注意人际交往距离。人际交往距离一般分为亲密、个人、社会和公共四种。亲密距离为半米以内，多出现于父母与子女、夫妻之间；个人距离为 0.2 ~ 1.2 米，多出现于朋友或熟人之间；社会距离为 1.2 ~ 3.5 米，为大多数人之间采用的交往距离；公共距离一般为 3.5 ~ 7 米，常为与陌生人、上下级间交往的距离。

（2）时间控制。沟通的时间长短往往影响传递的信息容量和态度。沟通时间太短，许多信息无法完整传递给接收者，甚至会让对方感到被怠慢；沟通时间太长，则容易导致沟通双方疲劳。

（3）环境设置。舒适的环境让人放松，往往能够促进沟通；嘈杂的环境，往往会阻碍沟通。整洁舒适的病房，有助于患者保持舒畅的心情；快节奏、嘈杂和不熟悉的气氛会使患者不适，从而限制沟通。

（4）衣着仪容。个人的衣着仪容应与所处的场景协调。人们往往乐意与衣着整洁干净的人沟通，而不愿意与衣着邋遢的人交流。

3. 类语言

类语言指有声无固定含义的功能性发音，例如笑声、哭声、叹息声以及咳嗽声等。

4. 辅助语言

指说话过程中的音量、声调、语速、流畅度等要素，对语言表达起辅助作用。例如用疑问的口吻和肯定的口吻说相同的一句话，表达的内容可能是完全相反的。

四 沟通原则

（一）尊重

美国心理学家马斯洛的需要层次理论认为，得到尊重是每个人的需求。尊重分为自尊和他尊。不论在什么场合与情景，以及同什么人沟通，尊重自己和他人，沟通就成功了一半。

（二）真诚

保持真诚的态度与人沟通，沟通往往会顺利进行。

（三）明确

只有信息接收者能正确理解发出者所传递的信息内容时，该信息才是明确的。因此，沟通交流过程中，注意采用对方能理解的文字、语言、图表、面部表情、语音语调等表达信息。

（四）及时

沟通是否及时也会影响沟通的效果。例如当医务人员判断出患者的预期生命不长时，应及时与患者及其家属沟通，有助于他们更好地规划患者珍贵的时间；反之，如果沟通不及时可能会带来重大矛盾与纠纷。除了及时发出信息，及时的反馈同样重要。及时的反馈有利于信息修正，促进高效沟通。护理人员对患者进行健康宣教时，应主动询问患者的反馈，及时调整用语、速度、内容等，以达到更好的宣教效果。

（五）理性

沟通注意保持理性，避免情绪化。当人处于兴奋、激动、愤怒、恐惧等状态时，大脑难以正常思考、做出正确决策。因此，沟通过程中，注意评估双方的情绪，调整沟通的内容和时机。例如当患者及其家属刚得知不好的消息时，医护人员应注意给他们足够的时间平复情绪，帮助其在理性的状态下沟通后续的治疗与护理。

（六）连续

沟通应注意在时间、内容和方式上的连续。时间上的连续要求沟通不能间隔太久，否则容易遗忘、忽略；内容上的连续要求沟通围绕主题，不可突兀切换话题；方式上的连续则指信息传递的方式尽量一致，如口头沟通不要突然转为文字沟通。在实际生活中，沟通有时需分多次才能达成目的，这要求双方注意考虑沟通间隔时间，以及对以往沟通内容的记忆，才能有助于每次沟通的顺利进行。

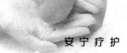
第二节　安宁疗护中的护患沟通

一　护患沟通的概述

护患沟通指护士与患者及其家属之间的沟通。终末期患者的心理变化复杂，护理人员为其提供安宁疗护服务过程中需运用恰当的沟通技巧，以减轻患者的身心痛苦，让其感受到关心与支持。终末期患者家属需承受即将失去亲人的痛苦，有效沟通可以帮助其认识疾病和死亡，减轻身心痛苦和哀伤。

二　影响护患沟通的因素

（一）环境因素

环境因素主要指所处空间的大小、整洁程度、噪声、光线、温度等客观条件。终末期患者的病房应体现人文、舒适、安全和家的感觉。如果终末期患者所在病房人员多、声音嘈杂，会很大程度上影响沟通效果。可在患者房间内配置绿植、艺术画、手工艺品、温馨话语图等，也可将病房的颜色涂为淡雅的浅绿色。

（二）患者及家属因素

患者及家属的文化程度、心理状况、对死亡的认知等会影响安宁疗护服务中的护患沟通。由于我国的死亡教育、安宁疗护教育开展少，护患沟通涉及死亡相关话题时，往往会遇到较大阻力，部分患者及其家属甚至不愿提及死亡。因此，护士在沟通前应做好对患者及其家属的全面评估，根据患者及其家属的认知情况调整沟通内容和表达方式。

（三）护士因素

护士的人力不足和沟通技巧缺乏是影响护患沟通的重要因素。我国护理人员人力普遍欠缺，每个护士分管的患者多、工作量大，导致护士缺少足够的时间与患者进行心灵上的沟通。当患者遇到疑问或难题询问护士时，护士常由于工作忙碌及身心疲惫，难以耐心解答，这无疑加剧了患者的无助感，降低了患者的生命质量。此外，我国护士接受安宁疗护培训及系统的沟通培训较少，大部分护士缺乏良好的沟通技巧，严重阻碍了护患沟通及心理护理的开展。

三　安宁疗护中护患沟通的内容

（一）死亡及死亡教育

1. 优逝

优逝是指患者在生命末期阶段意识到并接受即将来临的死亡，能够妥善处理感情和物质方面的重要事情，继而有尊严、安详地离世。优逝是死亡教育的重要内容。研究表明，终末期患者对优逝的需求多样且全面，包括有效的疼痛和症状管理，避免过度医疗；在喜欢、安全的地方去世；得到社会支持、信仰支持和维持尊严等。患者对优逝的需求也存在个性化和主观性的差异。例如关于死亡的地点，有的患者希望在家中离世，而有的患者怕影响房子买卖选择在医院离世。死亡教育有助于护士全面评估终末期患者的优逝期望与需求，从而提供个体化的优逝护理，协助患者坦然面对死亡，最终安详离世。

2. 建立正确死亡观

死亡观指个体对自身死亡的本质、价值和意义的根本观点和根本看法，是世界观、人生观的有机构成部分。囿于传统文化的些许负面影响，大部分患者及家属尚未树立正确的死亡观，往往避讳谈论死亡，以至于无法坦然地正视死亡。通过死亡教育，可以协助终末期患者正确认识死亡，建立正确的死亡观，缓解甚至清除死亡焦虑或恐惧，是提高终末期患者生命质量的重要途径。

3. 尊重信仰

信仰的对象可以是人、物、主张、主义、宗教等。宗教信仰能够缓解人面对死亡的消极情绪。当然，信仰的影响可能具有两重性。对于有宗教或其他信仰的终末期患者，只要不违反法律，医护人员应该尊重其内心的信仰，并为其提供相应的服务。

（二）生命回顾

生命回顾是指通过回顾、重整、评价个人一生的经历，剖析个人在整个生命历程中未被解决的问题和矛盾，协助个人寻找新的生命意义、生命价值的心理干预措施。回顾的人生故事，包括积极事件和消极事件。护士帮助终末期患者在安全舒适的环境中回顾过去，在回顾过程中获得新的体会与感受，重新认识自我。生命回顾可以采用一对一方式或小组形式，以访谈为主，可同时运用图片、音乐和视频等多种资料。访谈提纲遵循时间顺序或循序渐进原则，依据个体情况和具体目标设计不同问题，在访谈中发现重点并进行深入挖掘。生命回顾有助于提高患者的生命质量，在应对和解决过去的问题中接受生活，重建完整的自我、发现生命的价值和意义。

（三）儿女亲情

走到生命的最后一段旅程，儿女亲情往往是终末期患者最惦念、最难以割舍的一部分。护理人员应注意评估与满足患者对回忆、谈论和寻找亲情的期望与需要。许多终末期患者希望在临终前多见见亲朋好友，想回家看看，希望在家人的陪伴中离世。

（四）感兴趣的话题

每个人感兴趣的话题可能截然不同，这往往与个人的文化水平、生活经历、兴趣爱好以及宗教信仰等有关。护理人员应注意在沟通中发掘终末期患者感兴趣的话题，并围绕话题进行沟通交流，使患者获得满足。

四　安宁疗护中护患沟通技巧

（一）同理心

同理心是指把自己放在对方的位置去理解和思考各种情绪和问题。面对死亡压力与焦虑，终末期患者及其家属往往自身无法有效处理，转向他人求援。这时护理人员就扮演着重要的角色，非同理心的回答往往让患者及其家属二度受挫。正确运用同理心能让患者及其家属在沟通交流中感受到对他们的关心、重视和尊重，有助于建立信任关系，给予有效的支持和帮助。

1. 同理心的分类

同理心可以分为两个层次。初层次同理心指对于患者及其家属明显表达的思想和感受做基本的了解与沟通，并协助他们探索、澄清自己。高层次同理心指对患者及其家属更深层的思想和感受，比如说了一半的话或隐藏在话中的意思加以深入地了解与沟通，以协助他们对自己及其问题产生新的认识或观点。高层次同理心不宜在建立关系的初期使用。

2. 同理心的表达

同理心的表达方式是"事情 + 情绪"可以采用"你觉得……（情绪），因为……（事情）"，如"你觉得很绝望是因为您的疾病治不好"，如果患者真的这么认为，就会觉得你真的很了解他，很为他着想。也可以采用"……（事情）让你感到……（情绪）"的方式，如"这种疼痛让你感到非常的压抑"等表达。正确的表达同理心才会使患者感到内心温暖，从而维护良好的护患关系。

（二）倾听

倾听指集中注意力、积极聆听对方谈话过程中表达的语言和非语言信息。倾听是有效沟通的重要方式。通过倾听，护士可以更好地了解终末期患者的患病经历，以及患者如何处理各种信息。通常护士问一个开放式的问题，比如"发生什么了?"或者"怎么了?"接着认真聆听患者的口头语言内容，要注意同时关注或觉察所述内容和未说的内容，仔细体会"弦外音"。此外，应注意患者说话的语调、速度、情绪和伴随的身体动作等非语言表达。

在倾听过程中，护士最重要的是要学会沉默，这使得患者能够充分地表达。在实际工作中，患者有时对护士的提问会沉默不语。在这种情况下，护士应该多点耐心，安静地等待，让患者思考。在沉默之后，患者可能会暴露出敏感的信息、担忧和想法。当患者诉说时，护士应做到有耐心、不打岔地倾听，注意与其进行目光、表情等非语言交流，多应用同理心进行回应，以及澄清患者的说话内容等。

五　安宁疗护中的 COMFORT 沟通模式

2010 年，美国国家癌症研究中心基于循证护理学依据，构建了 COMFORT 沟通模式，该沟通模式是用于提高医护人员安宁疗护沟通能力的模式。COMFORT 是安宁疗护沟通的七个基本原则的首字母缩略词。这七个原则包括：叙事交流（C-Communicate）、尊重文化和提供机会（O-Orientation/Opportunity）、用心陪伴（M-Mindful Presence）、家庭参与（F-Family）、识别时机（O-Openings）、注意关联（R-Relating）、团队沟通（T-Team Communication）。COMFORT 沟通模式旨在帮助护士实践以患者为中

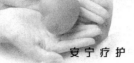

心的沟通。该模式不是必须按顺序实施的准则，而是一套整体原则。具体内容如下。

（一）叙事交流（C-Communicate）

COMFORT沟通模式以叙事交流为基础。叙事交流是一种通过讲述故事、事件或经历来进行的交流方式，可以帮助人们更好地理解信息。叙事护理是指将患者作为独立的个体对待，通过让患者和医护人员分享个人经历来增强护患之间的理解和信任。这种方法可以让护理人员更好地了解患者的担忧和需求，从而为患者提供更好的护理服务，也可以让患者更好地理解自己的疾病和治疗过程，从而提高治疗和护理的效果。叙事交流的目的是促进对话，而不是简单的信息交换。护士应以尊重患者和家属的生活经历为前提来进行交流。

（二）尊重文化和提供机会（O-Orientation/Opportunity）

尊重文化和提供机会指的是应在了解患者和家属认知及文化水平的基础上与其进行交流。COMFORT模式提倡护士应该调整其沟通方式，以满足患者和家庭的需要。护士应用谦逊的态度去识别和尊重文化问题。沟通的重点应该是以患者可以理解的方式引导患者了解疾病，清晰地向患者和家庭阐明治疗和护理的各种方案，并基于患者的护理需求制订符合患者认知和情感特点的护理计划。在沟通中，护士注意应用多种方法增进患者对疾病预后和治疗护理方案的理解，并为患者提供宣教以确保患者在充分知情的情况下做出决定。

（三）用心陪伴（M-Mindful Presence）

用心陪伴至关重要。COMFORT沟通模式中用心陪伴强调积极的倾听和陪伴。倾听和说话一样重要。"听"完全属于生理行为，不需要任何特殊的努力，但是倾听需要努力和技巧来参与、接收、感知、组织和解释，并对信息做出反应。在安宁疗护实践中，用心陪伴需要积极应用倾听、语言与非语言沟通技巧，表达对患者及家属的关心与支持。

（四）家庭参与（F-Family）

安宁疗护中，护士应将终末期患者及其家属作为一个整体系统来提供照护。了解患者的家庭将有助于护士确定其家庭负担和需求。护士应明确各个家属的重要角色和他们独特的沟通方式，应评估不同家庭照顾者的需求并提供相应的支持。患者的文化和心理社会状况与家庭的影响密不可分。尊重家庭对患者个人的生活和护理所起的重要作用，可更有效地利用家庭的影响，促进护理目标的实现。例如家庭会议的召开，往往促进形成最优决策。

（五）识别时机（O-Openings）

重要事件或情形可能成为护患沟通的良好时机。对于终末期患者而言，重要的事件或情况包括讨论诊断、治疗计划及疾病进展，患者主动分享自己的感受和秘密、表达对护理人员的信任等。护理人员可采用开放式提问开启沟通，有效把握与患者谈论病情变化和应对方法的时机，以帮助患者及其家属适应患者生命末期阶段可能发生的诸多变化。

（六）注意关联（R-Relating）

当终末期患者和家属陈述他们的需求时，护理人员应注意听出言外之意。这通常依赖于护士将患者和家属的既往经历、相关事件与本次需求进行关联与分析，而不是依据护理人员个人的主观倾向来确定。此外，患者和家属的需求多样，甚至存在冲突，护士应注意将需求关联起来以制定护理计划。

（七）团队沟通（T-Team Communication）

COMFORT 沟通模式还强调安宁疗护工作中不同学科成员跨学科协作的重要性，并强调护士需使用良好的沟通技巧帮助团队成员间建立相互尊重和信任的关系，以促进团队沟通与合作，共同解决终末期患者及其家属的身体、心理和社会问题。跨学科团队中各学科领域专家进行沟通和交换意见，是为终末期患者及其家属提供个性化支持与帮助的有效方法。团队沟通使跨学科团队的所有成员有清晰、明确的共同目标，使他们的思想和步调保持一致，从而促进高质量安宁疗护服务的开展及推广。

第三节　病情告知原则与方法

病情告知是指在医疗活动中，医务人员如实向患者或患者家属介绍病情的过程。在安宁疗护工作中，安宁疗护护理人员应尊重患者的权利，如实向患者及其家属告知病情，这是法定的责任，也是其应尽的义务。在病

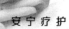

情告知过程中，安宁疗护护士要注意掌握病情告知的原则、策略和方法，为患者提供准确信息，并帮助患者正确理解这些信息，让患者感到被尊重和重视，使其能进行下一步规划，完成其未尽事宜，减少遗憾。

一　病情告知的目的

（一）帮助患者做下一步规划

病情告知可以帮助患者及家属了解患者目前的病情及患者状态，以及下一步需要采取的最合适的医疗手段，对其进行下一步规划，减少患者的遗憾。

（二）创造良好的工作氛围

病情告知能够让患者感受到被重视和尊重，与医务人员形成一个互相信任、开放性的医患关系和护患关系，为安宁疗护工作创造良好的工作环境。

（三）为患者提供个性化安宁疗护服务

可以更好地了解患者的身心需求，提供针对性、个体化的安宁疗护护理服务，更好地实施安宁疗护工作。

二　病情告知原则

病情告知应遵循医学人道主义原则、道德原则、诚实原则、自主原则、不伤害原则、保密原则和知情同意原则。在安宁疗护病情告知工作中可借鉴美国多学科委员会实行的"将坏消息告诉患者的原则"：

1. 选择合适且安静的环境将诊断或预后告诉患者；

2. 首次与患者谈话之后，给予其足够的时间思考和提问；

3. 语言简洁诚恳，但不应过于直接告诉患者真实的诊断；

4. 鼓励患者表达其真实感受；

5. 对患者应富有同情心，鼓励患者，并辅以肢体语言传递同情和爱心，告知过程中允许患者和家属表达震惊、悲痛的情绪及适当的情感发泄；

6. 告知病情后的 24 小时内与患者进行第二次谈话，可由患者自主选择谈话人，此次谈话应比初次谈话更坦诚。如面对临终患者，应适当安排时间，便于其处理遗嘱等私事，对情绪过激的患者予以理解和忍让。

三　告知策略与技巧

（一）病情告知策略

1. 制订计划

告知病情前应清楚患者的诊断和病情，明确其病情应分几个阶段来告知，每阶段告知哪些内容以及接下来的诊疗计划。

2. 分次告知

研究表明一次告知易使患者只关注到不利的信息而忽略有利的信息，使患者感到无望，告知病情时应留有余地，避免给患者过于肯定的结论，尤其是预后不良的结论等，给患者一个逐步接受现实的机会。

3. 给予患者希望

告知病情时应尽可能给予患者鼓励和信心，以唤起其对美好人生的寄托，使其坚定战胜病魔的信念。

4. 不欺骗患者

病情告知可以部分告知或不告知，但告知的内容必须是真实准确的，否则会损害患者的信任。

5. 给予患者支持

告知过程中，应允许患者发泄其情绪，告知病情后，应与患者和家属共同制订未来的诊疗和生活计划，并与其保持密切接触。

（二）病情告知技巧

1. 提前和家属沟通

《中华人民共和国侵权责任法》明确规定："不宜向患者说明的，应当向患者的近亲属说明，并取得其书面同意。"安宁疗护护士在向患者告知病情前，必须要先听取其家属的意见。家属是医护人员和安宁疗护患者之间的桥梁和纽带，具有非常重要的沟通、传递和调和的作用。

2. 明确告知的内容

在病情告知前，做好安宁疗护患者的性格特质和治疗意愿评估，提前准备好告知的内容、告知者及告知的时间、地点、方式和内容。告知的具体内容应做到因人而异，告知过程要体现出人性化和个体化的原则。

3. 注意语言的艺术

在病情告知过程中，与患者和家属交流时要注意语气委婉并用词恰当，尽量使用安宁疗护患者容易理解的可接受的语言，比如不是很好、不太满意、有点问题等，这样充满艺术性的语言有助于评估患者对病情和"坏消息"的接受程度。在告知过程中避免盲目给予患者不切实际的安慰和承诺，如你放心、会治好的等，更不要使用无法医治、无能为力等会对患者造成伤害的语言。始终要让患者有希望，使患者坚信其没有被放弃，医护人员和家属一直都会支持和关爱着患者。

4. 运用非语言沟通方式

病情告知者应衣着简单并大方得体，面部表情放松，尽量使患者感到舒适。在交谈时，保持合适的个人距离，认真倾听患者的谈话，并及时给予回应；始终与患者保持眼神和目光的交流，根据交流情况使用点头、拉手、抚摸等肢体语言，表示对患者的肯定和关爱。在告知过程中，还应注意观察患者面部表情的变化，随时调整交流的内容和节奏。

5. 积极应对患者的情绪变化

当患者得知自己的真实病情后，通常会出现无法控制的愤怒情绪，告知者不要反驳患者，不能与患者争论，应该与患者进行有效的沟通，理解并安慰患者的情绪，鼓励患者通过倾诉、写日记等方式来排解自己的不良情绪。

四　病情告知模式与步骤

（一）病情告知模式

1. 传统的隐瞒模式

在过去的经验里，大部分医务人员会对患者隐瞒病情。这种模式认为，如果不告诉患者真实病情就能使患者免受心理冲击，部分医务人员和患者家属认可这种所谓的"保护性医疗措施"。但越来越多研究发现大多数患者都想知道自己的病情，隐瞒病情的做法正逐渐减少，告知患者真实的诊断和病情已成为一种趋势。虽然多数患者被告知后，短时间内会出现负面情绪增加的现象，但经过一段时间的适应之后，患者对疾病的不确定感和焦虑会减轻，反而能坦然接受自己的疾病并选择积极治疗。

2. 真情告知模式

大部分患者都想知道也有权知道自己的病情，医护人员有责任告知病情，因此，治疗应由患者来决定和选择。真情告知模式是将全部有关病情的信息告知患者。然而真实的情况是，并非所有患者都能承受身患不治之症的现实，相当一部分患者无法应对由此带来的心理应激，甚至会走向极端。

3. 选择告知模式

选择告知模式是目前公认的病情告知模式，即因患者而异、选择性地告知病情。不同患者对病情告知的需求与接受能力是不同的，而且其对病情的接受在时间上有一个过程，因此，安宁疗护护理人员在告知病情时应选择适宜的告知时间和地点，注意告知的方式与策略，并对不同心理、性格和特点的患者采取不同的告知方式。选择性告知模式可以使患者能更好地面对自己的诊断与治疗，提升患者接受治疗的依从性，也有利于建立良好的医患、护患关系。

（二）病情告知步骤

在安宁疗护实践过程中，告知坏消息已成为安宁疗护护士的职责和必备技能。一套富有同情心的、真实的、能给予患者希望的坏消息告知方法，对安宁疗护护理人员和患者都会有很大的帮助。美国德州 M. D. 安德森医院的沃尔特·百乐（Walter Baile）博士提出的 SPIKES 模式在临床实践中被广泛应用，对安宁疗护工作的开展具有积极意义。

1. S 代表设置（Setting）

首先在科室设立安静的谈话室，避免外界干扰。病情告知前准备好谈话的内容以及纸巾和温开水，以应对患者及家属的强烈情绪反应。谈话时患者可选择 1~2 名家属陪同，安宁疗护护理人员采用适当的肢体语言与患者进行沟通，同时建立起和谐、轻松的沟通氛围。

2. P 代表对疾病的认知（Perceives）

在对患者及家属进行病情告知前，全面评估患者对自身病情和相关知识的知晓程度才能确定谈话内容和需要补充告知患者的疾病情况，为后续病情告知工作提供依据。谈话过程中可选择患者能够理解的语句交谈，这样可以缩小患者已知信息与安宁疗护工作人员准备告知信息之间的差距。

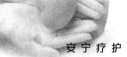

例如，患者的癌症再次复发时，医生为其安排 CT 扫描，但是患者却以为这只是一次常规的检查，那么坏消息将对他们造成很大的打击。因此，如果患者的认知和事实之间存在差异，在告诉患者坏消息之前，安宁疗护护士应重新为其讲解病情的变化，让其了解事实。

3. I 代表邀请（Invitation）

大多数患者倾向于知晓自身疾病的真实情况，但仍有少数患者会采取逃避的消极态度，并且随着时间的推移和病情的发展，患者可能就不想继续了解更多的病情和治疗情况。安宁疗护护士应评估患者是否愿意了解疾病信息以及是否做好了心理准备，应该尊重患者的选择，可询问患者是否想了解疾病的详细信息以及具体想了解哪些方面的知识，等明确了患者对疾病情况的具体需求之后，再进行下一步的交谈。若患者不想过多了解病情，可与患者家属进行后续的交谈与告知。

4. K 代表知识（Knowledge）

这一步是告诉患者疾病相关知识及信息。根据患者的认知情况，了解到患者的需求和心理状态后，准确地将真实病情和治疗方案告知患者，并给予其适当的心理安慰和切合实际的希望。在与安宁疗护患者谈话时应注意运用通俗易懂的语言，先告知患者其急切想了解的信息，待其准确接收到相关信息后，再将其他疾病信息告知患者，切忌一次告知患者过多的疾病信息，以免增加患者的负面情绪，加重其心理负担。在告知过程中，应及时询问患者是否明白或理解被告知的内容，安宁疗护护士应保证患者充分知晓疾病知识和目前需要采取的治疗方案。

5. E 代表共情（Empathizing）和探究（Exploring）

当患者得知坏消息时经常非常激动，可能会出现沉默、怀疑、哭泣、否认或愤怒等情绪反应。安宁疗护护理人员首先要认可患者此时所有的情感，允许其充分表达和释放自己的情绪，因为这些情感可能妨碍患者对病情的理解。其次，安宁疗护护理人员再通过共情的方式为患者提供心理情感支持，并用正确的方式或语言给予回应，如可以说"这确实是一个令人难过的消息""您的心情我都理解"等，应给予患者充分的时间来接收疾病消息。

6. S 代表总结（Summary）

在和患者谈话结束时，要对谈话的内容进行必要的总结，帮助患者更好地理解和掌握传达的信息，并把目前可选择的治疗方案告知患者，尊重患者的选择权，让患者参与治疗方案制定，并给予适当建议。与患者共同确定治疗方案后，应评估患者是否理解所告知的内容。最后，安宁疗护护理人员对患者选择的方案进行总结，并告知患者联系方式。

五　病情告知中的伦理问题

在安宁疗护临床工作中，作为与终末期患者接触最频繁的医务工作者，护士经常在病情告知的过程中面临伦理决策的困境。因此，护士应该在临床实践中运用所学的专业知识，利用评判性思维和临床思维，利用有效的沟通方式，并采取负责任的伦理行动，关注、照顾患者的身体和情绪反应，维护安宁疗护患者的根本利益，由此践行安宁疗护护士支持维护、关怀照顾、行动负责和互助合作等伦理责任。

第四节　家庭会议

家庭会议是一种医护人员向患者和家属传递患者疾病相关信息，评估患者和家属的需求，给予其情感支持，讨论照护目标和照护策略并达成共识的有效方法。

一　家庭会议的目的

1. 医疗保健专业人员积极倾听并对患者及家属的叙述内容表现出同理心；

2. 医护人员为患者及家属提供有关当前疾病的情况以及后续治疗的选择；

3. 在适宜的环境下，鼓励患者及家属表达自己的内心情感。

二　家庭会议实施

（一）家庭会议具体实施目标

1. 针对疾病的健康教育；

2. 了解患者及家属对于终末期、死亡相关知识的需求；

3. 讨论并解决家庭面临的困难和危机，协调因患者病情发生变化的家庭关系；

4. 帮助患者获得更适宜的休养环境和居家照顾，提高患者终末期生活质量；

5. 传播安宁疗护理念，动员家庭发现优势，改善认知，提高应对突发变化的能力，促进家庭功能的正常运转及发展。

（二）家庭会议实施时间

家庭会议一般在患者疾病诊断初期、进展期以及终末期时召开，会议持续时间大部分为 0.5~1 小时。家庭会议可以在患者诊断为不可治愈性疾病的初期，为患者及家属提供疾病信息、后续治疗计划及可能得到的医疗支持等信息。

当患者因疾病进展不得不选择住院治疗时，家庭会议可以帮助患者及家属更新治疗预期，重新商讨并制订治疗计划。当患者对治疗已无明显获益，治疗方式转为姑息治疗时，再次进行家庭会议，可以有效地向患者特别是家属传递正确的治疗信息，并强调家庭支持和症状控制的重要性。当患者处于终末期时，家庭会议显得尤为重要，除了向患者家属交流医疗信息、制订临终计划外，还可以帮助患者及家属表达各自的内心情感。不是所有患者均需要经历各个阶段的家庭会议，但建议在患者临终时，至少完成一次家庭会议。

（三）家庭会议实施前准备

实施前准备一般包括：确定家庭会议的参与人及主持人、通过会前碰面确定会议内容及目标、会议地点的选择及相关文书工作的准备等。

1. 确定参与者

（1）医生。大多数情况下，参与患者治疗的医生均可参加家庭会议。医生需要了解患者既往病史、当前的疾病状况、治疗方案、治疗选择、患者对治疗的反应、疾病预后和不良反应等情况。如有必要，可以询问上级医师或其他医生了解相关信息。

（2）护士。护士是与患者及其家属在疾病治疗过程中接触最多的医务人员。他们比医疗团队的其他成员更了解患者及其家人的需求，并且更容易与患者及家属建立信任。护士有更多机会与患者讨论价值观和首选治疗方案，提供情感支持、帮助患者和家属做出决定，并有可能与他们谈论临终问题。

（3）医疗服务团队的其他成员。医疗服务团队其他成员包括家庭医生、心理治疗师、社会工作者、营养师、药剂师、体能康复师、宗教人士（如牧师）、社区护士、个案管理员、牙医和安宁疗护团队的其他成员。

（4）家属。参加会议的家属一般是家庭的核心成员，如夫妻、子女等，也可以是患者的主要照顾者或者医疗决策者。通常不建议孩子参加家庭会议。如果患者是儿童，可以邀请其成年兄弟姐妹参加家庭会议。

（5）患者。患者可以根据自己的身体状况决定是否参加家庭会议。患者或其治疗决策人决定邀请哪些家庭成员。受邀的家庭成员包括亲密的朋友、照顾者或其他对于家庭成员重要的人。有研究认为患者不在场时，患者家属有更多机会去表达自己的感情，并且更愿意公开地讨论患者的病情。另一项研究指出，为了避免让患者和家属感到压抑，不能充分表达自己的真实想法，在家庭会议参与者中医疗专业人员的数量应该按比例减少。

2. 确定主持人

一般来说，家庭会议的主持人都是专业技术更高、更了解患者治疗情况，同时具有较强协调、控制能力的人。一些研究发现，主持人的专业背景和资历并不影响家庭会议的质量，然而主持人的沟通技巧起着至关重要的作用。大量研究证实，经过适当培训的护士，同样可以召集和主持家庭会议。

3. 会前碰面会议

在家庭会议之前应进行一次会前碰面会。可通过小组初步讨论，帮助参加家庭会议的跨专业团队为患者后续的治疗制定合理的诊疗计划，并确保来自不同专业背景的工作人员能够向患方传达一致的信息。同时，在会前碰面会议中，不同的专业人士应对各自专业领域可能遇到的问题进行设想并做好准备工作，确保与会的每位多学科成员都能发挥各自的专业特长。

4. 场地要求

家庭会议应在安静、不受干扰的医疗场所举行，最好围绕圆桌进行，以便参与者可以面对面交流。房间里应该有足够的椅子。该房间可以配备视频设备，以便无法出席的重要家庭成员或多学科团队成员通过电话或视频参加会议。

5. 正式实施

（1）介绍和开场。首先参加会议的每位医务人员进行自我介绍，并向患者及家属介绍自己在医疗团队中的职责，然后邀请患者及家属进行自我介绍；随后介绍本次会议的目标、持续的时间和基本要求等内容。

（2）信息交换和决策沟通。深入了解患者家属对患者病情的知晓度，介绍患者目前病情、当前的治疗方案和可能的预后情况，与患者及家属讨论患者的照顾目标和可行的治疗方案；与患者家属进行沟通，了解现存的问题并讨论解决方案，对患者及家属的负面情绪反应（如愤怒、焦虑、失落、悲伤等）进行疏导，引导患者及其家属做出决定。

（3）结束。如有患者参加的家庭会议，结束后将患者送回病房病床。完成家庭会议的文字记录，内容包括本次家庭会议的主要内容，如患者目前的疾病情况、症状评估、患者家属对患者目前情况的了解程度、患者家属担忧的问题、家庭会议达成的共识以及下一步的方案等，分发给患者的照护团队及患者或家属，并在病历中保留一份。

三　注意事项

（一）着装
医护人员要求着职业服饰，整洁、得体、便于工作。

（二）态度
合乎礼节，大方且稳重，尊重参会人员并表达出对患者及家属的关心。同时，医务人员必须是积极主动、有同理心、有能力的倾听者，及时识别患者及家属的情绪变化，及时给予安慰。

（三）技巧
1. 利用人际沟通技巧，取得患者家属和团队的信任，更好地收集主观资料，注重观察和评估，进行指导和咨询。

2. 会议中，医护人员宜用患者及家属容易理解的语言向其解释病情和治疗方案，注意语速，并反复确认患者及其家属理解的程度。

3. 充分尊重患者及其家属，医务人员不应回避家属和患者提出的问题，关注每一位参加会议的患者及家属，鼓励他们相互沟通，通过开放式问题引导他们表达自己的想法和感受，并为患者和家属创造提问和分享想法的机会。

4. 医务人员说话要清晰、明确，避免误导或给患者及家属带来不切实际的希望。会议过程中允许沉默或哭泣，医务人员应保持冷静客观，避免与患者及家属发生争执。

（四）尊重

认真收集家庭会议参与者的各项信息与资料，尊重原生家庭的沟通方式、文化背景、社会经历，保守家庭的秘密，确保决策的自主性。

（五）界线

医护人员注意不要让自己的态度、价值观、信仰等影响会议对象的决策，应以客观的态度考虑问题，避免主观意识干预家庭会议的结果。

（六）环境

在医院单独的中小型会议室，医护人员只能对疾病相关问题提医学方面的建议，尽量避免介入因非医学问题引起的纠纷或其他家庭矛盾；避免被打扰或由于会议室过大而影响效果。

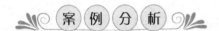

案 例 分 析

马某，61 岁，肺癌晚期。入住安宁病房后，马某最大的心愿是能够看到自己的独生子（小马，34 岁，已婚）成为父亲，但因其病情迅速进展，这一心愿的实现变得困难。关于马某心愿的家庭会议将在安宁病房的活动室召开。

思考与讨论

1. 本次家庭会议应有哪些人参与？

2. 请根据案例组织一次家庭会议，包括：会前会议内容，家庭会议目标及实现经过，家庭会议结果，等等。

第五章 安宁疗护患者生存期评估

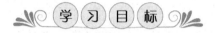

学习目标

认识与记忆 1. 简述安宁疗护中生存期评估的意义。

2. 说明生存期评估的影响因素。

理解与分析 1. 列出至少两种生存期评估工具的评估方法及优缺点。

2. 阐述癌症患者生存期评估的适用范围。

综合与运用

运用本章所学，采用生存期评估工具对晚期癌症患者进行生存期评估。

中国癌症发病率呈上升趋势，病死率较高。癌症患者及家属在终末期希望得到全面准确的医疗护理信息，以合理安排患者人生最后阶段并做出最佳决策。准确的生存期评估可以帮助家属更好地照顾、关怀、陪伴和支持患者，协助患者进行临床决策，缓解其焦虑情绪，更有助于医护人员制订适当的诊疗计划，同时为建立良好的预后告知沟通模式提供依据。

第一节 概述

一 生存期的概念

生存期指从某个标准时刻（如发病、确诊、开始治疗、进行手术的时间）算起至死亡或复发为止的时间。

二　生存期评估的意义

（一）协助制定医疗决策

生存期评估可以协助安宁疗护团队做出诊疗决策，如团队能够指导患者选择支持疗法，提高患者的生活质量。

（二）为患者及其家庭成员提供信息

生存期评估可为患者及家属制定照护策略提供相关信息，协助患者选用合适的治疗方法以减轻其经济负担，协助确定患者的最佳照护方案。进行生存期评估后，患者能更好地权衡延长生命与相关治疗的风险，再选择适合的治疗策略。

（三）确定安宁疗护的介入时间及方式

评估患者的生存期有助于安宁疗护团队为其选择安宁疗护的介入时间及方式，根据患者病程的不同阶段提供支持，以及当其慢性疾病进展到某些指标符合预定的标准时，及时让患者过渡到安宁疗护阶段。

（四）开展临床试验设计与分析

准确的生存期评估可以帮助医务人员制订相关的临床试验或设计新的临床试验，以便患者得到最佳治疗，提高其晚期生活质量。

三　生存期评估的影响因素

（一）疾病因素

癌症晚期的常见临床症状包括厌食、吞咽困难和体重下降等。患者在死亡前 1 个月，呼吸急促、嗜睡、烦躁、食欲不振和疲劳等均会不同程度增加。呼吸困难与谵妄通常是濒死状态的有效预测指标。实验室检查中的生物学参数同时也能反映疾病的进展并预测患者生存期，如 C 反应蛋白浓度的升高与生存率降低有关。实验室数据一般能为患者提供准确、客观的生存期预测，但是居家患者较难通过实验室数据获取有效的生存期预测。

（二）患者因素

患者体能状态是反映患者的一般健康状况和对治疗耐受能力的指标，从侧面反映了疾病的状态，是影响肿瘤晚期患者生存的独立因素。使用较多的是美国东部肿瘤协作组评分（Zubrod-ECOG-WHO or ECOGScale of Per-

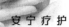

formance Status，ECOG/ZPS）和卡氏功能状态评分（Karnofsky Performance Status，KPS）。一般需要具有一定临床经验的医护人员来评估，与临床生存预测一样，并不适用于无医护辅助的居家安宁疗护患者。

（三）医护人员因素

医护人员作为预测肿瘤晚期患者生存期的主体，通常会根据他们的直觉、经验来估计患者的生存期，即医护人员的主观临床预测。但研究表明，医护人员评估结果往往过于乐观，准确性有限。在对肿瘤晚期患者的生存期预测中，要求医护人员对患者进行细致观察，这也极大地体现了医学的人文情怀。

第二节　生存期预测评估工具及应用

一　预期寿命评估方法

（一）临床生存预测（Clinical Prediction of Survival，CPS）

临床生存预测是指临床医生利用临床数据并结合非正式的主观方法如经验等对患者的生存期做出判断的过程。CPS 是评估癌症患者生存的最常用方法。CPS 包括三种形式：①时间方法（该患者还能存活多久？）；②出人意料的问题（对于患者的死亡，我会感到惊讶吗？）；③概率方法（患者死亡的可能性有多大？）。

临床医务人员对于终末期患者的生存期评估常过于乐观。对于出人意料的问题的答案，两分法的答案可能会简化评估的结果，但并未影响结果的准确性。研究显示，对于肿瘤患者 CPS 的准确性高于其他疾病组，概率方法优于时间方法，使用出人意料的问题结合概率方法能更准确地预测生存期。

（二）精算判断（Actuarial Judgement，AJ）

AJ 指估计事件（如死亡）发生的时间，可能是一个连续变量（即实际天数、数周或数月），也可能是类别变量（例如 <3 周、<6 个月、>1 年）。AJ 更依赖于生存中位数和危险比等统计数据，主观判断的比重相对降低。

二　癌症末期患者常用生存期预测评估工具

KPS可以用于晚期癌症患者的早期阶段的评估，并对抗肿瘤治疗的选择有一定的指导意义，但是对于终末期患者可能缺乏预测准确性。因此，临床上一般在KPS基础上，结合患者的其他临床特征及实验室检查情况，对癌症终末期患者进行生存期评估，准确度较高。

（一）姑息性预后评分（Palliative Prognostic Score，PaP）和谵妄PaP（Delirium PaP，D-PaP）

PaP评分由意大利多中心和姑息治疗研究小组构建并在晚期无法治愈的癌症患者中使用30天生存概率进行验证。D-PaP是PaP的改良版，包含对谵妄状态的评估，该评估略微提高了PaP的预测准确性。PaP有6个参数，包括4个临床主观评估参数和2个客观（生物标志物）评估参数。PaP和D-PaP的主要参数之一是CPS，这是一个主观参数，可以在总分（PaP最大值）上额外增加8.5分（D-PaP最高19.5分）。其他参数（生物标志物和症状）最多增加2.5分，这使得该工具严重依赖于临床医生的主观预测。PaP评分标准见表5-1，D-PaP评分标准见表5-2，D-PaP生存期概率见表5-3。

表5-1　PaP评分标准

因子	分值
呼吸困难	
是	1
否	0
厌食症	
是	1.5
否	0
卡氏功能状态评分	
≥30	0
10~20	2.5

续表

因子	分值
临床生存期预测（周）	
>12	0
11~12	2
7~10	2.5
5~6	4.5
3~4	6
1~2	8.5
白细胞总数	
正常值≤8.5	0
高8.6~11	0.5
极高>11	1.5
淋巴细胞百分比	
正常20%~40%	0
低12%~19.9%	1
极低<12%	2.5

表5-2 D-PaP评分标准

因子	分值
呼吸困难	
是	1
否	0
厌食症	
是	1.5
否	0
卡氏功能状态评分	
≥30	0
10~20	2.5
临床生存期预测（周）	
>12	0

因子	分值
11 ~ 12	2
7 ~ 10	2.5
5 ~ 6	4.5
3 ~ 4	6
1 ~ 2	8.5
白细胞总数	
正常值≤8.5	0
高 8.6 ~ 11	0.5
极高 > 11	1.5
淋巴细胞百分比	
正常值 20% ~ 40%	0
低 12% ~ 19.9%	1
极低 < 12%	2.5
谵妄	
是	2
否	0

表 5 - 3　D-PaP 生存期概率

风险组	分值	30 天生存期
A	0 ~ 7	> 70%
B	7.1 ~ 12.5	30% ~ 70%
C	12.6 ~ 19.5	< 30%

（二）B12/CRP 指数（B12/CRP Index，BCI）

BCI 是由英国伦敦大学研发的。它率先在一家老年护理机构的晚期癌症患者中得到验证。它可以预测三个月内的死亡率。该指数将患者的维生素 B12 水平及 C - 反应蛋白水平作为预测生存期的指标。一般认为，风险组为 A 的患者三个月之内死亡的概率是 50%，而风险组为 C 的患者三个月之内死亡的概率是 90%。因在临床上并不常规对维生素 B12 进行检测，故限制了该工具的进一步研究使用（见表5-4）。

表5-4　B12/CRP 指数评分

风险组	BCI 总评分
A	≤10000
B	10001～40000
C	＞40000

注：BCI 总评分 = 血清维生素 B12 水平（pmol/l）×C-反应蛋白水平（mg/l）。

（三）姑息治疗研究中的预后（Prognosis in Palliative Care Study，PiPS）

PiPS 是针对患有局部晚期或转移性癌症的英国人群开发的。该工具有两个版本（PiPS A 和 PiPS B），预测存活时间范围为 ＜14 天或 ＞56 天。PiPS A 包括 13 个主观参数，而 PiPS B 包括 9 个主观参数和 9 个生物标志物指标（见表5-5）。

表5-5　PiPS 评分标准

因子	分值
PiPS A	指数输入到计算生存率的电子工具中进行计算
乳腺癌	（网址：www. pips. sgul. ac. uk）
男性生殖器官	
远处转移	
肝转移	
骨转移	
心理测验分数（0～10 分）	
脉搏（bpm）	
厌食症	
呼吸困难	
吞咽困难	
前一个月体重下降	
体力状态（ECOG 评分标准）	
整体健康状况（1～7）	

续表

因子	分值
PiPS B	
男性生殖器官	
远处转移	
骨转移	
心理测验分数（0~10分）	
脉搏（bpm）	
厌食症	
疲乏	
体力状态（ECOG评分标准）	
整体健康状况（1~7）	
白细胞	
中性粒细胞	
淋巴细胞	
血小板	
尿素氮	
谷丙转氨酶	
碱性磷酸酶	
白蛋白	
C-反应蛋白	

（四）姑息预后指数（Palliative Prognostic Index，PPI）

PPI于1999年在日本开发，主要用于晚期癌症患者。它根据患者的体能状态、经口摄入量、休息时呼吸困难、谵妄和水肿五个方面来预测癌症患者生存期。PPI中使用姑息性表现量表（Palliative Performance Scale，PPS）来评估晚期癌症患者的体能状态。一般认为，PPI的生存期预测范围约为临终前三周。它将存活者分为三组，估计生存期最长可达6周以上。危险组A（PPI评分≤4）生存期估计超过6周。危险组B（PPI评分5和6）估计生存期少于6周但多于3周。危险组C（PPI评分为≥7）的患者估计生存期不到3周（见表5-6和表5-7）。

表 5 - 6　PPI 评分标准

标准	分值
姑息性表现量表（PPS）	
10 ~ 20	4
30 ~ 50	2.5
≥60	0
经口摄入量	
重度减少	2.5
中度减少	1
正常	0
水肿	
存在	1
不存在	0
休息时呼吸困难	
存在	3.5
不存在	0
谵妄	
存在	4
不存在	0

表 5 - 7　PPI 生存期预测

风险组	PPI 分值	生存期
A	≤4 分	>6 周
B	5 ~ 6 分	3 ~ 6 周
C	≥7 分	<3 周

（五）姑息性表现量表（PPS）

PPS 起初应用于姑息治疗中，以期反映患者整体的功能情况。PPS 水平 10% ~ 20% 的患者，中位生存期为 6 天；PPS 水平 30% ~ 50% 的患者，中位生存期为 41 天；PPS 水平 60% ~ 70% 的患者，中位生存期为 108 天。PPS≤50% 的患者，大约只有 10% 生存期超过 6 个月（见表 5 - 8）。

PPS 已在大量晚期癌症患者中进行了广泛研究。研究表明 PPS 评分越低，其预测的准确性越高，临床上患者一般状态和疾病进展在预后中极其重要。

表 5-8 PPS 评分标准

水平	行动	活动及疾病证据	自我护理	摄入量	意识水平
100%	完全	正常活动或工作；无疾病证据	完全	正常	正常
90%	完全	正常活动或工作；一些疾病证据	完全	正常	正常
80%	完全	经努力保持正常活动；一些疾病证据	完全	正常或减少	正常
70%	减少	无法正常工作；明显疾病	完全	正常或减少	正常
60%	减少	无法进行感兴趣的活动或居家活动；明显疾病	偶尔需要协助	正常或减少	正常或意识错乱
50%	大部分时间坐位或卧床	无法进行任何工作；多方面疾病	需要大量协助	正常或减少	正常或意识错乱
40%	大部分时间卧床	无法进行大部分活动；多方面疾病	大部分时间需要协助	正常或减少	正常或嗜睡±意识错乱
30%	完全卧床	无法进行任何活动；多方面疾病	完全被照顾	正常或减少	正常或嗜睡±意识错乱
20%	完全卧床	无法进行任何活动；多方面疾病	完全被照顾	最小限度	正常或嗜睡±意识错乱
10%	完全卧床	无法进行任何活动；多方面疾病	完全被照顾	只有口腔护理	正常或嗜睡±意识错乱
0	死亡	-	-	-	-

（六）Glasgow 预后评分（the Glasgow Prognostic Score，GPS）

GPS 最初是为预期寿命约 12 个月、不可手术的非小细胞肺癌患者开发的。GPS 结合 C-反应蛋白（C-Reaction Protein，CRP）和白蛋白的水平，给出 0、1 或 2 分，评分越高，生存率越低。GPS 评分标准见表 5-9。2005 年欧洲姑息治疗协会（EAPC）提出，生存期预测工具应快速和易于使用。GPS 满足了 EAPC 的要求，但在居家姑息治疗环境中较少使用。

日本的 J-ProVal 研究检查了 1160 例日本癌症患者使用 GPS 的预后效用。通过 GPS 将患者分为 3 个风险类别，中位生存期分别为 58 天、43 天和 21 天。另一项研究中，在开始姑息治疗的 459 名患者里，80%、7% 和 13% 的患者改良版 Glasgow 预后评分（mGPS）为 0、1 和 2 分，其对应的中位生存期分别为 5.7 个月、3 个月和 1 个月。GPS 和 mGPS 已广泛应用于各种实体肿瘤患者及血液病患者，包括大量晚期无法治愈的癌症患者。

表 5 – 9　GPS 评分标准

	C – 反应蛋白（CRP）	白蛋白（Alb）	分值
Glasgow 预后评分	≤10 mg/L	≥35g/L	0
	>10 mg/L	正常	1
	正常	<35g/L	1
	>10 mg/L	<35g/L	2
改良版 Glasgow 预后评分	≤10 mg/L	≥35g/L	0
	>10 mg/L	正常	1
	>10 mg/L	<35g/L	2

（七）网络预测模型

https://www.PredictSurvival.com 是由美国 MD 安德森肿瘤中心 David Hui 博士设计，用于晚期癌症患者预后评分的计算和解释。对于生存期为 6 个月或更短的患者，可在多模型预后计算器中输入尽可能多的变量，该预后计算器将根据已发表的研究提供生存数据。当某些变量不可用，输出则将省略缺少数据的分数，结果输出包括汇总表、总分、中位生存期估计和时间框架（数天，数周，或数月）。对于生存期在 72 小时内的患者，可使用即将死亡计算器预测即将发生的死亡，但仅适用于入住急性姑息治疗病房的晚期癌症患者。

（八）其他预测模型

对于晚期癌症患者还有多种其他的预测模型，如 Chuang 预后评分、Bruera 预后评分、Huang 预后模型、Barretos 预后模型、中国预后量表（Chinese Prognosis Scale，ChPS）、Feliu 预后列线图以及日本姑息性肿瘤研究 – 预后指数等，因其临床数据有限，不再赘述。

本章生存期评估模型的设计是为了区分晚期癌症患者的存活时间，一般适用于数年到数周不等，但对于预测生命时间在三天内的癌症患者，预测的因素主要为患者的生理体征，如桡动脉无脉、颈部动脉过伸、声带咕噜声、潮式呼吸（Cheyne-Stokes 呼吸）、死亡 rattle 音等。

三　癌症患者生存期评估的适用范围

晚期癌症患者需要安宁疗护介入时，进行至少一次生存期评估，当病情变化时，须再次进行评估。安宁疗护介入标准，参考美国国家综合癌症网络（National Comprehensive Cancer Network，NCCN）2019 年第 2 版中安宁疗护介入适应证，具体如下。

（1）顽固性症状。

（2）合并癌症或抗肿瘤治疗相关的中至重度痛苦。

（3）合并严重的躯体、精神以及心理社会痛苦。

（4）患者、家属、照顾者担心疾病以及诊疗决策过程。

（5）患者、家属、照顾者寻求安宁缓和医疗。

（6）转移的实体瘤和难治的血液肿瘤。

（7）其他指征：①体能状态不良，ECOG 评分≥3 分，或者 KPS≤50 分；②持续的高钙血症；③脑或脑脊膜转移；④谵妄；⑤恶性肠梗阻；⑥上腔静脉综合征；⑦脊髓压迫；⑧恶病质；⑨恶性浆膜腔积液；⑩姑息性支架置入或者是需要排气性胃造瘘。

（8）潜在的威胁生命的疾病。

（9）已知不良预后。

（10）患者要求加速死亡。

四　预测模型的临床应用

自 2005 年欧洲姑息治疗协会推荐使用及研发生存期预测工具以来，已经有大量生存期的预测工具被研发和应用于临床。如 PPS 因准确率较高，已在大量终末期癌症患者的生存期评估过程中进行了应用。其他常用生存期预测工具，如 PaP、PPI 和 GPS 也在多项实验中得到验证，具有与 PPS 相近的准确率。

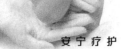

生存期预测工具（PPS、PaP 和 PPI）在很大程度上依赖于相对复杂的主观评估，因此妨碍它们在日常实践中大规模地推广使用，而部分预测工具完全依赖于实验室数据（如 BCI），不适用于居家安宁疗护的患者。如何将上述主观评估工具合理地简化，并寻求更准确的客观评估工具，将是生存期预测工具的研究重点。

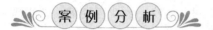

案例分析

李某，男性，70 岁。患者半年前诊断为左肺腺癌伴双肺、脑转移 Ⅳ期。经化疗 2 周期后病情进展，出现胸闷加重、乏力、头晕等症状，因双肺转移及肺功能差，不宜行全身化疗，遂行全脑放射治疗，放疗 10 次以后出现呕吐，每日大于 5 次，并合并低钠血症，同时伴随咳嗽、咳黄色黏痰，胸闷症状加重，给予对症支持治疗，持续氧气吸入 6 ~ 8L/min，血氧饱和度维持在 89% ~ 93%，诉胸闷气短，乏力。体格检查：卧床，消瘦，贫血面容。左胸疼痛，疼痛程度数字评估量表评分为 7 分。实验室检查：血红蛋白 82g/L，白细胞计数 14×10^9/L，中性粒细胞占比 90%，淋巴细胞占比 10%，血小板计数 86×10^9/L。C - 反应蛋白 97.12mg/L。

思考与讨论

1. 请为该患者选择合适的生存期预测评估工具。

2. 请根据该生存期预测评估工具评估李先生的预期生存期大约是多长时间？

3. 假设该患者病情进展，出现了高热、进食困难等症状，应重新评估预期生存期，发现有何变化？

第六章　死亡文化与生死教育

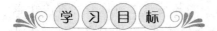
学 习 目 标

认识与记忆　1. 简述生死观各流派观点。

2. 陈述生死观的影响因素。

3. 描述生命教育主要内容和体系构建。

理解与分析　1. 阐述人们应对死亡的反应及"阶段性""任务型"理论。

2. 阐明生命教育的主要内容。

3. 阐述生前预嘱的概念和发展。

综合与运用　1. 运用本章所学，以终末期患者及其家属为关注点，结合死亡文化开展个性化的生死教育。

2. 根据实际案例协助完成一份生前预嘱的填写。

死亡是每个人都要思考并终将面临的现实。人面对死亡时的心理状态受诸多因素的影响，如生活事件、自我意识的发展程度、对自身价值的认可程度、对生命意义的理解水平等。不同文化背景的人对待死亡的心理有所不同。安宁疗护护士有必要熟悉中国特有的死亡文化，并有针对性地开展生死教育，从而减少患者的焦虑和恐惧。生命教育是围绕生命展开的教育，包括自然生命、社会生命和精神生命的教育。自然生命的教育是整个生命教育的基础，社会生命的教育是延伸，精神生命的教育是重点。死亡教育旨在教授人们学会改变不正确的死亡态度，认识死亡的意义，认识到死亡是自然规律，是生命的一部分，从而从容地面对死亡。死亡教育是破

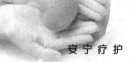
除封建迷信和提高素养的教育，也是人生观教育的组成部分。

第一节　生死观内涵

一　生死观的概念及内容

生死观（Attitude Toward Life and Death），即人对待生命和死亡的态度。

（一）生命观内容

生命观是指人对生命的认识及态度，尤其是对生命价值的看法和态度。对人生价值的态度又集中体现在对生命的情感上。生命情感即个体对自我生命的体会、肯定、接纳、珍爱，对生命意义的自觉、欣悦、沉浸等。生命情感隐藏在人们的一切活动之中，指引个体走向生命的深层。

（二）死亡观内容

死亡观是人对待死亡的认识与态度。死亡态度（Death Attitude）是指个体对死亡（包括濒死）的认知与情感反应。心理学家认为人们对于死亡的态度，主要分为三种。第一种是濒死患者认为死亡是可怕的、消极的。绝症患者获知病情后会经历震惊与否认、讨价还价，祈求和承诺做某些事情作为延长寿命的交换。随后会出现沮丧的表现，如抑郁、体重下降，甚至自杀等。最后患者心态基本趋于平稳，接纳将要死亡的事实。第二种是经历重大创伤事件（包括离婚、HIV 感染、性侵犯、癌症、骨髓移植等各种危机）后对死亡的态度，主要表现为接受死亡，感受生命的价值和意义，重视死亡对成长的意义。第三种是接近死亡的人群（如在地震、火灾、车祸等灾难中几近死亡被抢救过来的人们），他们的死亡态度是超越性的，即不再害怕死亡，而是完全接受，开始关注和重视人生价值。

二　中国常见的生死观

我国传统的生死观主要分为儒家、道家、道教、佛教四个流派。

（一）儒家生死观

儒家持死亡必至态度，引导人们要死得其所，要重于泰山，要有利于社会。儒家先哲们深深地理解人们好生恶死的心理，认为既然死不可避免，那么不如安于天命，好好珍惜生时，在有限的生命里提高自己的生命价值。他们放弃对死后世界的描饰，立足于现实世界，把对不死的追求与生命价值统一起来，提倡"仁爱"，推崇死而不朽，为人生、为社会树立价值目标，以他人和社会价值来衡量人的生命价值，并以此激发人的生命力，鼓舞人的生命意志，监督人的生命活动。

（二）道家生死观

道家认为生与死看似是两个对立面，本质上是自然（生命）变化中的阶段。道家生死观使人认识到不必乐生、惧死。既然生死是自然规律，人就要顺其自然，无须刻意追求长生不老。倘若力图长生不老，做出违背自然规律的行为，不仅不能长生，反而会导致速死。道家先哲认为人生是痛苦的，不仅要依据本能的欲望苦苦追求，还要受到外界力量的干扰，承受外界的压力，死也可以看成是一种解脱。但这种生死观并不是鼓励人们去自杀，而是告诫大家，生死是自然规律，生的痛苦也是规律。

（三）道教生死观

道教的生死观源于中国古代人们对生命永恒的渴望，以求道升仙为核心。道教警告人们生命只有一次，即死不能复生。仙人可用仙术复生，但前提是人在生命结束时肉体要保存完好，不能被毁灭。如果想要长生不死，应积极努力修炼道术，得道成仙，便可死而复生。道教生死观集中体现在对生命的重视上，其表现是对肉身尊重，相信只要肉身不死，就有机会死而复生。它尊重人的生存本能，即"恶死悦生"，引导人们不信天命，不信业果，积极发挥主观能动性，追求生命价值。

（四）佛教生死观

佛教生死观建立在思考人生为何如此痛苦的基础之上，把生死看成是六道轮回的，认为生、死都是痛苦的，这一生所作所为会体现在下一生的生命历程里，即使今生今世出身高贵、衣食无忧，如果不积善行德，扬善除恶，在来生也会变得痛苦不堪。其核心在于给人心灵慰藉，使人安身立命，在听从命运安排的同时积极从善。此外，佛教生死观中有"涅槃"之说。它指出，人们如果想要摆脱生死轮回，就要清心寡欲，将物质利益、人之生死置之度外，把一切看作空，进而达到灭贪欲的清净境界。

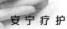

三 生死观的影响因素

1. 家庭教育因素

家庭是很多人思想的启蒙地。6~8岁儿童能够认识到死亡的普遍性和不可逆性。心理学研究表明，儿童时期思想受到的影响会表现在以后的人生行为中。家长对生命的热爱、对生命活动的积极态度也会影响孩童对生命的态度。

2. 学校因素

有些学校只关注学生学习而没有给其创造思考人生的机会。从幼儿园到大学的整个教育过程，学校很少开设专门的生死教育课程，造成学生在人生观、生死观教育方面的缺失。

3. 社会文化因素

中国传统文化受儒家"未知生，焉知死"的影响，死亡被赋予许多神秘色彩，人们感到恐惧并尽可能回避。随着外来文化的渗透，我国传统文化对国人的影响也受到极大挑战。同时，互联网时代的到来，年轻人本就不稳定的生死观更加不清晰。

4. 个体因素

个体的年龄、职业、是否为独生子女等影响其生死观。当代年轻人大多是独生子女，当遇到挫折时，他们解决问题的方式单一，甚至都不敢面对挫折，这种低的挫折抵抗力使年轻人难以形成正确的生死观。

四 确立生死观的途径

（一）从家庭入手普及生死知识，改变大众传统思想观念

我国自古以来就忌谈死亡，回避死亡，把死亡看成是阴森可怕的事情，把谈论死亡当成不干净、不吉利的事情。尤其当儿童问起涉及死亡方面的事情，大人们总是闪烁其词，用敷衍的口气和含糊的答案来回避他们的疑问，有时还会用欺骗的方式来扭曲死亡的事实和本质。因此，必须从家庭入手普及生死知识，改变大众传统的思想观念，促使其正确面对生死。

（二）学校开设系统、完整、独立的生死教育课程

年轻人对生死知识的了解大多是根据他人的经验或者学习其他课程的

零碎知识形成的，故学校有必要开设系统的生死教育课程。同时把生死知识渗透在健康教育、心理学、文学、艺术等学科中，让学生通过提高自己的文学素养、艺术情趣来丰富生命情调，激发对生命的热爱，挖掘生命意义。

（三）培养生命责任意识

人是社会性动物，生活在复杂的社会关系当中，个人的所作所为不仅会受到他人的影响，个人的行为结果反过来也会影响到周围的人和事。人首先要培养个人的自我意识，自我肯定，忠实于自己，为自己的生命负责。人的自我意识水平越高，对生命的理解越透彻，就越不惧死亡，然后学习生死知识，培养其生命责任意识，可起到事半功倍的效果。

（四）通过亲身参与强化生死教育的效果

若要形成良好的生死观，不仅要让人们系统学习生死相关的理论知识，也要提供亲身参与的机会。如有意识地参与亲友的葬礼，感受死亡的凝重，达到震撼心灵的目的；通过组织参观墓园、殡仪馆，参加遗体捐赠仪式，写墓志铭等方式感受死亡的宁静与萧瑟，直面死亡与人生问题。还可以去敬老院或临终病房参加实践活动，树立正确的人生观、价值观，从而珍惜生命的每一天。

总之，要帮助人们形成正确的生死观，需调动家庭、学校、社会三方力量，形成"家庭—学校—社会"的教育合力。

第二节 死亡文化——丧葬文化

一 中国传统丧葬形式

（一）土葬

又称埋葬，就是把尸体埋在地下。我国古代《周礼·大宗伯》有血祭的记载，"以血祭社稷、五祀、五岳"。这里的"社"就是指地神。在这种思想的影响下，华夏民族逐步形成了"入土为安"的思想，土葬便作为一种葬式逐步形成。奴隶社会和封建社会，各家庭有固定的墓葬场。随着人类文明的发展，土葬的形式和内容也有了变化和发展。土葬是最普遍采用的葬式。

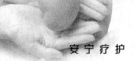
（二）火葬

火葬又名"火化"，以火焚尸。其始于欧洲新石器时代，后随佛教传入中国。我国西南地区的藏、羌、普米、纳西等民族历史上曾长期实行火葬。这些民族最初在青藏高原过着游牧的生活，他们没有农耕部族入土为安的思想，但又不能弃尸荒野或携之而迁徙，处理死者最自然的方式是焚之于火，使死者之魂归先祖。火葬是现今中国最为推行的葬式。

（三）山石葬

山石葬是山葬和石棺葬的合称。在古代，一方面人们将高大雄伟的奇峰看作通天之路，认为山神掌管着山中的动植物和财宝。另一方面，群山中有许多岩石体积巨大，形状奇怪，极具神秘感，加之岩石在早期人类生活、生产中是生产工具和武器的重要原料，所以人们对山石普遍崇拜。人死后置其棺木于天然岩穴之中，形成"山葬"或"悬棺葬"。

（四）天葬

又叫"神葬"，在我国西藏和西北地区的藏族、土族、门巴族等少数民族中广为流传。天葬习俗可能与藏民的鹰、雕等动物崇拜有关。

除上述四种主要葬式之外，还包括洞葬、食葬、树葬、海葬等。这些葬式与人的死因、民族图腾对象、地理环境等因素有着直接或间接的联系。

二　丧葬文化的社会作用

（一）维护宗法家族制度，巩固封建的社会基础

宗法家族制度包括血缘关系、财产关系、阶级关系等社会生活的各个方面，是几千年来中国社会存在和发展的基础。葬礼对维护这一制度起到了巨大的作用，每一次葬礼都是同宗同族之人在庄严时刻的一次盛大聚会，与事者通过死者之葬感受到同宗同族之人休戚与共的可贵，由此使得人们因共同的命运和共同的血缘关系更加紧密地联系在一起，从而进一步重申和加固了原有的戚谊。

（二）推崇以孝为本，宣扬封建的伦理道德

葬礼是对死去的祖宗表示孝意的一条根本途径。孔子从自然的人伦之情出发，论证了居丧三年的合理性。《论语·学而篇》指出："慎终，追远，民德归厚矣"。在古代中国，孝子在服丧期间往往倚庐，食薄粥，寝

苦枕草，寡言少语，以苦行僧式的生活和极度的哀伤情绪来表述自己的孝意，真正的孝子会受到社会的极大尊敬。

（三）尊重社会传统，保持文化发展的连续性

我国从汉代开始在死者墓前、祠堂、宗庙门前树碑立传，以后便成为惯例。以墓碑为例，许多碑文详细地记述了墓主的姓名、家世、生平和事业，有些还加上颂扬和悼念的诗铭，构成了一篇生动的传记，为后人了解前人提供了翔实的资料，历史上的许多疑难问题都是通过墓地挖掘到的碑文、随葬品得到解答的。这种观念一方面是尊重传统，讲究对祖宗衣钵的继承并推而广之，另一方面是报本，要求子孙在现实中积极地做出成绩，把祖上的传统发扬光大。这种新与旧的相互补充，推动了中国历史的发展、文明的演进。

丧葬活动还在社会生活的许多领域发挥作用，如舞蹈、戏曲、绘画、雕塑等各种艺术的产生，大都与丧葬、祭祀有着直接或间接的联系。

第三节　生命教育

一　生命的含义

（一）生命的科学解读

生命广义上指一切具有新陈代谢力、繁殖力、生长力和环境适应力的动植物和无机物。狭义上生命是指人的生命。《大不列颠百科全书》对生命的定义是：生命是由许多相互关联的有机反应的开放系统组成的。由此可见，生命的存在必须满足两个条件：第一，生命是由一个系统构成的，这个系统内的各个要素相互关联；第二，生命不能脱离外界而独立存在，它需要与外界进行物质与能量的交换。生长和发育是生命的基本过程。而新陈代谢则是生命最基本的存在方式，是其他一切生命现象的基础。

人的生命由三个因素构成，即生理（自然属性）、心理（社会属性）和灵性（精神属性）。生命的自然属性，是建立在人的血缘关系基础之上的生理范畴，是生命存在的前提与基础，也是生命存在的物质载体。它主要涉及与人伦和人生有关的性问题、健康问题、安全问题和伦理问题等。

生命的社会属性，是人伴随着一定的社会文化和心理基础而发展起来的符号识别和社会人文系统，是个体立足于社会的基础。它涵盖了人的成长、学习、交友、工作、爱情、婚姻等涉及人文、人道的各方面。生命的精神属性，是一个人"我之为我"的最根本体现和本质要求。作为一种特殊生命体，人需要不断寻求自身突破，赋予生命更丰富的意义和价值。

（二）人的生命特征

1. 肉身性与精神性

作为自然实体的肉身是人一切生命活动的前提。人作为肉身存在的同时，又是一种有意识的存在，是肉身与精神的完美结合。人生的过程，就是生命个体不断追求生命意义、实现生命发展的过程。

2. 共同性与独特性

生命有着生物性上的共同性，如生命的新陈代谢、遗传等。这些共同性是人的生命存在的自然基础。生命的独特性意味着差异，每个人的生命质量、生命境遇都是不同的。因为存在人的差异性，人类的"生命世界"才是一个丰富多彩的"生活的世界"。

3. 有限性与无限性

生命的有限性主要指人的寿命是有限的。疾病、自然与人为的灾难等各种偶然人生际遇都可能使个体生命变得更加有限。人的生命也具有无限性。首先，通过种族的繁衍，一代一代，永不停止。其次，在人对永恒价值的追求上，人们对精神价值方面的追求体现了人的无限性。

4. 自我保存性与责任性

自我保存是生命的一种本能、一种对自我生命负责的态度。只有生命自身的存在，人的其他一切活动才有意义。但生命存在不能仅仅满足于自我保存，更重要的是在个体生命的存在中承担生命的责任。人只有在社会中才能确证自身的存在，社会给人的生命的展开提供了无限空间。作为一个公民、家庭成员或社会成员，承担着各种不同的社会责任。

5. 实践性与反思性

实践是人的生命存在的方式，人在实践这种主动的生存方式中积极追求生存之道，寻求更好的生活。同时，生命又具有反思性。人在实践中体验生命的种种，通过创造性的实践不断对生命产生新的体验，进而引发对生命的反思。人正是通过对自然、社会、自我等不断的批判和反思，才逐步对人生有了新的认识，对生命的意义有了更深刻的体验。

6. 保守性和创造性

生命的保守性是生命社会性本质的重要体现，体现在对社会文化、道德规范的保留和守护。在这个过程中，人们对旧的因素是"扬弃"，而非彻底地抛弃。创造性是生命的本质属性，是人的本质得以生成的现实基础。

二　生命教育的发展

（一）生命教育的提出

1903年法国生物学家埃利·梅奇尼科夫（Elie Metchnikoff）提出死亡学概念，20世纪50年代美国出现"死亡觉醒运动"，1959年荷蒙·菲菲尔（Herman Feifel）出版了第一部死亡教育著作《死亡的意义》，"死亡教育"逐渐演变成一个教育学分支学科，后来进一步发展为"生死教育"。1964年，日本学者谷口雅春出版《生命的实相》，强调生命教育的重要性。1968年，美国学者唐纳·华特士（Donald Walters）首次明确提出生命教育的理念，并在加州北部内华达山脚下创办阿南达智慧生活学校（Ananda Living Wisdom School），开始倡导和实践生命教育思想。

（二）生命教育的概念

生命教育可从广义和狭义两个角度阐述。广义上生命教育是一种渗透在教学实践中的教育价值取向，强调人的生命价值和人的全面发展。狭义上生命教育指的是对生命本身的关注，包括个人与他人的生命，进而扩展到一切自然生命。

三　生命教育的主要内容及体系构建

（一）生命教育的主要内容

1. 生命意识教育

人生的基础是生命。生命意识是生命个体对自己生命的自觉认识。只有生命存在，才能谈得上发展。每个人的生命属于自我，也属于家庭、社会、国家，乃至全人类。生命是具体而不是抽象的。生命权是人格权的一部分，其核心内容是保护自然人的生命安全利益。

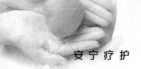

2. 忧患意识教育

忧患意识教育包括三个方面。一是挫折教育。有针对性地采取一系列教育方式和教育手段，引导受教育者正确认识挫折，提高其对挫折的承受能力。二是死亡教育。通过对死亡的思考，促使人们意识到自己生存时间的有限，体会到"生"的价值、"生"的可贵。三是责任教育。开展认识生命、体验生命、珍惜生命的生命责任意识教育，有助于解决当前人们责任意识缺失的问题。

3. 和谐意识教育

和谐意识教育包括三个方面。一是人与自我的和谐。一个和谐的个体生命，是身心健康的结合体，但当前随着社会竞争空前激烈，个体生命显得极不和谐。二是人与他人及社会的和谐。在良好和谐的社会氛围中，人们理性、自尊自信和积极向上，能够正确对待自己、他人及社会，有利于形成人人为我、我为人人的社会氛围。三是人与自然的和谐。人与自然界本来就是一体的，不能分开，应关爱自然、保护自然，像对待自己一样善待自然。

4. 奉献意识教育

传统的人生价值观是人生的价值在于奉献。进行奉献意识的教育要注意两个方面。其一，奉献意识教育是在"生命"基础上的教育，根据马斯洛的需要层次理论，人只有在生理的需要、安全与爱的需要、尊重的需要等满足后才会去追求人生的价值，才可能实现人生的价值。其二，奉献意识教育推崇的是尊重价值的多元化，并不是单一的价值观。

（二）生命教育体系构建

不同地区有不同的生命教育理论体系，当前比较成熟的是以"身心灵全人生命教育"为基本理念的生命教育，包括生命教育的三重目标、四重使命、五大原则和六项任务。

1. 生命教育的三重目标

（1）"身"层面的目标：健康地活着、快乐地活着、有希望地活着。

（2）"心"层面的目标：实现自我同一、实现自我价值、实现人我和谐。

（3）"灵"层面的目标：赋予生命意义、建构正向生命价值观、确立人生信念信仰。

2. 生命教育的四重使命

（1）领会生死，延展生命的长度。包括在宇宙视域、亲缘视域及生死视域中领会生死。

（2）拓展人文，扩展生命的宽度。包括人文学习以文化人、社会学习以人化人。

（3）提升人格，增加生命的高度。包括心理人格的健全和谐、道德人格的塑造提升。

（4）开发性情，提升生命的亮度。包括洞察人性守住仁心、明察人道守住中庸、体察人伦守住孝悌。

3. 生命教育的五大原则

（1）存在性原则。人的生命存在是一个不断发展和变化的过程，是创造性的存在。每个人都应该有对于生命存在的主体意识，形成对于生命和社会的责任感，做到对自己、他人、家庭和社会负责。任何人都没有权利伤害、毁灭自己或他人的生命。

（2）差异性原则。面对教育对象的特殊性和多样性，生命教育的开展也存在一定的差异，根据这些差异来制定生命教育的课程，这样的生命教育才更有针对性。

（3）情感性原则。生命教育要关注每一个教育对象的情感需求，教育和引导情感的宣泄与发展，培养大家树立正确的情感观，形成健康的情感意识，更好地享受美好的生活。

（4）超越性原则。在生命教育中，要唤醒人们的超越性意识，认识生命是不断变化发展的，要有自我意识的超越，对自己的生存发展要有较高的追求，引导其追求生命的价值，实现自我的超越，创造生命价值，提升生命的意义。

（5）实践性原则。将生命教育与专业内容相结合，把生命教育融入到整个文化建设中去，通过形式多样的实践活动，让人们在实践中领悟生命真谛，掌握生存技能，提升自我完善能力，体验生命，珍惜生命，实现价值。

4. 生命教育的六项任务

（1）人生教育。包括出生教育、养生教育和生死教育。

（2）人伦教育。包括亲情教育、友情教育、爱情教育、人际教育。

（3）人性教育。包括信仰教育、善恶教育、真伪教育、美丑教育、利害教育。

（4）人格教育。包括心理教育、个性教育、品格教育。

（5）人文教育。包括历史传统教育、哲学反思教育、社会关怀教育。

（6）人道教育。包括尊重生命的教育、爱护环境的教育、敬畏宇宙的教育。

第四节　死亡教育

一　认识死亡

（一）死亡的定义和标准

传统的死亡是指生物学上的死亡，以心肺功能的停止为标志。1951 年美国《布莱克法律词典》将死亡定义为：血液循环的完全停止，呼吸、脉搏的停止。《牛津法律大辞典》认为"对于大部分法律问题，认定死亡的最主要的标准是心跳、脉搏和呼吸的停止"。我国法律及《辞海》也把心跳、呼吸停止作为死亡的重要标准。因此，死亡可归纳为个体生命活动和功能的永久性终止。

（二）死亡认知

法国文化历史学家菲利普·艾瑞斯总结了人类对死亡的 5 种认知形态。

1. 死亡是顺其自然的

死亡是熟悉而简单的，是不可避免的，所以没有必要回避它。抱有这种死亡观的人，在临终的时候，都会平静地等待着死亡。通常他们身边都陪伴着亲人，亲人们也同样平静地等待着生命的终结。也有人将死亡比作睡眠，认为死亡就是永恒的睡眠，通往极乐世界。

2. 死亡是让人不安的

死亡让部分人在临终之时十分恐惧，因为他们相信死后将受到审判，可能会享福，也可能会受到惩罚。艾瑞斯认为，死亡就是最后的审判时刻，这个时候人们生前的行为会决定死后的情况（也决定了整个人生的意义）。比如，一些佛教徒相信在死亡的时刻念诵阿弥陀佛可以保证死后进入净土。在西方，正是在这种认识的引导下，人们逐渐发展出正式的安魂仪式。

3. 死亡是熟悉又陌生的

人们对待死亡的态度是高度矛盾的。一方面，死亡被认为是一个自然事件的完整的终结，另一方面，人们又竭尽全力拒之于千里之外。死亡是自然的，也是危险的；是引人好奇的，是让人忌讳的，同时也是让人充满恐惧的。

4. 死亡是生者不能逾越的界限

死亡就是道分界线，使生者与死者阴阳相隔。对于生者，死亡就是难以接受的永别，感受和行为会失能；对于死者，死亡就是与另一个世界的亲人团聚。

5. 死亡是讳莫如深的

有些人认为死亡是肮脏的，在公众场合谈论死亡更让人忌讳。临终的人都要适当地与社区隔离开，人们有时忌讳与临终的人和他的家属有联系。死亡前后的情况和亲人们的痛苦都不得不隐藏起来，哀悼行为被认为是不健康的甚至是病态的。

这五种主要的认知形态是整个社会对死亡认知形态的缩影。无论在文化层面上还是历史层面上，这几种形态都有部分重叠，甚至在一个人身上能体现出几种不同的认知形态。

二　死亡教育

死亡教育通过教授与死亡相关的知识，帮助人们正确认识死亡，学会在面对死亡时寻求良好的心理支持，克服死亡带来的恐惧与悲伤，树立恰当的人生观和死亡观，教育人们热爱生活、珍视生命。

（一）死亡教育的内涵

死亡教育包含认知、情感、行为和价值观四个主要方面，这四个方面既相对独立又相互联系。

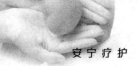

1. 认知

死亡教育首先是一种认知型的教育，因为它提供了与死亡经历有关的信息，进而帮助我们了解死亡，如丧葬文化差异、自杀的事实等。死亡教育还有一个重大的意义，就是找到新的方法来组织和解释有关数据，如通过分析与年轻成年男子相关的死亡数据，帮助人们认识了艾滋病（AIDS）和免疫缺陷病毒（HIV）。

2. 情感

很多人仍然错误地认为也许几天或者几周后就会忘记哀伤。事实上，失去生命中某个重要的人，要重新适应没有那个人的生活，这是一个持续的痛苦的学习过程。分享和探讨这种悲伤是死亡教育在情感方面重要的一课。

3. 行为

我国文化中人们都不太愿意接触葬礼或者临终者，因为大部分人不知道在那种场合该怎么说、怎么做，所以只能尽量远离临终者或者丧亲者，把他们独自留在痛苦的境遇中，不去支持、陪伴和安慰他们。实际上，他们非常需要帮助。死亡教育会告诉我们如何与需要帮助的人进行沟通、交流和互动。

4. 价值观

生与死、团聚与分离、幸福与悲伤在人生经历中是相辅相成的。人们可以从死这个重要的视角看清生命的意义。在21世纪，死亡的价值观涉及了更多内容，如传染病与流行病的防治、人口老龄化、营养不良、自杀、安乐死等。尤其是死亡教育的缺失导致的各种关于死亡的问题更是直击价值观的要害。

（二）死亡教育的目标

（1）个人通过思考死亡，正确认识到生命的价值和意义，缓解死亡恐惧、焦虑等负面心理情绪，规划好人生的最后旅程，珍惜当下拥有的生命时光。

（2）通过死亡、濒死及悲伤相关的教育，指导个人在社会中如何处事，加强个人的沟通能力，协助其正确理解和分析生命发展历程中与死亡相关的事件。

（3）了解患者的内心世界，懂得维护和尊重生命，用心去爱每一位终末期患者，帮助终末期患者达到内心的安宁，帮助其平静地接受死亡。

三　死亡教育与临终应对

（一）应对临终的过程方式

应对指为适应某种特殊的外界或内在需求，不断努力改变自身的认知和行为。当人们遇到任何紧迫有压力的情况时，第一反应是要"应对"。穆斯和沙佛将"应对"的手段和技巧归纳成3个主要类别。

1. 评估式应对

即如何理解和评估困境。①逻辑分析和思想准备：一次只解决危机的一个方面，将一个大问题分解成几个可能被解决的小问题，依靠以往的经验，在大脑中构思几个可行性方案，并预计可能的后果。②在意识上对困难进行分解重组：在思想上接受基本现实，同时对困境进行分解重组，尽量将其转化为对自己有利的情况。③认知上对危机的回避和拒绝：尽量弱化和回避危机的严重性。

2. 解决问题式应对

即针对问题所在，人们所采取的做法：①寻求帮助和相关信息：充分了解危机，看看有没有其他的解决办法以及可能出现的后果；②采取行动：采取具体行动来直接解决问题；③发现对自己有利的因素：尝试用其他事情将"失去"或者危机取代，转移注意力，获得满足感。

3. 情绪关注式应对

人们面对困境所呈现的反应，我们该如何安抚：①情绪控制：在困境中控制情绪并寻找希望；②情绪宣泄：公开地宣泄出自己的情绪，用开玩笑的方式缓释压力；③接受现实：向现实低头，明白事实无法改变，向命运低头，反而觉得释然。

（二）临终患者死亡教育的原则

1. 评估是开展死亡教育的前提

临终患者的病情、受教育程度、生理状况以及生活经历等均会影响其对待死亡的态度，医务人员开展死亡教育前，必须进行充分评估。例如，近期有失去直系亲属经历的患者，通常更容易面对死亡，医务人员可选择

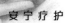

合适的时机对其开展死亡教育。

2. 不妄加评判患者

临终患者对死亡的态度受传统文化、对死亡未知因素的影响，医护人员应尽己所能尊重和理解患者的个人信仰，不妄加评判或纠正。

3. 尊重临终患者的权利

医学伦理学提出，医务人员应尊重患者的自主权利，对有自我控制能力和自主行为能力的人，应及时告知患者将要进行的医疗和护理操作的目的和内容，尊重和保护患者的隐私，医疗护理行为的实施以患者的决策为准。

4. 根据临终患者的不同心理阶段进行死亡教育

临终患者的心理变化通常要经历五个阶段，即否认期、愤怒期、协议期、抑郁期和接受期，这五个阶段可能会交错、重叠。医护人员及家属应该针对患者的不同心理阶段进行死亡教育，予以不同的心理关怀。

5. 不勉强患者谈死亡

心理上没有做好"死亡临近"准备的患者，医务人员不应勉强其谈论死亡。

6. 耐心解答患者对死亡的疑虑

开展死亡教育时，医务人员需要真诚地、设身处地地理解患者的状况，运用合适的沟通技巧，如共情、肢体语言等，引导其说出对死亡的恐惧、焦虑情绪，并积极地关注他们的情绪。

7. 死亡教育的对象应包括患者家属

医务人员应了解患者家属的死亡态度，指导其克服自身的恐惧以树立正确的生死观，从容地接纳死亡，最终帮助患者平静、有尊严地离开。如患者愿意讨论与死亡相关的话题，家属不应回避。

（三）临终患者死亡教育的实施方法

1. 创造安静清洁的病房环境

护士应加强对病房环境的管理，减少嘈杂声，保持适宜的温度和湿度，为患者提供安静而温馨的病房环境。

2. 提供连续舒适的护理服务

根据患者的病情，护士需为患者制定针对性护理计划，护理操作过程中勤观察，注重患者的感受，在病情允许的情况下协助患者采取合适卧位，使患者感觉舒适。

3. 将死亡教育列入健康教育内容

正确评估患者及家属的心理状况，在患者情绪稳定时与其讨论有关死亡的话题，使患者认识到死亡并不可怕，应当坦然接受。

4. 帮助患者达成愿望

医务人员可通过预立遗嘱或帮助达成患者其他未完成的愿望等方式使其没有遗憾、安详地接受死亡。

5. 重视心理支持与人文关怀

护士应充分借助亲情的力量来达到高质量的关爱护理，鼓励家属多探望患者，让患者感受到家庭的温暖，使患者心理得到最大的安慰。

第五节　生前预嘱

随着生命科学和医疗技术的迅猛发展，尊重患者的自主权利正日益成为现代临床医学成熟和完善的标志。目前世界上所有提供安宁疗护的国家和地区，都把使用生前预嘱以及一系列功能类似的文件作为开展安宁缓和医疗干预的前提条件。如果没有患者的知情同意，不尊重患者本人的医疗偏好，安宁缓和医疗则无法具备基本的正当性与合法性。

一　生前预嘱的概念和由来

生前预嘱（Living Will）是指人们事先，也就是在健康或意识清楚时签署的，说明在不可治愈的伤病末期或临终时需要或拒绝何种医疗照护的指示文件。

1976 年 8 月，美国加利福尼亚州首先通过了《自然死亡法案》（Natural Death Act），在允许患者依照自己的意愿自然死亡的同时，建议成年人完成一份叫作生前预嘱的法律文件。只要根据医生判断，患者处于不可治愈的伤病末期，医生就可以通过授权不使用或者停止使用生命支持系统。1991 年 12 月，美国联邦政府的《患者自决法案》（Patient Self-Determination Act）生效，首次在国家层面允许通过与生前预嘱功能相似的预立医疗指示（Advance Medical Directives），维护患者使用或拒绝医疗服务的权利。

全球当前至少有 30 个国家和地区允许在医疗照护过程中合法使用生前预嘱以及类似文件。其中，美国、加拿大、新西兰、澳大利亚、法国、西班牙、希腊、北欧诸国、以色列、新加坡、韩国及中国台湾地区有专项立法。英国、印度、爱尔兰和中国香港地区等则是在普通法框架下使用。日本、德国、意大利、奥地利和中国大陆等国家和地区，是以宪法、民法典、相关法律法规以及医疗行政部门颁布的专业指引保障其法律效力。

尽管各个国家和地区的情况不同，生前预嘱在名称、定义和使用方式上存在差异，但其表达患者个人意愿和医疗偏好，在患者不能对自己的医疗照护发表意见的时候，帮助患者实现临终愿望的主要功能是一致的。

二 生前预嘱的特征

合格的生前预嘱应具备以下特征：

1. 由 18 岁以上具有完全民事行为能力的人填写；

2. 本人签署并代表个人意愿；

3. 明确的医疗偏好，是否使用生命支持系统、具体种类和场合等关键信息；

4. 真实的指定代理人；

5. 经确认的最新版本；

6. 避免要求结束生命、违背法律或要求医务人员违反专业判断等内容。

需要注意的是只要符合以上条件，生前预嘱通常不必有统一文本。由北京生前预嘱推广协会于 2006 年推出的生前预嘱文本《我的五个愿望》（*Five Wishes*）可能是一个较好的选择。注册者不必懂得太多法律或医学词汇，只需针对每个愿望下的项目选择"是"或"不是"，然后根据自己的意愿和医疗偏好对临终诸事项做出比较清晰的安排。正式注册和加密的数据库具备保存、修改和查询功能，并可最大限度地保障其真实可靠。

三 《我的五个愿望》

（一）《我的五个愿望》的由来

2006 年，我国内地首个推广生前预嘱的网站建立，将世界上使用最广泛的生前预嘱文本《我的五个愿望》带到中国，在保留了容易理解和表达意愿的框架同时，在法律、临床、心理专家的共同建议下形成了供大陆居民使用的文本，它也是中国第一份生前预嘱的文本样式。该文本适合我国的法律环境和公民文化心理，为了彰显个人意愿的重要性，该文本被称为《我的五个愿望》。

（二）《我的五个愿望》的具体内容

1. 我要或不要什么医疗服务：这里的医疗服务包括一些常规的治疗和检查，以及个人护理等服务。在这些医疗服务中，某些治疗及检查方式，例如放疗、化疗、手术探查等，会给患者带来一定程度的痛苦，患者可以根据自身情况选择要不要这些治疗。

2. 我希望使用或不使用生命支持系统：生命支持系统包括心肺复苏术、呼吸机、喂食管及抗生素等，这些生命支持治疗可能会延长患者的生命，但同时也会给患者带来不同程度的创伤，具有一定的副作用，患者可以选择是否需要。

3. 我希望别人怎么对待我：表达自己在临终时希望完成的愿望，以及对于家人朋友的陪伴、最终离世的地点、自己最后的心愿等事项作出安排。

4. 我想让我的家人和朋友知道什么：表达自己对家人和朋友想说的话和情感，请家人和朋友平静对待自己的死亡，这是每人都必须经过的生命过程和自然规律，并根据自己的心愿对去世后的葬礼等作出安排。

5. 我希望谁帮助我：请患者慎重地在最亲近的家人朋友中至少选择出一位，在他或者他们的见证下签署这份预嘱，并在患者不能为自己做决定的时候帮助患者实现愿望。

（三）签署方式

目前签署生前预嘱有两个途径，一是直接登录生前预嘱注册中心www.livingwill.org.cn 进行注册填写，二是关注"生前预嘱服务"微信公众号，通过菜单栏注册中心进入填写。签署者可以寻求家人的帮助，也有志愿者可以上门协助填写。

在填写生前预嘱时，签署者一定要与家人和选定的见证人，以及签署者的主治医生做好沟通，详细告知自己的愿望，了解自己的选择，以利于最终实现自己的愿望。

（四）签署前注意事项

1. 患者在这份表格中表达的愿望只有在以下两种情况同时发生时才被引用：主治医生判断患者无法再为自己做医疗决定；且另一位医学专家也认为这是事实。

2. 无论患者如何选择都是"对"的，没人能在伦理道德上批评患者。

3. 患者可以随时修改已填写的生前预嘱内容。

4. 填写和使用这份文件是患者本人意愿。

5. 填写和履行这份文件与"安乐死"无关。

6. 填写和履行这份文件不违反任何中华人民共和国现行法律。

7. 填写和使用这份文件免费。

四 生前预嘱需要明确的几个问题

（一）拥有和使用生前预嘱与安乐死无关

在生前预嘱推广过程中，需要反复强调其指向的死亡方式不是提前结束生命的法律意义上的安乐死，而是世界卫生组织提倡的在缓和医疗照顾下的，既不提前也不推后的，尽量使患者有尊严地自然死亡。在安宁疗护已经写进国家基本卫生法的当下，这种强调和努力尤显必要而不可或缺。任何与安乐死的混淆，都会在传播理念、学科建设和临床服务中造成混乱，避免在生前预嘱推广和国家安宁疗护试点过程中造成难以弥补的损失。

（二）使用生前预嘱不是放弃治疗

生前预嘱为患者在生命末期提供了放弃延命治疗和不使用生命支持系统的选择，并不是要放弃治疗，而是提倡用安宁缓和医疗的跨学科治疗手段和方法，缓解患者所有的临终痛苦。

（三）不预设立场

何谓自然死亡？何谓过度治疗？是否应该停止或者何时应该停止使用生命支持系统？对不能进食的患者不喂食并放弃水和营养的提供是否人道？生前预嘱中存在许多伦理上的争议。不同文化和世界观对死亡、死后世界和忍受痛苦有不同理解。一些族群和信仰团体甚至对是否应该控制疼痛都有疑问。比如某些宗教认为忍受疼痛和临终痛苦是到达极乐世界的必经之路，等等。显而易见，这些信念也应该作为庄重的个人意愿被充分理解和尊重。生前预嘱虽然提供了适时停止延命治疗、追求尽量无痛苦和有尊严的死亡的机会，但并不等于轻慢或反对其他方式的临终和死亡。无论如何选择都是对的，没人能在道德上对个人的选择做出评判。只要是真实个人意愿，只要在他人的帮助下实现了愿望，就可以被视为有尊严的死亡。与其说生前预嘱建议人们放弃临终"过度"治疗和抢救，不如说是鼓励人们亲手规划符合自己愿望的临终和死亡。

（四）法律效力

生前预嘱是基于个人的真实意愿，是对个人自主权利的行使，理应被尊重并受到法律的保护。按照法理，并不需要通过特别立法或经行政审批程序来批准。在此根本前提下，如何在操作层面上将患者的个人意愿变成代理人能理解并同意履行的共同意见，如何转化为符合医学伦理和临床规范的医嘱等问题，则是需要认真研究并解决的。这一过程还可能涉及一些法律细节，如在形式要件上如何证明这是"我在意识清醒下真实的、自愿的意愿"等。有专家认为，这些问题的解决通过政府有关部门已颁布的配套政策和法规来实现，可能并不困难，并不一定需要通过专门立法。

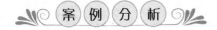

案例分析

孙某，女性，42岁，家庭主妇，因"右侧腹肿腹痛半年，加重1月"入院，诊断"肝癌终末期"，多器官转移，生存期3个月左右。患者配偶为农民工，由其陪护；夫妻感情和睦，共同育有一子，18岁，高三在读；母亲73岁，在农村生活，夫妻俩刚贷款在县城买房。患者配偶私下请求医生不要向妻子透露真实病情，给她能治愈的希望。随着病情加重，患者对化疗反应剧烈，脱发严重，形如枯槁。丈夫无奈告知其实情，患者透露对此早已知晓，尽管有恐惧感但又不想让丈夫担心。夫妻俩担心母亲年迈受不了打击，同时儿子高考在即，因此暂时达成一致意见，向母亲与儿子隐瞒病情。随着病情进展，患者卧床不起，被癌性疼痛折磨。丈夫只能隐藏哀伤情绪，要求医生积极治疗。

思考与讨论

1. 请分析该患者及配偶的死亡观。

2. 为临终患者开展死亡教育的原则是什么？

3. 作为护士，应如何为该患者实施死亡教育？

第二篇

常见生理问题及照护

第七章　疼痛管理与照护

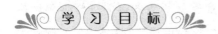

认识与记忆　1. 陈述疼痛的定义。

2. 简述疼痛评估的原则及疼痛评估方法。

3. 简述疼痛药物治疗的不良反应和注意事项。

理解与分析　1. 列举疼痛的分类并分析不同分类的特点。

2. 阐述疼痛药物治疗的分类和用法。

3. 说明癌痛药物治疗的五项基本原则。

综合与运用　1. 通过对疼痛治疗原则的理解，纠正患者和家属有关疼痛的错误观念。

2. 能根据对疼痛分类的理解，通过患者的主诉将患者的疼痛进行分类。

3. 能够运用已掌握的疼痛评估工具，对患者的疼痛进行常规、量化、全面、动态的评估。

　　疼痛（Pain）被认为是除心率、血压、脉搏和呼吸之外的第五大生命体征。疼痛既是机体对周围环境的保护及防御性的反应方式，又常是许多疾病的伴随症状。如果不能得到及时有效的处理，疼痛将会从身体、心理等多个方面影响患者，导致其功能受限、生活质量降低、情绪低落，甚至产生心理问题，并增加并发症和医疗成本。及早、充分、持续且有效地控制疼痛是患者的基本权益，也是医务人员的职责和义务。有效的疼痛管理不但可以改善患者的生活质量，还可以延长终末期患者的生存时间。

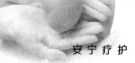
第一节 概述

一 疼痛的定义

2016 年国际疼痛协会将疼痛定义为一种与实际或潜在组织损伤相关，包括感觉、情感、认知和社会成分的痛苦体验。

疼痛是肿瘤患者最常见的症状之一。癌性疼痛常为慢性疼痛。慢性癌症相关性疼痛是指由原发癌症本身或癌症转移所致的疼痛（慢性癌性疼痛）或癌症治疗引起的疼痛（慢性癌症治疗后疼痛）。另外，接受阿片类药物治疗持续疼痛的癌症患者有时会出现短暂加剧的疼痛，称为爆发性疼痛。

二 疼痛的病因

1. 温度刺激

温度过高或过低作用于体表，可引起组织损伤。受伤的组织释放组胺等化学物质，刺激神经末梢导致疼痛。如低温会致冻伤，而高温可引起灼伤。

2. 理化刺激

物理因素如针刺、切割、碰撞、牵拉、肌肉受压、挛缩等，均可使局部组织受损，刺激神经末梢而引起疼痛。化学物质如强酸、强碱，可直接刺激神经末梢，导致疼痛，还可使受损组织细胞释放化学物质，作用于痛觉感受器，使疼痛加剧。

3. 病理改变

疾病造成的体内某些管腔堵塞，组织缺血、缺氧，空腔脏器过度扩张，平滑肌痉挛或过度收缩，局部炎性浸润等均可引起疼痛。

4. 心理因素

情绪紧张或低落、愤怒、悲痛、恐惧等可导致局部血管收缩或扩张而疼痛。此外，疲劳、睡眠不足、用脑过度等可引起功能性头痛。

三　疼痛机制及分类

（一）疼痛的机制

疼痛发生的机制一般认为是神经末梢受到各种物理的或化学的伤害性刺激后，经过传导系统脊髓传至大脑，而引起疼痛的感觉。同时，中枢神经系统对疼痛的发生及发展具有调控作用。

（二）疼痛的分类

1. 疼痛按强度分为：轻度疼痛、中度疼痛、重度疼痛。

2. 疼痛按持续时间分为：急性疼痛、慢性疼痛。

3. 疼痛按病理生理学机制分为：伤害感受性疼痛、神经病理性疼痛。

四　疼痛的评估

疼痛评估是指在疼痛治疗前后及过程中，利用疼痛评估工具测定患者的疼痛强度、类型、性质、部位等信息，为临床评判病情、制定治疗方案提供科学依据。疼痛的基本特性是主观性，不同患者疼痛的表述和疼痛评估工具的应用存在较大差异。以下重点介绍慢性癌症相关性疼痛（可简称癌痛）评估。

科学评估疼痛是癌痛规范化治疗的关键，癌痛的筛查与评估是癌痛规范化管理的第一步，应当遵循"常规、量化、全面、动态"的原则。

（一）疼痛评估的原则

1. 常规评估原则

医护人员应主动评估每位癌症患者有无疼痛及具体的疼痛病情，并且及时进行相应的病历记录，一般情况下应当在患者入院后 8 小时内完成。对于有疼痛症状的癌症患者，应当将疼痛评估列为护理常规监测和记录的内容。

2. 量化评估原则

癌痛量化评估是指采用疼痛程度评估量表等量化标准来评估患者疼痛主观感受程度，需要患者的密切配合。量化评估疼痛时，应当重点评估最近 24 小时内患者最严重和最轻的疼痛程度，以及通常情况下的疼痛程度。量化评估应在患者入院后 8 小时内完成。

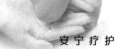

3. 全面评估原则

包括了解肿瘤及疼痛病史、疼痛性质、疼痛程度，疼痛对生活质量的影响，镇痛治疗史，体检及相关检查。应当在患者入院后 8 小时内进行首次评估，并且在 24 小时内进行全面评估，在治疗过程中，应实施及时、动态评估。只有在全面评估的基础上制定的治疗方案才更有针对性，效果也更好。

4. 动态评估原则

持续性、动态地监测、评估癌痛患者的疼痛症状及变化情况，包括疼痛病因、部位、性质、程度变化情况以及爆发性疼痛发作情况、疼痛减轻和加重因素，止痛治疗的效果以及不良反应等。动态评估对于药物止痛治疗中的剂量滴定尤为重要。

（二）疼痛评估方法

疼痛是个人的主观感受，对于有沟通能力的患者，疼痛评估应以患者的主诉为依据。应根据疼痛评估的目的、患者理解能力和认知能力选择合适的疼痛评估工具。

1. 单维度疼痛评估量表

该量表用于量化疼痛强度，为临床选择镇痛药和调整镇痛药物的剂量提供依据。对于认知和语言交流能力均良好的患者，可使用数字评分法、面部表情评分法和语言评分法进行疼痛评估。其中面部表情评分法还适用于语言交流困难的老人、儿童以及文化程度低、存在语言或文化差异的患者。

（1）数字评分法：使用数字评估量表（Numeric Rating Scales，NRS）对患者疼痛程度进行评估。该量表将疼痛程度用 0~10 这 11 个数字依次表示，0 表示无疼痛，10 表示能够想象的最剧烈疼痛。按照疼痛对应的数字将疼痛程度分为：轻度疼痛（1~3 分），中度疼痛（4~6 分），重度疼痛（7~10 分）。

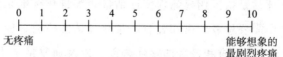

图 7 - 1　疼痛程度数字评估量表

（2）面部表情评分法：医护人员根据患者疼痛时的面部表情状态，对照面部表情评分量表（Faces Pain Scale，FPS）进行疼痛评估，该量表适用于3岁以上表达困难的患者，如儿童、老年人，以及存在语言或文化差异或其他交流障碍的患者。

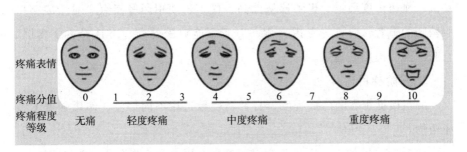

图7-2　面部表情疼痛评分量表

（3）语言评分法：根据患者对疼痛的主诉，使用语言评分量表（Verbal Rating Scales，VRS）将疼痛程度分为轻度、中度、重度三级。轻度疼痛：有疼痛但可忍受，生活正常，睡眠无干扰；中度疼痛：疼痛明显，不能忍受，要求服用镇痛药物，睡眠受到干扰；重度疼痛：疼痛剧烈，不能忍受，需用镇痛药物，睡眠受严重干扰，可伴自主神经功能紊乱或被动体位。

2. 多维度疼痛评估量表

用于疼痛的全面评估。常使用简明疼痛评估量表（Brief Pain Inventory，BPI）：评估疼痛程度及其对患者情绪、睡眠、活动能力、食欲、日常生活、行走能力、与他人交往等方面的影响。

第二节　癌性疼痛的药物治疗与护理

一　癌性疼痛治疗基本原则

世界卫生组织于1986年制定了癌痛"三阶梯止痛，五项给药原则"治疗方案。"三阶梯止痛，五项给药原则"是癌痛治疗最早的也是根本性的指导原则。

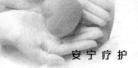

（一）癌痛药物治疗的五项基本原则

1. 口服给药

这是最常用的给药途径。为确保达到镇痛效果，应使用创伤性最低、最简便和最安全给药方式。口服给药是癌痛治疗的首选途径，具有简单、经济、血药浓度稳定、患者依从性高、便于长期用药等特点。对于能够口服药物的患者，应首先考虑口服，对于不能口服的患者可选择舌下含服、直肠给药、透皮贴剂等。

2. 按阶梯用药

应当根据患者的疼痛程度，有针对性地选用不同性质、作用强度的镇痛药物。

（1）第一阶梯——轻度疼痛：可选用非甾体类抗炎药物（NSAID）；

（2）第二阶梯——中度疼痛：可选用弱阿片类药物或低剂量的强阿片类药物，可联合应用非甾体类抗炎药物及辅助镇痛药物；

（3）第三阶梯——重度疼痛：首选强阿片类药物，并可合用非甾体类抗炎药物及辅助镇痛药物。

3. 按时给药

应当按照规定时间间隔规律性给予镇痛药，有助于维持稳定、有效的血药浓度。缓释药物临床使用日益广泛，可以用缓释阿片类药物作为基础用药进行疼痛滴定，出现爆发痛时给予即释阿片类药物对症处理。

4. 个体化给药

个体化给药强调药物的合理选择，用药前充分评估患者疼痛程度、性质、对其生活质量的影响，患者对药物的耐受性、经济承受能力，从而个体化地选择药物，确定剂量，制定个体化用药方案。

5. 注意具体细节

对使用止痛药的患者要密切观察其疼痛缓解程度和不良反应。对于不可避免的不良反应，应在患者获得最佳疗效的同时最大限度地减少副作用，提高患者的生活质量。同时注意药物联合应用的相互作用和配伍禁忌，以便在镇痛药物疗效和不良反应之间取得平衡。

（二）癌痛药物治疗原则的发展

2012年欧洲姑息治疗协会发布阿片类药物治疗癌痛指南，该指南提出可考虑低剂量三阶梯的强阿片类药物替代可待因或曲马多；2016 年《临床肿瘤学》杂志发表研究首次证实低剂量的强阿片类药物可以替代弱阿片类药物，为低剂量的三阶梯强阿片类药物替代二阶梯弱阿片类药物提供结论性的数据支持；2018 年欧洲临床肿瘤学会（European Society for Medical Dncology，ESMO）发布癌痛治疗指南，指出低剂量强阿片类药物可替代弱阿片类药物；2018 版 WHO 指南指出镇痛药物的给药原则应遵循：口服给药、按时给药、个体化给药、注意具体细节，该指南中删除了"按阶梯给药"的原则。虽然 WHO 疼痛管理指南有更新，但三阶梯的止痛原则仍然是疼痛全程管理过程中的一个普遍性指导原则。

二 药物的选择与使用

（一）非甾体类抗炎药物

非甾体类抗炎药物是癌痛治疗的常用药物，但是会引起消化性溃疡、胃肠道出血、血小板功能障碍、肾功能损伤、肝功能损伤和心脏毒性等不良反应。这些不良反应的发生与药物的剂量和持续时间有关，因此使用非甾体类抗炎药物应定期进行风险评估和监测，内容包括：基础血压、尿素氮、肌酐、肝功能、全血细胞计数、大便隐血。当非甾体类抗炎药用药剂量达到一定水平时，再增加用药剂量并不能增强其镇痛效果，而药物不良反应将明显增加，即产生了封顶效应。

（二）阿片类药物

阿片类药物是中、重度癌痛治疗的首选药物。长期使用阿片类药物时，首选口服给药途径。

1. 剂量滴定

阿片类镇痛药的有效性和安全性存在较大的个体化差异，需要逐渐调整剂量，以获得最佳药效（既充分镇痛又无不可耐受的不良反应），称为剂量滴定。

2. 维持用药

常用的长效阿片类药物有吗啡缓释片、羟考酮缓释片和芬太尼透皮贴剂等。应用长效阿片类药物期间，应备用短效阿片类药物（如吗啡或羟考酮口服即释剂等）作为解救药物以治疗爆发性疼痛。

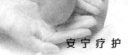

3. 等效剂量换算

阿片类药物之间的剂量换算可参考阿片类药物剂量换算表。患者更换阿片类药物时，需仔细观察患者病情的变化，并进行个体化的剂量滴定。

4. 减量或停药

如果阿片类药物需要减少或停止使用，应逐渐减少剂量。一般情况下，阿片类药物可每日减少 10%～25%，直至日剂量相当于口服吗啡 30mg，两日后可考虑停药。

（三）辅助镇痛药物

癌痛辅助镇痛药物适用于三阶梯治疗任一阶梯，可增强阿片类药物的镇痛效果，或直接产生一定的镇痛作用，包括抗惊厥药、抗抑郁药、皮质激素、N-甲基-D-天冬氨酸受体（NMDA）拮抗剂和局部麻醉药等。辅助镇痛药物能够减少阿片类药物的用量和不良反应，缓解终末期癌症患者的其他相关症状，常用于辅助治疗神经病理性疼痛、骨痛等。辅助镇痛药物的种类选择及剂量调整，需要个体化对待。

三 药物治疗的护理

（一）给药途径

慢性疼痛首选口服给药，出现持续不缓解的疼痛危象可遵医嘱经皮下或静脉给药。口服给药是无创性给药，简单、经济、易于接受、相对安全。在不能口服或口服药物副作用不能耐受的情况下可考虑皮下或经皮给药。经皮给药也是一种无创的给药途径，但适用于相对稳定的疼痛治疗。

（二）给药时间

治疗疼痛的药物根据药物释放速率可分为即释制剂和控/缓释制剂两种。正确的给药时间是指按时给予控/缓释制剂以控制患者的基础疼痛，按需给予即释制剂控制爆发痛。护士应告知患者按时服药对于疼痛持续缓解的重要性，教育患者癌痛如同其他慢性疾病一样，需要常规服药控制，而不能等到疼痛无法忍受时再用药。

（三）用药注意事项

非甾体类抗炎药可以单独用于轻度疼痛也可用于中重度疼痛的辅助治

疗。需要注意的是：一方面非甾体类抗炎药镇痛作用有封顶效应，另一方面长期大剂量使用非甾体类抗炎药存在风险，因此不可无限制增加药物剂量，应注意药物使用的剂量限制。

阿片类药物是治疗中重度疼痛的主要药物，其止痛作用无封顶效应。护士应指导患者正确的药物用法和用量。羟考酮是半合成的阿片类受体激动剂，其镇痛强度是吗啡的 2 倍，适用于中重度疼痛的治疗。盐酸羟考酮控释片具有即释和控释双重作用，服用后 1 小时内起效，镇痛作用可维持12 小时。

芬太尼是高脂溶性阿片类药物，芬太尼透皮贴剂不能用于快速滴定阿片类药物剂量，仅推荐在其他阿片类药物控制疼痛后使用，而且需要注意的是患者发热、出汗、肥胖、恶病质、腹水、肝功能异常都可能影响药物的吸收、血药浓度及止痛效果，需根据具体情况调整贴剂更换时间。此外，芬太尼透皮贴剂禁止剪切使用。

（四）药物不良反应

1. 非甾体类抗炎药

长期大剂量服用非甾体类抗炎药的患者发生消化道溃疡、出血、肝肾毒性的危险性明显增加，因此，对有基础疾病的患者应避免长期大剂量服用非甾体类抗炎药；告知患者如有胃肠道不适或症状加重，及时通知医护人员；同时密切观察有无出血征象、监测肝肾功能。

2. 阿片类药物

（1）便秘。便秘是阿片类药物最常见的不良反应，在用药过程中，护士的观察和护理指导非常重要：指导患者在服用镇痛药期间按时服用缓泻剂预防便秘；应全面评估引起便秘的原因，判断除了阿片类药物引起便秘的因素外是否存在其他加重便秘的因素，积极消除病因；连续评估患者的排便情况，一旦发生便秘，应及早发现，正确处理；严重便秘可能继发粪便嵌塞，甚至并发肠梗阻，护士应能够全面评估、准确判断和正确处理；鼓励患者多吃粗纤维食物、多饮水，养成规律排便的习惯并适量活动，卧床患者应为其提供隐秘的排便环境和合适的便器。

（2）恶心、呕吐。阿片类药物引起恶心、呕吐的概率为30%，一般发生于用药初期，症状大多在 4～7 天自行缓解。对初次用药的患者应做好解释，以消除患者的顾虑，并遵医嘱给予甲氧氯普胺等药物预防。如一周后恶心、呕吐症状仍不缓解，需考虑其他因素。

（3）过度镇静。过度镇静是阿片类药物常见的不良反应。在初次使用阿片类药物，或明显增加药物剂量时，患者可能会出现嗜睡的不良反应，一般数日后自行消失。预防方法：初次使用阿片类药物的剂量不宜过高，剂量调整以原有剂量 25%～50% 的幅度增加。如果患者出现明显的镇静过度，则应建议医生减少阿片类药物的用药剂量，并严密观察患者的意识和呼吸情况。老年人尤其应慎重滴定用药剂量。

（4）呼吸抑制。呼吸抑制极少发生在阿片类药物耐受的患者身上。用药过程中应注意：了解容易发生呼吸抑制的相关因素，识别高危人群；当患者对躯体刺激没有反应、呼吸频率小于 8 次/分，并出现针尖样瞳孔，考虑为阿片类药物过量引起，应立即停用阿片类药物和其他镇静药物；在没有纳洛酮的情况下，可增加对患者的痛觉刺激；有纳洛酮的情况下应立即给予纳洛酮解救处理。

（五）患者自控镇痛泵（PCA 泵）使用

根据 PCA 泵种类不同（一次性 PCA 泵和电子 PCA 泵），注药方法也有所不同。使用 PCA 泵前评估患者的疼痛强度并记录。向患者讲解 PCA 泵内的药物作用及常见的不良反应，PCA 泵的结构、使用方法和优点，解答患者的疑问，减轻患者对 PCA 泵治疗的顾虑。同时，教会患者如何使用 PCA 泵，当疼痛加重需要给药时，如何自己控制按钮。治疗期间应连续评估患者的疼痛强度，及时评价镇痛效果，注意观察、预防和处理镇痛药物的不良反应并记录。

第三节　癌痛的非药物治疗与护理

一　非药物治疗

非药物治疗方法主要包括介入治疗、物理治疗、姑息放射治疗、认知训练、社会心理支持治疗等。适当应用非药物治疗，可作为药物镇痛治疗的有益补充。

二　非药物治疗的护理

在癌痛的治疗中，非药物治疗措施能提升止痛治疗的效果，并贯穿应用于整个治疗过程中，有些方法需要由专业人员引导开展，但还有些方法简单易行，可由患者自己实施。运用物理疗法时应注意相应的适应证和禁忌证。

（一）提供舒适的休养环境

保持病房环境安静、清洁、整齐，空气清新，光线柔和，尽量减少不良环境因素对患者的影响，以利于患者休息和睡眠。

（二）指导患者安置舒适的体位

指导患者采取舒适、能够减轻疼痛的体位。如半坐卧位可以减轻腹部的张力、改善呼吸、缓解腹部的疼痛。

（三）热敷和冷敷

热敷可促进血液循环，使肌肉松弛，减轻疼痛、紧张和焦虑。热敷时应采用多层布保护皮肤，密切观察皮肤情况，避免烫伤。禁忌对放射治疗区域进行热敷。

冷敷通过刺激皮肤冷感受器，经局部交感性反应引起血管收缩，使渗出减少，并抑制局部组织液和淋巴液的生成，使局部组织的肿胀减轻。此外，冷敷能延缓神经传导速度，降低末梢神经的敏感性，提高痛阈，从而起到缓解疼痛的作用。冷敷时要掌握好实施冷敷的温度和时间，注意观察局部情况，防止过冷引起局部组织冻伤。冷敷不适用于放射治疗区域及外周血管性病变区域。

（四）推拿

推拿又称为按摩，指通过在人体体表一定部位施以各种手法，或配合进行某些特定的肢体活动来防治疾病的一种方式。推拿包括按法、摩法、揉法、捏法等多种技术。推拿通过调节机体神经兴奋性，疏通经络，调整经络、气血与脏腑的功能，改善心理状况并起到镇痛作用。

（五）针灸

根据中医理论，疼痛多由脏腑，经络、器官的气机受到干扰而引起。经络中气血运行不畅是发生疼痛的主要原因，即"不通则痛"。针灸止痛通过针具、灸具或穴位注射，起到疏通经络、行气活血的作用，使病变部位的血液循环得以改善，并调整机体的生理功能，从而起到止痛的作用。

（六）经皮神经电刺激

经皮神经电刺激是指通过皮肤将特定的低频脉冲电流输入人体以缓解疼痛。需要注意的是：重症高血压和心脏功能不全者应避免刺激；植入心脏起搏器者禁用；放疗后有局部损伤者禁用。

（七）分散注意力

运用语言或非语言多种交流方式分散患者的注意力，对缓解疼痛具有积极的作用。鼓励患者进行一些分散注意力的活动，如看电视、听收音机、读书、相互交谈、讲故事、念经或祈祷等。

（八）放松

护理人员可指导患者通过深呼吸、瑜伽、冥想等方法来放松身体。也可指导患者通过观看录像或听磁带进行放松训练，并鼓励患者不管在住院期间还是居家护理期间，可每日坚持放松两次，每次 15～30 分钟。

（九）音乐治疗

音乐治疗能有效缓解疼痛，可根据患者的病情、结合患者的社会文化背景，尊重患者的喜好，选择镇痛效果最佳的音乐形式和种类。患者可边听边唱，也可闭目静听，并伴手脚节拍轻动，既分散注意力，又缓解紧张情绪。

（十）心理治疗

心理治疗方法包括心理情感支持、认知治疗、行为治疗、暗示、催眠疗法等。为癌痛患者及其家属提供情感及心理支持治疗，应该贯穿于癌痛治疗的全过程，必要时可以考虑给予抗焦虑、抗抑郁药物治疗。

（十一）介入治疗

介入治疗是指神经阻滞、神经松解术、经皮椎体成形术、神经损毁性手术、神经刺激疗法、射频消融术等干预性治疗措施。介入治疗前应综合评估患者的一般情况、预期生存时间、体能状况、介入治疗适应证和禁忌证、预期收益和风险等。

第四节　特殊人群的疼痛管理

一　儿童疼痛管理

儿童年龄越小，疼痛的表达能力越差。临床护理人员疼痛知识的缺乏是儿童疼痛治疗及护理效果不理想的最主要原因。

（一）儿童疼痛评估

1. 儿童疼痛评估原则

QUEETT 是儿童疼痛评估的原则之一，包括向儿童提问（Question the Child，Q）、使用疼痛测评工具（Use Pain Rating Scale，U）、评估行为及生理改变（Evaluate Behavioral and Physiologic Changes，E）、鼓励父母参与（Encourage Parents' Involvement，E）、考虑疼痛的原因（Take Cause of Pain into Account，T）、干预并评价效果（Take Action and Evaluate Results，T）。

2. 儿童疼痛评估方法

（1）婴幼儿疼痛评估方法。婴幼儿由于年龄较小，不能恰当地自述，只能用主观评定法来评估其疼痛，采用行为评估法，首选 FLACC 量表（Face，Legs，Activity，Cry，Consolability Behavioral Tool，FLACC）。该量表由面部表情（Facial Expression）、腿部动作（Legs）、活动（Activity）、哭（Crying）、安慰（Consolability）5 项与疼痛行为相关的条目组成。每个条目内容的评分有 0、1、2 三个等级，总分为 10 分，得分越高表示疼痛越严重，总分 1～3 分为轻度疼痛，4～6 分为中度疼痛，7～10 分为重度疼痛。

（2）学龄前儿童疼痛评估方法。3～7 岁儿童定向、综合、抽象能力较差，认知、语言及理解能力正处在逐步完善但并不成熟的阶段，但能理解易懂、直观、带有图谱的评估方法。①Wong-Baker 面部表情量表：此量表用微笑、悲伤至哭泣的 6 种表情代表不同程度的疼痛，评估时只需患儿从中选出一个代表疼痛程度的表情即可。此量表使用范围较广，适用于 3 岁以上、能够清晰表达疼痛的患儿。②Hester 扑克牌评分法（Poker Chip Scale）：此种方法由 4 张扑克牌组成，第 1 张到第 4 张牌（1～4 分）分别

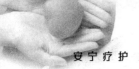

代表"一点点痛""多一点痛""更痛""最痛",询问患儿"你现在的疼痛相当于第几张牌表示的疼痛?"根据患儿的指认来确定其疼痛程度。

（3）学龄期儿童疼痛评估方法。学龄期儿童具有一定的认知能力和语言表达能力，能够较好地理解数字、语言、颜色所代表的疼痛程度，可以准确地描述疼痛的性质、部位。一般采用自我报告的方法对其进行疼痛评估，结合客观疼痛评估工具进行准确的疼痛评估。

（4）少年儿童疼痛评估方法。少年儿童的身心发育逐渐趋于成熟，认知能力接近成人，可参照成人的疼痛评估方法对其进行评估。

（二）儿童疼痛护理措施

1. 对患儿进行各项操作前，护理人员要态度和蔼、语言亲切，使患儿消除恐惧情绪，配合治疗及护理。

2. 为患儿提供舒适温馨的环境，保持病区清洁、整齐、明亮。可将一些儿童喜欢的图片悬挂在病区墙上或向患儿提供一些玩具，以分散患儿注意力，减轻疼痛。

3. 根据各年龄阶段儿童的疼痛特点，做好疼痛评估的指导，如教会学龄前儿童描述疼痛的语言，让他们正确表达自己的疼痛。激励学龄前儿童及学龄儿童，增强他们战胜疾病及对抗疼痛的勇气和信心。

4. 做好家属疼痛相关知识的宣教，与家属建立和谐的合作关系，以便顺利开展患儿的疼痛评估及治疗工作。

二 老年人疼痛管理

疼痛是老年人的常见症状，有研究表明，老年人群中疼痛的发生率为 $34.0\% \sim 79.5\%$，疼痛严重影响着老年人的生活质量。

（一）老年患者疼痛评估

1. 老年人疼痛评估的原则

（1）重视老年患者的主诉，尽可能获得比较详尽的病史。

（2）进行详尽的体格检查。

（3）对老年患者的疼痛开展全面评估，包括心理状况、认知、行为、性格、文化背景等因素。

（4）治疗过程中进行动态评估及疗效观察。

2. 老年人常用的疼痛评估方法

（1）疼痛评估工具。单维疼痛评估工具包括数字评分量表、主诉疼痛程度分级法、视觉模拟评分量表、脸谱疼痛评定量表等。多维疼痛评估工具包括简明疼痛评估量表等。

（2）心理状态的观察。老年慢性疼痛患者较非慢性疼痛患者更易出现激惹、抑郁、焦虑等不良心理状态，更常采取屈服、回避的应对方式，而消极的应对方式又会加重疼痛。医护人员应关注老年患者的心理状态，加强老年患者的健康教育，改变老年患者对疼痛的认知，协助患者增强信心，树立战胜疾病的信念，促进患者自我效能感的提高。

（二）老年患者的疼痛护理措施

1. 心理护理

老年患者与外界联系较少，生理及心理上的痛苦难以得到及时的倾诉和理解，因而许多老年疼痛患者存在不同程度的心理问题，易产生紧张、焦虑等情绪，从而形成心理—疼痛—病理—心理的恶性循环。护理人员应耐心倾听，帮助患者建立战胜疾病的信心，同时采用分散注意力、放松疗法、暗示疗法、行为自我控制疗法等进行心理护理。

2. 物理治疗护理

物理治疗更适合于老年患者的疼痛治疗，如电疗、超声波、冷疗、热疗、水疗、光疗、神经电刺激治疗等。但有全身性严重疾病及有禁忌证的老年患者禁止使用物理疗法。护理人员应严格掌握各种物理疗法的适应证、禁忌证和注意事项。

三　危重症患者疼痛管理

重症监护室（ICU）收治的主要是病情危重复杂、治疗难度大、死亡风险高的患者。当患者处于慢性消耗性疾病的终末状态、不可逆性疾病或不能从 ICU 的监护治疗中获得益处时，已不符合 ICU 的收治范围，其对安宁疗护有较高的需求，该类患者的疼痛发生率非常高，也是患者睡眠不足的主要原因之一。

（一）危重症患者疼痛评估

当危重症患者不能自述他们自己的疼痛时，临床医生必须使用有效、

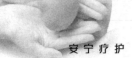

可靠的评估工具评估患者的疼痛。若患者运动功能完善，具有可观察的行为，又不能自我报告疼痛，较为有效和可靠的疼痛行为检测工具是行为疼痛量表（Behavioral Pain Scale，BPS）和重症监护疼痛观察工具（Critical-care Pain Observation Tool，CPOT）。

（二）危重症患者疼痛护理措施

1. 心理护理。加强对患者的心理疏导，减轻患者对疾病和疼痛的担忧与恐惧。向清醒的患者及家属说明镇痛治疗的目的、注意事项和疼痛评估方法，确保患者能够正确报告自己的疼痛。

2. 正确评估疼痛并记录。针对不同患者选择合适的疼痛评估工具，除了评估患者静息时的疼痛，也需要注意评估活动（如咳嗽、呼吸、翻身、起床）时的疼痛。具有交流能力的患者的主诉是疼痛评估和镇痛效果评价最可靠的标准，但患者在较深镇静麻醉或者接受肌松剂的情况下，常常不能主观表达疼痛的强度，此时疼痛相关行为（运动、面部表情和姿势）与生理指标（心率、血压和呼吸）的变化也可反映疼痛的强度。

3. 医护人员在实施操作时动作应准确、轻柔，避免粗暴，尽量减少疼痛刺激。患者因病情需要进行有创操作时，在充分告知和解释的前提下，可采取镇痛和镇静治疗，以减轻或抑制患者身体和心理的应激反应，使患者耐受相关操作和治疗。

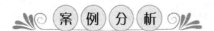

案 例 分 析

张某，女性，47 岁。患者因"肺癌术后 3 年，化疗后 20 余天出现腰痛"入院。体格检查：T36.8℃，P120 次/分钟，R20 次/分钟，BP102/64mmHg，体重 42kg，意识清楚。疼痛评估：腰部持续性酸痛，腰 2 椎体明显压痛，呈缓慢加剧伴情绪紧张，疼痛程度数字评估量表评分为 9 分。口服盐酸羟考酮缓释片 60mg，Q12h，前 24h 出现 2 次爆发痛，都给予口服吗啡片 15mg 处理。现疼痛程度数字评估量表评分为 4~5 分，自觉疼痛控制不满意。

思考与讨论

1. 癌痛的评估原则有哪些？

2. 癌痛药物治疗的基本原则是什么？

3. 该患者正在进行疼痛的药物治疗，护士应如何护理？

4. 针对该患者还可提供哪些非药物治疗方法？非药物治疗的护理措施是什么？

第八章　生理症状管理与照护

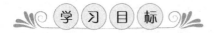

认识与记忆　1. 正确陈述相关生理症状及症状群的定义或概念。

2. 简述相关生理症状产生的原因。

3. 简述相关生理症状的主要临床表现。

4. 简述相关生理症状的主要治疗方法。

理解与分析　1. 说明相关生理症状的评估内容。

2. 阐述相关生理症状的护理措施及健康教育。

3. 阐述症状管理理论。

综合与运用　1. 针对具体临床问题，运用正确的评估方法，提出相应的护理措施，并提供个性化的健康指导。

2. 以临床常见症状及症状群为主要关注要点，能够结合理论制定症状管理方案。

常见生理症状的管理与照护是安宁疗护的核心内容，是心理、社会和精神层面关怀护理的重要前提。随着病情进展，疾病晚期患者会出现各种生理症状，包括呼吸困难、咳嗽、咳痰、发热、口干、咯血、恶心、呕吐、呕血、便血、腹胀、水肿、恶病质、癌性伤口、尿失禁、尿潴留、谵妄及失眠等。这些症状极大地影响了患者的生存质量，也加重了照护者的相应负担。因此，对患者的症状进行控制和管理，是有效提高安宁疗护患者生存质量的主要措施，是保障患者安详、舒适、有尊严地离开人世的重要措施，也是每一位安宁疗护护士临床实践的重中之重。

第一节 呼吸困难

一 概述

（一）定义

呼吸困难（Dyspnea）是指患者主观上感到空气不足，客观上表现为呼吸费力，可出现发绀、鼻翼扇动、端坐呼吸，辅助呼吸肌参与呼吸活动，造成呼吸频率、深度、节律的异常。呼吸困难是终末期恶性肿瘤患者常见的症状之一。

（二）病因

1. 与治疗相关，如肿瘤化疗、放疗引起肺纤维化。

2. 与肿瘤相关的疾病及并发症，如胸腔/心包积液导致的心包填塞，肺气肿、大支气管阻塞、淋巴管炎性癌病、大量腹水、肺不张、肺栓塞、肿瘤在肺及胸膜上广泛转移等。

3. 急慢性左心衰，并发症引起如慢性阻塞性肺疾病、酸中毒、哮喘、贫血等。

4. 呼吸道感染、呼吸道梗阻、呼吸道受压，胸腹腔巨大肿瘤。

5. 呼吸肌疲劳。

6. 其他因素，如恶病质、镇静剂过量、心理因素焦虑、抑郁、癔症等均会引起呼吸困难。

二 评估

1. 评估患者意识、面容与表情、皮肤颜色、口唇是否发绀，发生时间及诱因、起病缓急情况、生命体征等。

2. 评估患者病史、是否有伴随症状、心理状态、活动情况和用药情况等。

3. 评估患者实验室及其他检查结果：血氧饱和度测定、胸片、肺功能测定、动脉血气分析等。

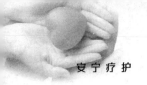
三 治疗

(一) 治疗原则

寻找诱因，控制症状，治疗原发疾病，保持气道通畅，保证用氧供应。

(二) 病因治疗

终末期患者的呼吸困难多是不可逆的，因此病因治疗有一定限度，首要治疗可逆性病因：

1. 肿瘤引起的气道狭窄，可根据具体情况进行局部姑息放化疗和/或激光治疗；

2. 如有呼吸道感染，根据药敏结果给予抗感染治疗；

3. 心衰患者行强心、利尿、减轻心脏负担的措施，延缓心衰进程；

4. 对于有积液或腹水的患者可以穿刺引流，使用利尿剂；

5. 合并慢性阻塞性肺疾病患者可使用支气管扩张剂和皮质类固醇类激素，癌性淋巴管炎/上腔静脉综合征时应用皮质激素。

(三) 药物治疗

在针对临终患者的安宁疗护中，除了支气管扩张剂和激素类药物，阿片类药物和抗焦虑药物也被证明对减轻呼吸困难有效。

1. 支气管扩张剂

支气管扩张剂能够松弛支气管平滑肌，使支气管扩张，缓解气道痉挛，减轻气道阻力，改善通气。如沙丁胺醇、特布他林等。

2. 激素类药物

激素类药物对哮喘和慢性阻塞性肺疾病引发的支气管炎有显著的疗效，也可用于癌性淋巴管炎、上腔静脉综合征、放射性肺炎、癌性气道阻塞而引起的呼吸困难，在使用激素类药物时要动态评价用药效果以及预后，关注患者的不良反应，包括消化道溃疡、感染的恶化等。

3. 阿片类药物

在患者病情允许，不存在呼吸抑制的情况下，可使用阿片类药物降低呼吸中枢感受性，减少耗氧量，能够有效改善呼吸困难的症状。药物包括吗啡、可待因、芬太尼、羟考酮等。阿片类药物的副作用包括胃肠道反应如恶心、呕吐、便秘以及嗜睡等，需早期预防和应对，严格控制用量，避免引起呼吸中枢的抑制。

4. 抗焦虑药物

用于缓解因焦虑、恐惧等引起的呼吸困难，通过减缓呼吸驱动的作用来控制情绪导致的呼吸困难。

（四）非药物治疗

1. 氧疗/无创呼吸机通气

根据患者的病情可辅助氧疗或者是进行无创呼吸机通气辅助呼吸。

2. 肺康复

终末期患者由于严重的疲乏或活动受限，肺康复必须由专业的呼吸治疗师或者康复治疗师完成，或者在其指导和监督下进行。

3. 呼吸训练

指导患者进行缩唇呼吸及腹式呼吸。具体方法：缩唇呼吸时用鼻腔深深吸气，然后缩唇（鼓腮缩唇）利用口腔缓慢呼气，呼气时间是吸气时间的 2 倍。腹式呼吸吸气时腹部膨隆，呼气时腹部塌陷。

4. 其他治疗

用小风扇轻吹面部，借助冷风也可减少呼吸困难的感觉。放松治疗、音乐治疗、咨询支持、呼吸放松训练等需要更多研究来确认其有效性。

四　护理

1. 病情观察

密切观察呼吸频率、节律改变等。濒死期患者常出现呼吸表浅不规则，或呈叹息样呼吸。

2. 环境与安全

提供安静、舒适、洁净的环境，温度湿度适宜。每日开窗通风两次，每次至少半小时。

3. 调整体位

根据病情采取坐位或半卧位，以患者自觉舒适为宜。

4. 保持呼吸道通畅

及时清理呼吸道分泌物，对无力排痰者给予机械排痰。

5. 减少耗氧

给予氧气吸入治疗，并指导患者安静休息以减少身体耗氧，减轻呼吸负担。

6. 呼吸训练

指导患者进行缩唇呼吸、腹式呼吸等呼吸锻炼，以加强呼吸肌力和耐力，改善呼吸功能。

7. 药物护理

遵医嘱使用支气管扩张剂等药物时，观察用药效果及相关副反应。

8. 心理护理

呼吸困难常常会引起患者及照护者的焦虑及紧张心理，而此类情绪又加重呼吸困难，形成恶性循环，要注意缓解焦虑情绪，多鼓励和安抚，给予心理支持和疏导。

9. 健康教育

（1）健康教育可采取面对面谈话、多媒体、电话等多种形式，受众群体包括患者及其照顾者。可从环境、饮食、呼吸功能锻炼、用药等方面进行宣教。

（2）向患者及家属讲解呼吸困难的原因、特点、治疗及护理要点、药物的作用和不良反应以及并发症等。

（3）告知患者及家属正确的呼吸方法，呼吸困难时降低室温和湿度，开窗通风，取合适体位，轻轻按摩患者头部、前胸部、腹部、背部、双上肢，放松肌肉。

第二节　咳嗽、咳痰

一　概述

（一）定义

咳嗽（Cough）是因咳嗽感受器受刺激引起的一种呈突然、暴发式的呼气运动，咳嗽时咽喉部、气管及大支气管内过多的分泌物或异物常被排出体外，咳嗽本质上是一种保护性反射活动。

咳痰（Expectoration）是借助支气管黏膜上皮的纤毛运动、支气管平滑肌的收缩及咳嗽反射，将呼吸道分泌物经口腔排出体外的动作。

（二）病因

1. 与晚期病程相关

咳嗽、咳痰常发生于以下疾病，如肿瘤浸润或阻塞、感染、胸腔积液或胃食管反流、肺栓塞、心包积液、癌性淋巴管炎、上腔静脉综合征、慢性阻塞性肺疾病、放疗诱发等。多达80％的终末期患者常出现咳嗽症状，在接近生命结束时患者出现衰弱、肌无力、吞咽不协调，导致无效持续性咳嗽。

2. 基础疾病

咳嗽、咳痰常见于某些慢性进展性疾病的患者，如慢性阻塞性肺疾病（COPD）患者、其他慢性肺疾病患者和心衰患者等。

（三）分类

1. 按病程分类

（1）急性咳嗽：持续时间小于3周，常见普通感冒与急性气管、支气管炎；

（2）亚急性咳嗽：持续3～8周，最常见的病因为感染；

（3）慢性咳嗽：持续8周以上。

2. 按性质分类

干咳与湿咳。干咳主要见于非感染性咳嗽，湿咳以感染性咳嗽为主。

二 评估

1. 评估咳嗽的诱发原因、发生时间、性质、节律、是否与体位有关、是否有伴随症状、睡眠情况等。

2. 评估患者体力和痰液性质，痰液是否容易咳出，痰液的量、颜色、气味及性状等。

3. 评估意识状态、生命体征、有无发绀、心理状态、用药情况等。

4. 关注患者血常规、痰培养等实验室检查及胸部X线、CT等检查结果。

三 治疗

（一）治疗原则

积极根据病因和治疗的目的选择合适的治疗方案。轻度咳嗽无须镇咳，严重的咳嗽影响休息和睡眠时，需要镇咳治疗，痰液较多的患者需要祛痰治疗。

（二）病因治疗

在缓和医疗的情况下，很多基础病情无法被逆转，但可以缓解咳嗽，如抗组胺药物治疗变态反应性鼻炎、抗胆碱药物减少黏液分泌，以及糖皮质激素治疗炎症。对于接近生命终点的患者，鉴于难以预测其死亡的时间，也可采用氧疗、间歇正压通气呼吸和机械通气。

（三）对症处理

1. 非药物治疗

指物理治疗，包括超短波消炎镇痛、呼吸功能训练、咳嗽抑制训练、缩唇呼吸、体位引流、机械吸痰、心理教育、运动干预等。

2. 药物治疗

（1）对于咳嗽、咳痰症状，用药可参照世界卫生组织和国际临终关怀与姑息治疗协会（IAHPC）的用药目录。

（2）晚期肿瘤患者往往为难治性咳嗽，推荐镇咳药物为具有中枢作用的阿片类药物如可待因，对于阿片类药物治疗无效的患者，可尝试阿片类药物联合苯佐那酯。对于不明原因慢性咳嗽患者，如果因为有禁忌证或者其他原因而避免使用阿片类药物时，可使用加巴喷丁等替代阿片类药物。

（3）祛痰类药物适用于痰液黏稠且患者能够咳出液化的黏液，临床上常用药有乙酰半胱氨酸，用于降低痰液黏度，也可使用盐酸氨溴索以稀释痰液，等等。

（4）对因支气管收缩因素引起的咳嗽，可使用支气管扩张剂；对于由于炎症因素引起的咳嗽，可使用糖皮质激素。

四　护理

1. 病情观察

观察咳嗽、咳痰的诱因和频率，痰液的量、颜色、气味及性状并记录。

2. 环境与休息

为患者提供安静舒适的环境，减少不良刺激。外出戴口罩，避免尘埃和烟雾等刺激。

3. 体位护理

体位可以取坐位或半坐位，以患者自觉舒适为宜。痰多时经常更换体位，有利于痰液咳出。

4. 饮食

指导患者少食多餐，给予高蛋白饮食，多吃水果蔬菜，适当增加维生素的摄入，尤其是维生素 C 和维生素 E，避免油腻、辛辣刺激和产气多的食物。可服用川贝炖梨、百合银耳羹。如无病情限制可适量多饮水。

5. 药物护理

根据病情、咳嗽性质正确选择药物。注意用药的时间、剂量、方法，对用药的不良反应进行观察和护理。

6. 促进有效咳嗽排痰

教会患者深呼吸和有效咳嗽的方法、给予湿化和雾化吸入，促进排痰。如无禁忌，可予以胸部叩击与胸壁震荡、体位引流以及机械排痰等。

7. 心理护理

与患者主动交谈，注意倾听，主动耐心劝导患者，对于终末期患者予以心理疏导，减少其因咳嗽、咳痰带来的心理压力。

第三节　咯血

一　概述

（一）定义

咯血（Hemoptysis）指喉以下呼吸道任何部位出血经口腔排出。对咯血量的估计有不同的定义，通常规定 24 小时内咯血大于 500 mL（或 1 次咯血量 100 mL 以上）为大量咯血，100～500 mL 为中等量咯血，小于 100 mL 为小量咯血。

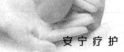

（二）病因

终末期患者咯血的原因为原发性或继发性肺癌、支气管扩张、晚期血液系统恶性肿瘤、肺部感染、肺栓塞、囊性纤维化、出血性疾病、抗凝剂使用、肉芽肿性多血管炎等。肺癌是常见病因之一，晚期大咯血（如肿瘤侵蚀入血管）是一种非常紧急的情况，其预后极差，死亡率高（在使用支气管动脉栓塞术之前高达70%）。

二　评估

1. 评估患者咯血的颜色、气味、性状和量以及有无混杂物及相关伴随症状。

2. 评估患者的意识状态、生命体征、面容与表情、心理反应等。

3. 评估咯血的出血部位。少量咯血者需要与口腔、咽喉、鼻腔出血相区分。咯血的咳出物呈泡沫样，色鲜红，常混有痰，咯血前常有喉部瘙痒、胸闷、咳嗽。呕出的血液无泡沫，为暗红色或棕色，常有食物及胃液；呕血前常上腹不适及恶心；粪便带黑色或呈柏油状。

4. 评估既往史、既往检查、治疗情况，关注患者血常规、出凝血时间等相关检查结果。

三　治疗

（一）治疗原则

1. 小、中量咳血对症治疗，预防再次咯血。注意保持呼吸道通畅，取合适体位，头偏向一侧，防止窒息。

2. 大咯血急诊处理原则首先是明确出血部位、及时控制出血，结合病因对症治疗。对于内科药物治疗无效者，考虑介入栓塞或手术治疗。

（二）病因治疗

即明确诊断，针对咯血的病因，如肺癌、支气管扩张、肺结核等，给予药物抗炎抗感染、放疗、化疗、外科介入、个体化免疫治疗等。止血治疗是基础，病因治疗是关键。

（三）药物治疗

根据病情和药物特点合理选择止血药物。常用的治疗药物有缩血管药物、作用于血小板的药物及作用于凝血机制的药物。

（四）非药物治疗

经支气管镜治疗是大咯血治疗的重要手段，其主要的治疗目的是清除积血、防止窒息、进行局部止血，严重心肺功能不全的患者禁用。如常规治疗无法控制大咯血或因心肺功能不全不宜开胸手术者可采用支气管动脉栓塞治疗。这是一种较好的治疗方法，目前已广泛用于大咯血的治疗。手术治疗疗效确切，具有良好的长期效果，对于安宁疗护患者，应进行多学科讨论及家庭会议评估后考虑是否进行手术。对于终末期患者而言，治疗方法的选择应该考虑患者耐受情况、经济因素、生存期及患者和家属的意愿，其目的是减少患者痛苦。

四　护理

（一）一般护理

1. 病情观察

密切观察患者咯血的颜色、性状、量及出血的速度。如患者咯血突然停止，并伴有明显缺氧症状（如胸闷、气促、呼吸困难、发绀）、面色苍白、大汗淋漓、烦躁不安、神志不清、牙关紧闭等窒息征象应及时抢救。

2. 休息与卧位

小量咯血宜静卧休息，取患侧卧位，减少患侧活动，防止病灶向健侧扩散，以保障健侧肺的通气功能。大咯血患者应绝对卧床休息，尽量避免搬动患者。

3. 口腔护理

保持口腔清洁，及时清理口鼻腔血液。

4. 饮食护理

小量咯血者宜进少量温、凉流质食物，多饮水，多食富含纤维素的食物，保持排便通畅，必要时使用缓泻剂辅助通便；大咯血患者应禁食。

5. 心理护理

专人护理，安慰陪伴患者，对精神极度紧张的患者，建议给予小剂量镇静剂。

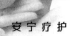

6. 用药护理

（1）使用垂体后叶素时应注意缓慢静滴，密切关注血压变化。

（2）应用镇静药、镇咳药时，严密观察患者有无呼吸衰竭和窒息发生。

（3）靶向药物（如贝伐珠单抗）引起咯血，应遵医嘱立即减少药量或停止用药。

（二）大咯血患者的抢救

1. 保持患者呼吸道通畅

协助患者取头低足高 45°俯卧位，及时清理患者口咽部血块及积血。

2. 恢复患者气道有效通气

给予吸氧。如患者出现窒息症状，根据患者家属意见决定是否进行气管内插管或紧急气管切开，酌情考虑使用呼吸机，如家属已签订放弃抢救，则不予考虑。

3. 病情观察

观察、记录咯血量和性状。做好床旁血压、心电图以及血氧饱和度的监测，及早发现异常情况，床旁备吸引器。

4. 用药护理

遵医嘱合理选择止血剂，规范用药，密切观察药物作用及不良反应，出现肺部感染及肺功能不全时，合理选择抗生素。

5. 生命支持

发生咯血 1～2 天，需动态评估咯血者病情变化，根据需要考虑采用生命支持措施，如输血等。

（三）健康教育

1. 向患者及家属讲解咯血的原因、特点、治疗及护理要点，讲解药物的作用和不良反应、治疗的并发症等，鼓励患者及家属配合治疗。

2. 告知患者及家属日常生活注意事项。保持室内通风良好，注意软质饮食，不要吃坚果、鱼肉等硬质或带刺的食物；便秘时不要过于用力，可使用开塞露。

3. 教会家属观察患者咯血先兆，以便咯血发生及时通知医护人员。

4. 指导患者及家属记录咯血的时间、频次和咯血量，以便医生根据病情调整治疗方案。

第四节　恶心、呕吐

一　概述

（一）定义

恶心（Nausea）、呕吐（Vomiting）是临床常见消化道症状，是特殊的主观感觉。恶心为上腹部不适和紧迫欲吐的感觉，可有迷走神经兴奋症状，如皮肤苍白、出汗、流涎、血压降低及心动过缓等。一般恶心后随之呕吐，但也可仅有恶心而无呕吐，或仅有呕吐而无恶心。呕吐是通过胃的强烈收缩迫使胃或部分小肠内容物经食管、口腔而排出体外的现象，两者均为复杂的反射动作，可由多种原因引起。

（二）病因

恶心与呕吐的原因很多，根据发病机制可分为：由消化系统、泌尿系统、循环系统、生殖系统等疾病引起的反射性呕吐；由中枢神经系统疾病、全身性疾病、药物、中毒等引起的中枢性呕吐；由前庭功能障碍引起的呕吐以及由神经性厌食症和癔症等引起的精神性呕吐。

二　评估

1. 评估患者恶心与呕吐的分级、发生的时间、频率，有无腹膜刺激征、腹部体征，呕吐前进食情况，用药情况，呕吐物的颜色、性状、量、气味，伴随症状、情绪及心理状态，等等。

恶心、呕吐分级标准如下：

0级：无恶心、呕吐；

Ⅰ级：轻度恶心，不影响进食及日常生活；轻微呕吐，1~2次/日；

Ⅱ级：明显恶心，影响进食及日常生活；明显呕吐，3~5次/日；

Ⅲ级：重度恶心，不能进食，需卧床；重度呕吐，>5次/日。

2. 评估患者生命体征、意识、营养状况，有无水电解质紊乱、酸碱平衡失调等。

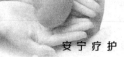
三 治疗

（一）治疗原则

采用综合治疗，包括病因治疗、药物和非药物治疗等方法，以纠正水电解质紊乱，并合理使用止吐药物。

（二）病因治疗

明确诱发恶心、呕吐的原因，去除病因，纠正恶心、呕吐引发的病理生理紊乱。

（三）对症治疗

1. 纠正水电解质紊乱

持续多日或严重的呕吐可导致患者水电解质紊乱，包括低钾、低钠、低氯和低血容量等，监测 24 小时出入量，适当补充液体及电解质，必要时进行肠外或肠内营养支持。

2. 药物治疗

（1）多巴胺受体拮抗剂：代表药物有甲氧氯普胺。

（2）5-HT$_3$受体阻滞剂：代表药物有昂丹司琼、帕洛诺司琼。

（3）H$_1$受体阻滞剂：代表药物为苯海拉明、异丙嗪等。

（4）糖皮质激素：常用地塞米松。

（5）神经激肽-1（NK-1）受体拮抗剂：代表药物为阿瑞匹坦、福沙匹坦。

（6）精神类镇静药物：用于不能耐受其他止吐药或治疗效果不佳者，但一般不能单独用于镇吐，常规与其他镇吐药物联合用于增强镇吐效果。可选用氟哌啶醇、奥氮平、劳拉西泮等。

（7）中医药治疗：可从扶正、解毒、和胃、健脾和降逆顺气等方面着手。

四 护理

1. 病情观察与记录

观察呕吐物的性质、量、颜色、气味，判断其发病原因。记录每日出入量。发生病情变化时及时评估恶心和呕吐的程度及其他症状。

2. 环境与饮食

保持病房安静、通风、温湿度适宜。应食用清淡、易消化、稍干的食物，少食多餐，饭后宜取站立或半坐卧位，切忌餐后平卧。对于呕吐不止者，需暂禁食，及时处理呕吐物及保持床单位整洁。对于长时间禁食、长期控制饮食或近期有恶心、呕吐及胃肠引流者，遵医嘱及时补充肠外营养及电解质。

3. 保持呼吸道通畅

呕吐时宜采取侧卧位，头偏向一侧。若少量呕吐物呛入气管可轻拍患者背部使其咳出；同时评估窒息风险及后果，与患者及家属充分沟通，尊重患者的意愿选择是否用吸引器吸出，避免发生窒息。

4. 口腔护理

患者发生呕吐后协助给予口鼻清洁。对于清醒的患者，给予温开水或生理盐水漱口；对于婴幼儿，应做好口腔护理，可选择海绵棒清洁口腔，提升患者舒适度。

5. 心理护理

终末期患者易产生悲观失望情绪，因此心理护理十分重要。主动关心安慰患者，维护其自尊。对精神性呕吐患者应尽量消除不良刺激，同时通过家属及朋友给予患者精神支持，减轻负面情绪，必要时可用暗示、冥想等心理治疗方法干预。

6. 其他

芳香疗法通过自然吸入、熏蒸、穴位贴敷及沐浴等趋于自然的吸收方式，运用触摸等非语言沟通方法，有利于患者产生积极的心理作用。佛手柑、薄荷及生姜可减轻患者的恶心、呕吐反应，同时可以帮助患者解除痉挛，达到肌肉放松的目的。

第五节 呕血、便血

一 概述

（一）定义

1. 呕血（Hematemesis）是由上消化道疾病（指屈氏韧带以上的消化

器官，包括食管、胃、十二指肠、肝、胆、胰疾病）或全身性疾病所致的急性上消化道出血，血液经胃从口腔呕出的现象。

2. **便血**（Hematochezia）是指消化道出血，血液由肛门排出的现象。少量出血不造成粪便颜色改变，须经隐血试验才能确定者称为隐血便。

（二）病因

消化系统疾病，如食管静脉曲张破裂、食管癌、胃癌、肝癌、肝动脉瘤、胆囊癌、胰腺癌、肝硬化；血液及造血系统疾病，如原发性血小板减少性紫癜、白血病、再生障碍性贫血、血友病、弥散性血管内凝血及其他凝血障碍性疾病等；部分终末期出现脑卒中、脑转移患者，易出现应激性溃疡，引起消化道出血。

（三）诊断

典型呕血、黑便或便血者，容易诊断。胃液、呕吐物或大便潜血阳性，提示可能出血。以头晕、乏力、晕厥等不典型症状就诊的患者，特别是生命体征不稳定、面色苍白及无法解释的急性血红蛋白（Hb）降低的患者，应警惕上消化道出血的可能性。当呕血、黑便量与贫血程度不相符时，应警惕隐匿的上消化道大出血。呕鲜血与咖啡色液，均提示病情危重。

二　评估

1. 评估患者呕血与便血的原因及诱因，出血的颜色、量、性状及伴随症状。

2. 评估患者的生命体征，意识状态、尿量、皮肤、嘴唇及四肢末端颜色及温度。

3. 了解患者实验室检查结果，如血常规、凝血功能、隐血实验等。

4. 是否存在活动性出血的评估：①呕血或黑便次数增多，呕吐物由咖啡色转为鲜红色或排出的粪便由黑色干便转为稀便或暗红血便，或伴有肠鸣音活跃；②经快速输液输血，周围循环衰竭的表现未见明显改善，或虽暂时好转而又再恶化，中心静脉压仍有波动，稍稳定又再下降；③红细胞计数、血红蛋白测定与血细胞比容继续下降，网织红细胞计数持续增高；④补液与尿量足够的情况下，血尿素氮持续或再次增高；⑤胃管抽出物有较多新鲜血。

三 治疗

（一）治疗原则

寻找可能的诱因或病因，避免误吸及窒息，与患者或家属协商避免有创抢救措施；可予以适度镇静。

（二）病因治疗

明确诱发呕血、便血的因素，去除病因，减少诱发因素。

（三）止血治疗

1. 物理疗法

10℃～14℃冷水经胃管反复冲洗，使血管收缩，胃分泌和消化活动抑制，达到有效止血目的。

2. 药物止血

血管收缩剂去甲肾上腺素加入冰水或冷水中分次口服；或使用凝血酶冻干粉加入生理盐水，分次口服；静脉输注或肌内注射止血药物进行止血，如氨甲环酸、垂体后叶素、氨基己酸、白眉蛇毒凝血酶、酚磺乙胺等。

H_2受体阻滞剂（代表药物西咪替丁等）及质子泵抑制剂（代表药物奥美拉唑等）可以有效地抑制胃酸分泌，升高胃内 pH 值，达到止血目的。

3. 内镜止血

呕血控制不佳时，与患者及家属充分沟通并征得同意后，可经内镜直视下喷洒肾上腺素注射液或使用三腔二囊管直接压迫止血；便血患者，可使用去甲肾上腺素或凝血酶冻干粉局部喷洒治疗弥漫性渗血；局部出血可使用电凝、微波、金属夹、激光及硬化剂注射等方法进行治疗。

（四）其他

终末期患者应尽量避免有创操作、有创抢救措施。若经保守治疗无效或呕血、便血症状持续加重时，医务人员应与患者及家属充分沟通，尊重患者与家属意愿，决定是否行手术治疗。若患者及家属放弃有创治疗，可以给予舒适护理并适当镇静。

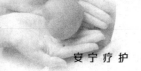
四 护理

1. 病情观察

（1）密切观察患者生命体征，患者急性大出血时，病情极不稳定，应每15分钟测量脉搏、呼吸、血压1次，直至病情稳定。

（2）密切观察呕血、便血的量及性状、次数，注意有无畏寒、头晕、乏力、面色苍白、四肢湿冷等急性失血的症状，出现任何不适情况及时报告医生。

（3）准确记录患者的尿量及出血量，了解患者全身循环及肾血流情况，同时可以为临床补充液体量提供准确依据。

（4）严密观察用药过程及不良反应，如垂体后叶素静滴速度过快可引起腹痛、心律失常或诱发心肌梗死等；凝血酶应现配现用。

2. 休息与体位

尽量卧床休息，呕血急性期床头宜抬高10°～15°，保持呼吸道通畅，避免大量呕血导致窒息。大出血时应绝对卧床，采取去枕平卧位或者侧卧位，以免呕吐液体被气管吸入，引起窒息或肺炎。

3. 环境

定时开窗通风，保持病房无异味、安静，营造舒适、安全的环境。

4. 饮食

对于少量出血患者，给予少量温、凉流质食物，少食多餐，根据病情摄入适量蛋白质；大出血期间患者应禁食，待出血停止后，可少量饮用牛奶、豆浆等碱性流质食物，忌食辛辣甜酸食物。

5. 口腔护理

及时清理口腔异物并用温开水漱口，每天至少进行2次口腔护理。

6. 皮肤护理

（1）对病情较重、长期卧床患者，特别是老年患者，应注意翻身拍背及双下肢的按摩，尽可能避免压力性损伤。

（2）在病情稳定期，可协助患者沐浴，保持身体干净整洁，穿宽松棉质衣物，预防皮肤感染，使患者感到舒适。

7. 三腔二囊管压迫止血护理

对于胃底静脉曲张或者胃部静脉破裂的患者，可使用三腔二囊管压迫止血，观察并记录出血性状、颜色及量；经胃管冲洗胃腔积血可减少氨在肠道的吸收。在留置管道期间，做好口腔护理，床旁备三腔二囊管、血管钳等换管所需用品。

8. 心理护理

（1）患者出现呕血时，为保持其情绪稳定，可使用深色毛巾擦拭并掩盖血渍，减轻其恐惧心理，必要时可注射镇静剂（肝功能异常者禁忌使用哌替啶）。

（2）评估患者及家属的心理变化，适当进行心理疏导，减轻其紧张、恐惧心理，从而提高治疗和护理质量。

（3）根据患者的需求，选择音乐疗法、正念冥想或精油抚触等方式帮助患者放松，促使其心情愉悦。

9. 随访

指导患者居家出现呕血、便血时，对出血量进行正确的评估和用药护理。对于处于生命末期且出血风险较高的居家患者，以保持患者的舒适度为目标侧重点。针对出血的风险对患者及家属进行宣教，帮助他们制定适当的应急预案，如在家无法满足需求时可以选择住院。

第六节　腹胀

一　概述

（一）定义

腹胀（Abdominal distension）指各种因素导致的腹内压增加，可表现为胃肠胀气、嗳气、肠鸣音亢进，伴或不伴腹围增大。腹胀既是症状，也是体征，可以表现为部分或全腹部胀满，是消化系统常见的症状之一。

（二）病因

1. 消化道器官病变（包括胃肠、肝胆胰等）。

2. 腹腔内肿块或脏器包膜牵张。

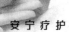

3. 食物或药物代谢过程中产生过多气体。

4. 应激（包括心理、感染等）。

5. 其他系统疾病（心、肾、内分泌、神经、血液等）导致的胸腔积液、腹水等。

（三）分类

1. 按照病因分类：器质性腹胀和功能性腹胀。

2. 按照腹胀的部位分类：上腹部腹胀和下腹部腹胀。

3. 按照腹胀的伴随症状，如上腹疼痛、嗳气、反酸、恶心、呕吐等症状的发作时间及程度分类。

（1）无症状。

（2）轻度：感觉不舒服但可以忍受。

（3）中度：非常不舒服，但不影响日常活动。

（4）重度：极其不舒服，难以忍受，并影响日常活动。

二　评估

1. 评估患者腹胀的原因、程度、持续时间、有无伴随症状。

2. 评估患者既往史及个人史，治疗情况及心理反应。

3. 了解患者血常规、生化等相关检查及 X 线、彩超、CT、MRI 等影像学检查结果，进一步确定腹胀原因。

三　治疗

治疗原则：根据可能的原因给予干预措施，调整肠内营养种类、温度及可能引起腹胀的药物。必要时予以胃肠减压、通便及灌肠处理。

（一）病因治疗

去除病因，明确诱发腹胀的因素，给予积极对症处理，如肠梗阻导致则解除梗阻原因，消化系统炎症导致则采用抗炎及对症支持治疗。

（二）对症治疗

1. 针对肠梗阻导致的腹胀实行禁食、胃肠减压、灌肠、营养支持等对症治疗。

2. 针对便秘导致的腹胀，促动力剂如多潘立酮、莫沙必利可促进胃肠蠕动。

3. 针对腹水导致的腹胀在积极治疗原发病的基础上，可行腹腔穿刺引流术。

4. 适当给予益生菌可改善肠道微环境，减少产气，减轻腹胀。

（三）其他

对于严重腹胀者，可采用肛管排气、胃肠减压、腹部热敷等措施，适当的心理疏导、舒缓情绪等心理治疗可改善症状。

四 护理

（一）一般护理

1. 病情观察

密切观察腹胀的程度、相关伴随症状等。

2. 环境与休息

为患者提供安静舒适的环境。根据病情协助患者取舒适卧位，若无禁忌采取半坐位，有助于改善因腹胀导致的呼吸困难。

3. 饮食护理

指导患者少食多餐，多食用高纤维食物，避免食用易产气、易便秘的食物，如碳酸饮料、豆类、坚果等。腹水患者应摄入高蛋白、高热量、高维生素、低钠的食物。

（二）腹胀的护理

1. 减少肠腔内容物

采用肛管排气、灌肠或软便剂导泻，以减少肠腔内容物，缓解腹胀症状。

2. 腹水引流

大量腹水时可行腹腔穿刺放腹水。长期留置腹腔引流管应注意预防导管滑脱，每天准确记录引流液的量、性质和颜色，大量放腹水后患者应卧床休息。

3. 腹部精油按摩及腹部热敷

腹部按摩可加快肠蠕动，促进肠道的排空，改变腹腔内的压力，能使胃肠道副交感神经兴奋性增强，从而促进肠道内气体的排出。腹腔内有肿瘤者禁止按摩，以免造成肿瘤破裂，引起患者生命危险。热敷时间不超过

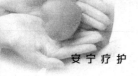
30 分钟。

4. 中医护理

用艾灸脐部，上下左右移动灸 10 ~ 15 分钟；指压足三里、天枢穴，或穴位注射新斯的明促进排气，减轻腹胀。

（三）用药护理

常用药物为利尿剂和缓泻剂，应注意维持水电解质和酸碱平衡，以每天体重减轻不超过 0.5kg 为宜；对有高血压、心脏病、糖尿病、肾功能不全合并便秘的终末期患者，应选用安全的缓泻剂，如聚乙二醇 4000；肠梗阻患者禁忌使用胃肠动力药物。

（四）心理护理

耐心向患者解释病情，缓解患者紧张和焦虑情绪，建立良好的护患关系。同时应与患者家属充分沟通，取得其理解、支持和帮助。

（五）健康教育

腹胀患者，轻者应限制活动，重者绝对卧床休息，其间应加强患者床上活动，长期卧床患者易发生压力性损伤，应注意预防。

（六）随访

指导患者居家时腹胀评估和用药，出院时建议患者按时复诊，做好随访记录。对于有腹部包块和腹水的患者，通过排气、排便、胃肠减压、腹水引流等方法可在短时间内减轻腹胀症状。

第七节　水肿

一　概述

（一）定义

水肿（Edema）是指出于各种原因，人体组织间隙有过多的液体积聚引起肿胀的症状，出现全身或局部皮肤紧张发亮，原有皮肤皱纹变浅或消失，弹性变差，甚至有液体渗出的现象。患者在临终阶段所发生的水肿通常发生在下肢、手臂、脸部、腹部和阴囊等部位。

（二）病因

水肿大部分是多种临床因素共同或相继作用的结果，主要原因有血液或淋巴回流不畅，营养不良，肾脏和内分泌调节紊乱。当液体在组织间隙弥漫性分布时呈全身水肿；用手指按压骨骼突出处时可留下凹陷，称为凹陷性水肿，又称显性水肿。出现凹陷性水肿说明水肿已经比较严重。液体积聚在局部组织间隙时呈局部水肿。

1. 全身水肿

（1）心源性水肿：常见于右心衰竭、心包炎等。

（2）肝源性水肿：肝硬化、肝癌等引起，以腹水为主要表现。

（3）肾源性水肿：见于各型肾炎和肾病。终末期肾衰竭等肾性水肿时水肿先出现在面部，眼部尤其明显，肾病综合征患者常伴中度或重度水肿，可伴胸腔积液和腹水。

（4）营养不良性水肿：慢性消耗性疾病蛋白质丢失过多或长期营养缺乏引起的低蛋白血症而导致。水肿多自组织疏松处开始，然后扩展至全身，以身体低垂部位最为显著。水肿发生前常伴消瘦和体重减轻。

（5）药物性水肿：可能由水钠潴留类、血管扩张剂等药物引起。

2. 局部水肿

常由静脉功能不全、静脉梗阻、淋巴管静脉淤滞闭塞或梗阻等引起。

（三）临床表现

1. 皮肤变化

水肿部位皮肤紧绷发亮，有时会出现皮肤破裂、液体漏出（淋巴溢）、溃疡等。

2. 压痛

水肿部位压痛，感觉沉重，有爆裂感以及疼痛感。

3. 运动受限

下肢无力或有沉重感，水肿部位会影响运动。

4. 呼吸困难

严重的水肿会影响呼吸，如肺水肿会导致呼吸困难。

5. 腹泻

肠道水肿可能会导致腹泻。

6. 尿量减少

因液体在体内潴留出现体重增加，伴尿量减少。

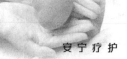
7. 其他症状

水肿严重者因心脏前负荷增加，可出现脉搏增快、血压升高，甚至发生急性肺水肿。在疾病晚期患者中，水肿对患者自尊及身体形象存在负面影响，会导致患者出现恐惧等相关心理问题。

二　评估

1. 评估水肿发生的部位、时间、诱因或原因及进展情况，患者一般状态如精神状况、生命体征、体重变化、体位等。

2. 评估水肿发生的程度、范围及皮肤完整性。临床上按照指压恢复程度及水肿发生范围的分级标准确定水肿程度，分为轻、中、重三级。

（1）轻度水肿：局部肿胀情况较轻，按压上去，感觉像嘴唇一样柔软，指压后可出现组织轻度凹陷，平复较快。适当抬高患肢即可，不需要进行特殊的处理。

（2）中度水肿：局部肿胀的部位，按压可感觉像鼻子的硬度。全身疏松组织均有可见性水肿，指压后可出现明显的或较深的组织凹陷，平复缓慢。需要对患肢进行制动，同时一定要对症治疗，给予七叶皂苷钠，或者是甘露醇等，抬高患肢使其高于心脏水平。

（3）重度水肿：局部硬度会达到额头一样的硬度。全身组织严重水肿，身体低垂部位皮肤紧张发亮，甚至可有液体渗出，或伴胸腹腔积液。局部肿胀较为严重，建议和家属协商进行手术，切开局部皮肤，进行减压，预防感染，避免局部的神经血管受压导致损伤。

3. 评估伴随症状如有无疼痛、尿量减少、头晕、乏力、呼吸困难、心率增快、腹胀、运动受限等。

4. 进行血常规、白蛋白、电解质和肌酐、血浆脑钠肽（以排除充血性心力衰竭或慢性心力衰竭）等血液学检查及胸部摄片、超声检查，CT 或 MRI 等影像学检查。

三　治疗

针对诱因及病因，调整药物及液体入量，适当限制水钠摄入，终末期肾病患者避免进行肾脏替代治疗及相关操作，减少或控制引起患者水肿的各种病因。对于疾病终末期水肿患者而言，多数水肿与原发性疾病进展有关，为不可逆性，治疗非常困难。治疗的目的主要是全面改善患者状况，让患者感到舒适。

（一）病因治疗

对病因明确并可能除去的患者，积极的病因治疗可获得良好的疗效。

（二）对症治疗

1. 物理治疗

对于水肿局限于四肢者，可抬高四肢，配合使用弹力绷带或弹力袜进行适当压迫治疗，做好皮肤护理，注意弹力袜末端肢体肿胀情况，减少形成淤滞和压迫性溃疡的风险。抬高患肢时，可适当配合手法按摩，但重度水肿或癌症累及皮损区域等特殊情况除外。

2. 药物治疗

利尿剂是目前治疗水肿的主要药物。患者需定期监测血清电解质，根据具体情况补钾或加用小剂量保钾利尿药物（如螺内酯），同时密切关注电解质和液体消耗的情况。对于可坐起或能走动的患者，密切监测血压，一旦出现低血压，应立即停用利尿药。

四　护理

1. 病情观察

（1）观察患者的水肿部位、程度及伴随症状，必要时记录 24 小时出入量。

（2）密切监测患者生命体征，观察有无胸腔积液、腹水。

（3）监测体重和实验室检查结果。

2. 饮食与活动

（1）限制水钠的摄入，根据病情摄入适当蛋白质。

（2）轻度水肿患者限制活动，严重水肿患者应卧床休息。

3. 用药护理

遵医嘱使用利尿剂或其他药物，密切观察用药效果及副反应，监测患者电解质及酸碱平衡情况。

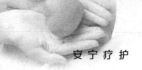

4. 皮肤护理

保持皮肤清洁干燥，协助患者更换体位，预防水肿部位出现压力性损伤。

5. 健康指导

（1）告知患者及照顾者出现水肿的原因、应用有关药物的注意事项。

（2）合理安排每天食物，限盐限水。

（3）告知患者通过准确记录每天出入液量、体重等指标评估水肿的变化。在患者体力和精力允许的情况下，每天定时、定体重计、定同类服装测量体重，对其水肿情况进行监测。此外，若患者存在腹水，应同时测量腹围。

（4）对患者及照顾者进行活动指导，依据患者身体综合情况，指导运动训练，鼓励患者进行适量活动。晚期患者进行肢体锻炼的原则为维护肢体功能，可适当进行肿胀肢体的功能锻炼，以增加肌肉的收缩，从而促进潴留液体的回流或吸收。

第八节　发热

一　概述

（一）定义

发热（Fever）指机体在致热源或非致热源的作用下，引起体温调节中枢功能紊乱，致使产热增加，散热减少，体温超过正常范围。一般而言，当腋下温度超过37℃，口腔温度超过37.3℃，一昼夜体温波动超过1℃，可称为发热。

（二）分类

1. 根据发热期长短，发热可分为急性发热和长期发热。

（1）急性发热：发热少于2周，常见于急性感染；

（2）长期发热：发热持续2周以上，常见于淋巴瘤、结缔组织疾病等。

2. 根据程度将发热分为四个等级：体温在37.3℃～38.0℃为低热，体温在38.1℃～39.0℃为中等热，体温在39.1℃～41.0℃为高热，体温在41℃以上为超高热。

（三）病因

1. 感染性发热

主要由如病毒、细菌、支原体等各种病原体引起的急性或慢性、局部或全身的感染而出现的体温升高。

2. 药物性发热

抗肿瘤药物的副作用，如博来霉素、平阳霉素、粒细胞集落刺激因子、干扰素、白介素、肿瘤坏死因子、唑来膦酸等。

3. 中枢性发热

当肿瘤转移至下丘脑的体温调节中枢可引起发热，但这类发热不多见，多为稽留热，难以处理。可作脑 CT 或者 MRI 确诊。

4. 癌性发热

排除上述原因，可考虑癌性发热。在确诊的肿瘤患者中，有时会遇见长期发热，至少有 2/3 的患者在病程的某一时期有发热症状。癌性发热是由肿瘤本身引起的，是恶性肿瘤常见的症状之一。

（四）热型

热型可分为稽留热、弛张热、间歇热、回归热、波状热和不规则热。对于终末期患者，发热的热型常为不规则热和弛张热，少数呈稽留热。

（五）发热的临床分期

1. 体温上升期

特点为产热大于散热，体温上升。主要表现为皮肤苍白无汗、畏寒或寒战，继而体温升高。

2. 高热期

特点为产热与散热在较高水平上保持相对平衡，一般体温上升至高峰后维持一段时间。主要表现为皮肤潮红灼热、呼吸深快、寒战消失、出汗逐渐增多。高热可引起胃肠道功能紊乱，出现食欲下降、恶心、呕吐等症状；持续高热使机体消耗增加，若营养物质摄入不足，可致营养不良、体重下降；高热还可致谵妄、幻觉等意识改变。

3. 体温下降期

特点为散热大于产热，随病因消除体温降至正常水平。主要表现为汗多、皮肤潮湿，体温下降形式有骤降和缓降。

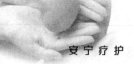

二 评估

1. 临床表现：起病缓急、持续时间、发热程度、热型、发热相关的疾病史或诱发因素，是否有过度疲劳等感染的诱因，是否有咽部不适或咽痛等相关感染的临床表现等。

2. 发热对患者的影响：高热患者是否出现谵语、幻觉意识状态改变。患者体温下降期间大量出汗，有无脱水等。发热对患者进食情况的影响，有无恶心、呕吐等症状。

3. 诊断、治疗与护理：用药情况、药物种类、剂量及疗效等。

4. 患者尿常规、血常规、X线检查等，关注患者血、分泌物等培养及药物敏感试验微生物检验结果。

三 治疗

（一）病因治疗

积极治疗原发病，由于感染引起的发热，可根据病原菌类型和药敏试验结果选择合适的抗生素；由于肿瘤等其他因素引起的非感染性发热，抗肿瘤等对因治疗可能有效。

（二）对症治疗

以物理降温为主，终末期患者谨慎使用退热药物。

1. 物理降温

采用温水（32℃~34℃）或25%~30%乙醇溶液（32℃~34℃）擦浴大动脉处，擦浴时间约为20分钟。年老体弱患者慎用酒精擦浴，高热寒战或伴出汗的小儿不宜用酒精擦浴；用冰袋降温时，用毛巾包裹冰袋后放在额部、左右腋窝、左右腹股沟及左右颈动脉处；也可采用冰毯、冰帽、冰枕等降温。根据患者情况谨慎使用液体灌肠和肛塞剂降温。

2. 药物降温

采用非甾体抗炎药，代表药物为布洛芬、双氯芬酸钠、阿司匹林等；糖皮质激素药物，代表药物主要有泼尼松、地塞米松等；抗过敏药物，代表药物为异丙嗪及其他抗组胺类药物；根据患者情况谨慎使用肛塞剂降温。

四　护理

1. 病情观察

（1）观察生命体征，监测体温变化并做好记录。

（2）观察是否出现淋巴结肿大、出血、单纯疱疹及意识障碍等症状。

（3）观察用药后的不良反应，根据情况对症处理。

2. 降温处理

（1）物理降温。可使用温水或酒精擦浴法、冰袋降温法。当出现高热及超高热时，可使用医用冰毯全身降温，效果安全可靠，终末期患者易耐受。

（2）遵医嘱给予药物降温，指导患者正确使用降温药物。

（3）降温处理 30 分钟后复测体温。

（4）物理降温不宜与药物降温同时进行。

3. 饮食护理

加强营养，给予高热量、高蛋白质、富含维生素和无机盐及清淡易消化的饮食，根据病情选用流质、半流质或软食。鼓励患者多饮水，及时补充水分。

4. 舒适照护

营造舒适的环境，做好口腔护理及皮肤护理。

5. 心理护理

给予患者心理安慰与陪伴，满足患者心理需求。

第九节　恶病质

一　概述

（一）定义

欧洲姑息治疗研究协会（European Palliative Care Research Collaborative，EPCRC）将恶病质（Cachexia）定义为：一种多因素作用的综合征，特点为进行性发展的骨骼肌量减少（伴或不伴脂肪量减少），常规营养支持治疗无法完全逆转，并出现进行性功能障碍。可见于肿瘤、获得性免疫缺陷综合征（AIDS）、严重创伤、手术后、吸收不良及严重的败血症等多种情况，其中以肿瘤恶病质最为常见。

（二）发病机制

恶病质确切发病机制仍未完全了解，目前认为与以下因素相关。

1. 个体免疫系统和神经内分泌发生异常导致机体代谢紊乱引起肌肉消耗萎缩、脂肪消耗、多脏器衰竭及体重的下降，从而引起恶病质。极度的消瘦和精神萎靡常常被认为是恶病质－厌食综合征的一部分。

2. 机体肿瘤的生长，在蛋白水解诱导因子和脂质动员因子及炎症细胞因子作用下引起代谢异常，从而导致机体的肌肉消耗、脂肪消耗和体重下降，最终发生恶病质。

（三）分期

恶病质在临床上分为三期：恶病质前期、恶病质期和难治性恶病质期。

1. 恶病质前期：体重下降≤5%，伴有厌食症和代谢改变。

2. 恶病质期：6个月内体重下降>5%，或体质指数（body mass index，BMI）<20kg/m^{2}者出现体重下降>2%，或四肢骨骼肌指数与少肌症相符者（男性<7.26kg/m^2，女性<5.45kg/m^2）出现体重下降>2%，常有摄食减少或系统性炎症。

3. 难治性恶病质期：疾病持续进展，对治疗无反应，分解代谢活跃，体重持续丢失无法纠正，低体能状态评分，预计生存期<3个月。

患者明确诊断为恶病质后，还需进一步评估以下3个方面。

1. 体重丢失及蛋白质消耗的速率：对于同样的BMI和体重丢失程度，存在肌肉减少的患者预后更差。早期发现、早期干预是延缓恶病质进程的最主要的手段。

2. 能量储备量及摄入量：监测患者摄入量能够预测能量及营养素摄入不足对营养状况及恶病质发展的影响，也能够直接反映恶病质的严重情况，以作为疗效指标进行评估。

3. 炎症情况：营养干预有效则可能改变患者的炎症状态、厌食等症状，提高患者生活质量。

（四）临床表现

恶病质表现为不能被日常营养支持治疗而完全逆转的消瘦，伴有持续性骨骼肌丢失。患者出现厌食、体重下降、乏力、极度消瘦、嗜睡、贫血、眼窝凹陷、皮肤干燥松弛、舟状腹等。体重下降是恶病质突出的临床特征，约半数癌症患者存在不同程度的体重下降，约 86% 的癌症患者在生命最后 2 周出现明显体重下降。

二　评估

（一）对恶病质的客观评估

1. 详细病史

（1）身体症状因素：是否存在没有控制或控制不佳的疼痛、呼吸困难、恶心、呕吐、腹泻、嗅觉丧失、味觉改变、疲劳等其他不适。

（2）机械因素：是否存在咀嚼困难、胃排空延迟或肠梗阻等。

（3）精神因素：是否存在抑郁症、痴呆或谵妄等。

（4）社会因素：是否存在贫困或缺乏照顾者。

2. 体格检查

（1）体重测量：监测体重的变化。

（2）人体测量：评估肌肉萎缩和皮下脂肪消耗的程度。

（3）肌肉力量和四肢的活动能力。

（4）外周组织的消耗。

（5）口腔和牙齿的检查：是否存在口腔疾病。

（6）腹部的检查：是否存在肠梗阻、肝大、脾大等潜在影响因素。

3. 实验室检查

血常规、电解质、尿素/肌酐、促甲状腺激素、白蛋白、睾酮、皮质醇、炎症标志物（C 反应蛋白和血沉）和间接测量测定。

4. 人体成分分析

生物电阻测量法（Bio-impedance Analysis，BIA）的原理即将身体分为导电的体液、肌肉等，以及不导电的脂肪组织，根据测量时获得的不同的生物电阻量，统计不同的人体成分数据。因操作过程简单、安全、快速、无侵入性而应用广泛。

（二）对恶病质的主观评估

1. 癌症治疗功能评价系统（Functional Assessment of Cancer Therapy，

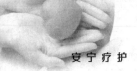

FACT）由美国西北大学转归研究与教育中心的 Cella 等研制。FACT 是美国测评生存质量的主要量表，亦可作为我国恶性肿瘤患者生存质量的测评工具。

2. 厌食症/恶病质治疗的功能性评估表是由 FACT-G 和 12 个针对食欲不振恶病质的特异条目构成，专门用于食欲不振癌症 – 恶病质综合征患者的生命质量测定。

3. 营养风险筛查 2002（Nutritional Risk Screening，NRS 2002）包含营养状态、疾病严重程度、年龄三部分，简便易于操作，在临床广泛应用。

三　治疗

恶病质治疗的原则是根据患者所处的恶病质分期，制定合适的治疗目标，减轻症状，提高患者生活质量。

（一）营养干预

对于存在食物摄入不足的患者进行营养干预。在安全情况下营养支持首选口服途径，若小肠功能正常，在吞咽功能存在障碍的情况下可选择肠内营养；若口服和管饲饮食不能耐受或不能满足需求，则考虑肠外营养。

1. 肠内营养

对于头颈部或上消化道癌症患者，尤其是正在进行抗癌治疗的患者，若口服不能满足营养需求，建议采用管饲饮食。若患者肠内营养时间＞4周，建议采取经皮内镜胃造瘘代替安置胃管。

2. 肠外营养

若患者的生活质量和/或生存时间会因进行性营养不良而受到严重影响，则应向患者提供居家肠外营养；不推荐正在接受化疗的低食性、营养不良患者常规行肠外营养以改善营养状况和生活质量。

（二）药物干预

1. 醋酸甲地孕酮。其为一种合成孕激素，直接作用于下丘脑，抑制细胞因子的释放，有利于增加食欲。

2. 皮质激素。通常应用于恶性肿瘤晚期患者。该药物作为食欲刺激剂对终末期患者有一定疗效，但其效果缺乏持久性，考虑此类药物的毒性（易发生口腔念珠菌病、水肿、库欣综合征、消化不良等），仅限用于寿命较短（通常少于6周）的患者。

3. 甲氧氯普胺。可缓解消化不良引起的症状，如腹胀、嗳气、恶心等。

4. 氧甲氢龙。是促蛋白合成激素，可增加体重，在数项研究中被证明可增加肌肉含量。

5. 非甾体抗炎药。布洛芬、阿司匹林是最常见的该类药物，可抑制前列腺素所致的炎症反应。

6. 褪黑素。可降低肿瘤坏死因子（Tumor Necrosis Factor，TNF）的浓度抑制细胞因子活性，减轻患者的恶病质和乏力状况。

7. 沙利度胺。是一种 TNF-α 的抑制剂，可抑制促炎因子及肿瘤血管新生。

（三）运动干预

根据患者的体力状态和乏力状况给予抗阻训练和有氧锻炼相结合，可选择散步、床上肢体活动等方式，每次20分钟，每天2~3次，但要避免剧烈运动。

（四）健康教育

根据患者恶病质疾病阶段提供个性化的健康教育，帮助患者及其家属了解疾病性质、病程和生物学机制，帮助其对疾病的消极影响（如体质下降、食欲下降、早期饱腹感等）有深入认知，从而提高其对疾病现状及早期多学科干预必要性的认知。

四 护理

1. 病情观察

观察患者体重、皮肤弹性、皮下脂肪厚度、腹围大小及肌肉丢失情况等，根据患者病情变化及时进行评估，做好记录。

2. 营养干预健康指导

（1）经口进食

对于可自行经口进食者，应鼓励其经口进食。根据患者的实际消化能力调整饮食，保证营养供应。

（2）肠内营养

鼻饲进食：对于不能自己进食的终末期患者，给予鼻饲等肠内营养以

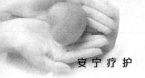

改善患者的营养不良状况。

胃肠造瘘管进食：应注意营养液的温度和输注速度。建议营养液温度控制在 38℃～40℃，输注速度应遵循先慢后适当加快的原则，总量控制在 30～120ml 为宜。

肠外营养：肠外营养液应现配现用，室温中 24 小时内输注完毕，每 24 小时更换输注器和输注装置。观察肠外营养输注过程中有无不良反应，及时处理并发症并记录。

3. 适量运动

告知恶病质患者运动对改善血液循环和预防压疮的重要性，并和患者、家属共同制定关于恶病质患者的运动方案。对于极度消瘦、水肿、疲乏、肌力减退甚至丧失的患者，可使用气垫床或电动翻身床预防压力性损伤的发生。

4. 舒适护理

（1）维持良好、舒适的体位：建立翻身卡，定时翻身，避免局部长期受压。

（2）加强皮肤和口腔护理：保持皮肤清洁、干燥，口腔清洁卫生舒适。

（3）保暖：加强保暖，必要时给予热水袋，水温应低于 50℃，预防烫伤。

5. 心理护理

终末期患者常常会对治疗失去信心，面对死亡处于焦虑、恐惧、抑郁的精神心理状态中，安宁疗护团队应以"五全"理念为指导对患者进行心理疏导，提供社会支持，使其更加积极地面对疾病、治疗、家人以及自己，从而提高就医依从性。

第十节　口干

一　概述

（一）定义

口干（Dryness of Mouth）是生活中常见的一种主观感觉，短暂并可通过自我调节。口干症（Xerostomia）是口腔成分变化或唾液分泌减少引起的口腔干燥状态，为口腔科最常见的临床症状之一。据报道，大于75%的晚期肿瘤患者唾液分泌量减少，出现口干，影响味觉、咀嚼、吞咽、发音言语、义齿佩戴、口腔舒适感等。

（二）病因

引起口干症的相关因素包括生理、病理、心理、神经、药物以及肿瘤患者接受放射治疗等。发病机制包括唾液分泌减少、局部或全身脱水等因素导致口腔中唾液分泌和消耗的负平衡，造成客观的口干。

（三）分类

1. 根据唾液量可分为有唾液量减少的真性口干和无唾液量改变的假性口干。

2. 根据身体状况可分为生理性口干和病理性口干。

（四）临床表现

口干症常见临床表现为口腔黏膜烧灼感、咀嚼和吞咽干性食物困难、味觉功能减退或味觉改变、口腔黏膜受损、口腔疼痛、龋齿、口臭、厌食，严重口干者可发生噎堵，甚至吸入性肺炎、言语困难、营养问题及睡眠障碍等，影响心理状况和生活质量。

二 评估

（1）评估患者口腔黏膜完整性及湿润情况，动态观察患者的唇、舌、牙齿、口腔黏膜、饮食、营养、睡眠、心理等情况。

（2）评估患者有无口腔烧灼感，咀嚼、吞咽困难，味觉改变及疼痛。

（3）评估有无引起口干的治疗因素。

三 治疗

（一）病因治疗

控制导致口干的原发疾病，去除诱发因素，减量或替换可致口干的药物，纠正脱水。

（二）非药物治疗

（1）鼓励患者少量多次经口补充水分。

（2）润滑口腔，刺激唾液分泌。含食冰块、硬糖、酸味的水果切片或蜜饯（柠檬、橘子等），必要时可以应用人造唾液或唾液代用品。

（三）药物治疗

（1）毛果芸香碱：主要用于头颈部肿瘤患者放疗后引起的口干症和药源性口干症。

（2）西维美林：能促进唾液腺分泌，缓解口干症状。

（3）其他含有玄参、麦冬、甘草等多种成分的中成药，如养阴清肺丸、玄麦柑橘颗粒等。

四　护理

1. 病情观察

动态观察患者的唇、舌、牙齿、口腔黏膜、唾液分泌、饮食、营养、睡眠、心理等情况，综合评估患者口干的主要原因、症状表现与严重程度。

2. 环境舒适

房间保持通风，温湿度适宜。可使用空气加湿器、喷雾电风扇、氧气湿化等。

3. 饮食护理

指导患者戒烟戒酒，避免饮用含酒精和咖啡因的饮料，饮食清淡湿软，在保证热量和营养摄入的情况下适当增加半流质食物和汤水，避免过干、过硬或油炸烧烤类食品，减少重口味食物和浓味酱汁，少用味精、鸡精、酱油、辣椒酱等调味品。

4. 口腔护理

保持口腔清洁和湿润，预防龋齿和口腔内继发感染。对于意识不清或无自理能力的患者，早晚及进食后使用口腔海绵棒以淡茶水或清水清洁口腔及舌面，每小时以棉棒蘸温水湿润口腔黏膜及舌体。对于濒死患者，可运用小喷壶、滴管和海绵棒等工具以水湿润舌头和口腔，或将小颗冰块置于舌底缓慢融化滋润，口唇涂抹润唇膏预防干燥皲裂。

第十一节 癌性伤口

一 概述

（一）定义

癌性伤口（Malignant Fungating Wound）指上皮组织完整性被恶性肿瘤细胞破坏，表现为伤口不愈合或者创面不断扩大。癌细胞侵入皮肤组织可导致皮肤完整性丧失、功能丧失及肿瘤生长变形。最常见的表现为真菌状损害（菜花状）和溃疡性损害，严重时可形成瘘或瘘管。

（二）病因

1. 皮肤局部原发黑色素瘤皮肤癌。

2. 皮肤局部原发鳞状上皮癌。

3. 颈部淋巴瘤；癌细胞随淋巴、血液转移浸润皮肤。

4. 局部器官浸润（乳腺癌）。

5. 慢性伤口恶变，高达 2% 的慢性创面会恶变，最常见的是鳞状上皮癌。诊断依据是可疑溃疡伤口边缘活检。

6. 原发肿瘤病灶切除不彻底。肿瘤手术后残留癌细胞导致组织异常增生、破溃、感染，肿瘤在手术切口部位复发、溃烂，肿瘤切口复发等。

（三）临床特征

1. 周围皮肤浸润：具有侵蚀性，侵蚀周围正常组织。

2. 在体表形成隆起的包块和皮肤溃疡，常伴感染、大量渗液、异常臭味、易出血。

3. 生长速度快。

二 评估

1. 评估伤口的进展，颜色、渗液量、渗液颜色及黏稠度。

2. 评估伤口的气味，可分为 0～5 级 6 个等级。

0 级：进入病房或诊室即可以闻到气味；

1 级：与患者一个手臂的距离可以闻到气味；

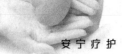

2级：与患者少于一个手臂的距离才能闻到气味；

3级：接近患者可闻到气味；

4级：通常只有患者自己才能闻到气味；

5级：表示没有气味。

通过伤口气味分级能判断伤口感染程度。正常情况下，伤口没有味道，但如果伤口存在腥臭、恶臭、腐臭等气味，则提示伤口发生感染。感染严重时通常需要进行清创引流促进伤口重新愈合。建议在伤口愈合阶段注意休息，避免进食辛辣、刺激性食物。

三　治疗

恶性肿瘤是癌性伤口产生的主要原因。缩小伤口、控制及改善伤口症状的有效方法是治疗原发肿瘤。治疗方法取决于肿瘤的类型、分期以及患者的身体状况等，常见的治疗方法有放疗、化疗和手术。不能治愈的姑息性伤口应尽量促进患者舒适，通过减轻疼痛、防止出血和感染、消除臭味、管理渗液等来提升患者生存质量。

四　护理

（一）护理难点

1. 处理时需保护周围组织，防止肿瘤细胞扩散和种植。

2. 肿瘤细胞若侵蚀伤口周围血管，出血难以控制，侵犯大动脉时可出现致命性出血。

3. 伤口发生多种细菌混合感染，出现恶臭。

4. 放疗和化疗影响伤口愈合。

5. 伴有营养不良影响伤口愈合。

6. 肿瘤进展出现坏死和感染导致渗液和恶臭难以控制。

（二）护理措施

1. 伤口换药

根据伤口情况可以选择藻酸盐、水胶体、水凝胶和泡沫等敷料；皮肤发红有烧灼感时使用水凝胶；发生感染有臭味时使用碘及含碳敷料。换药时动作轻柔、敷料与伤口粘连时先湿润再揭除；注意保护周围皮肤。

2. 控制感染

所有癌性伤口都存在细菌定植。根据细菌培养结果遵医嘱用药，局部清除坏死组织、温和冲洗（可使用双氧水、生理盐水、安尔碘、庆大霉素等），消除创面大部分细菌，改善创面愈合环境。

3. 异味处理

气味难闻或者恶臭是癌性伤口的并发症之一。恶臭可能来自坏死组织、感染或被浸润的敷料等。注意清洗伤口，控制感染。可使用伤口除臭剂，如活碳除臭敷料。

4. 渗液护理

癌性伤口感染或炎症反应会产生过多渗液。评估渗液类型、颜色、量、气味、黏稠度，根据个体情况选择合适的敷料进行护理。

5. 出血护理

癌性伤口的组织脆弱，易引起出血，控制出血最佳的措施为预防。如伤口有少量出血，可用干棉球或藻酸盐敷料压迫出血点进行止血。出血量较大时，可在医生的指导下局部或全身使用止血药物，必要时在更换敷料时使用镇痛剂。

6. 疼痛护理

采用非黏性敷料，保持伤口处于一个湿性的环境，降低更换敷料频率。

7. 心理护理

组织损伤对患者的心理会造成强烈刺激，导致患者焦虑、羞愧、窘迫、孤独。安宁疗护护士要尊重患者人格，保护其隐私和尊严；认真倾听患者的感受和需求，帮助患者正确对待病情恶化。

第十二节　尿失禁、尿潴留

一　概述

（一）定义

尿失禁（Incontinence of Urine）：指尿液失去意志控制不由自主地流出。

尿潴留（Urinary Retention）是指膀胱内充满尿液而不能排出，常由排尿困难发展到一定程度引起。尿潴留常分为急性和慢性两种。急性尿潴留发病突然，膀胱内胀满尿液不能排出，患者十分痛苦；慢性尿潴留起病缓慢，病程较长，患者可无明显症状，下腹部可触及充满尿液的膀胱。排尿困难指排尿费力且有排不尽感，须增加腹压才能排出尿液，病情严重时增加腹压也不能将膀胱内尿液排出体外，导致尿潴留。

（二）尿失禁分类

1. 真性尿失禁

膀胱失去控尿能力，稍有一些尿液就会不自主地流出，膀胱处于空虚状态。常见原因包括尿道括约肌受损；排尿活动反射失去大脑皮质的控制，膀胱逼尿肌出现无抑制性收缩；膀胱括约肌功能不良；膀胱与阴道之间有瘘管等。

2. 压力性尿失禁

指身体运动如咳嗽、打喷嚏、大笑、推举重物或颠簸时腹内压急剧升高后发生不自主的尿液流出，无逼尿肌收缩时，膀胱内压升高超过尿道阻力时即发生尿失禁。多见于经产妇。

3. 充溢性尿失禁

又称溢出性尿失禁、假性尿失禁，指少量尿液从充盈的膀胱中不自主地流出。当长期充盈的膀胱压力超过尿道阻力时即出现充溢性尿失禁。常见于前列腺增生等所致的慢性尿潴留。

4. 急迫性尿失禁

指伴有强烈尿意或尿急感，尿液不自主地自尿道外口漏出。临床特点为尿急、尿频、不能自主控制排尿和夜尿，正常饮水下排尿间隔少于2小时。典型症状为先有强烈尿意，后有尿失禁，或在出现强烈尿意时发生尿失禁。可由膀胱的不自主收缩引起。常见于膀胱的严重感染。

二 评估

1. 尿失禁情况

评估诱因如咳嗽、活动、听流水声等；有无伴随尿频、尿急；有无持续性尿失禁；有无排尿困难、间断排尿、尿线细和排尿滴沥等。

2. 既往史

有无神经系统疾病，盆腔手术或尿失禁手术史、盆腔放疗史、药物史、月经史、是否绝经、生育史等。

3. 实验室检查

尿常规、尿培养、肌酐、尿素氮、血清电解质、血糖以及尿动力学检查等。

4. 评估性检查

尿潴留患者可通过导尿术、膀胱穿刺术、B超、X线尿道膀胱镜、尿流动力学等进行检查评估。

三　治疗

（一）尿失禁

根据尿失禁的类型、严重程度和原因决定尿失禁的治疗方案，一般遵循先简单再复杂、先无创再有创的治疗原则。

1. 一般治疗

（1）避免过量饮水、尽量避免睡前数小时内饮水，以减少夜间漏尿。

（2）排尿训练：采取双重排尿法，即在每次排尿结束后5分钟左右再排尿1次，以避免充溢性尿失禁。

（3）膀胱训练：每次有尿意时尝试推迟10分钟，训练延长如厕时间，直到每2.5~3.5小时排尿1次。

（4）盆底肌锻炼：凯格尔（Kegel）运动，对于压力性尿失禁有较好的效果。方法是患者想象与主动控制排尿一样收缩盆底肌肉5秒，然后放松5秒，如此反复，3次为1组运动，每日做10组以上。

2. 药物治疗

（1）抗胆碱药：适用于急迫性尿失禁。可通过抑制尿肌的不自主收缩来控制尿失禁，如托特罗定、索利那新等药物。但该类药物可能导致口干、便秘及排尿困难等不良反应，便秘、排尿困难者慎用，青光眼患者禁用。

（2）β受体激动剂：米拉贝隆可以松弛膀胱逼尿肌，增加膀胱容量，延长排尿间隔，减少尿急，用于治疗急迫性尿失禁。

（3）α受体阻滞剂：具有松弛尿道，降低膀胱出口阻力的作用，适用

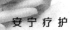

于充溢性尿失禁患者，对部分由于膀胱出口梗阻引起的男性急迫性尿失禁也有一定效果。常用药物有特拉唑嗪、多沙唑嗪、坦索罗辛、赛洛多辛等。

（4）雌激素：局部使用低剂量雌激素，可调理、恢复、增强尿道和阴道部位的组织张力，适用于女性压力性尿失禁。不建议口服雌激素，因可能加重尿失禁症状。

（5）抗抑郁药：度洛西汀等。

（二）尿潴留

1. 解除病因

病因明确应立即解除病因，恢复排尿。尿道狭窄、下尿路结石、膀胱肿瘤、前列腺增生所致尿潴留首选内镜治疗；抗毒蕈碱类药物引起的尿潴留，应停药或应用一种弱抗毒蕈碱作用的药物作为替换；良性前列腺增生者，予以经尿道切除术；不能平卧排尿者，帮助其站立体位。

2. 协助排尿

患者没有明显的痛苦，且全身状态尚可，可通过保障环境的私密性、站立的体位、流水的声音、热水沐浴等促进排尿。如果上述措施无效或不适用，则有必要引流尿液，引流尿液的主要方法如下。①导尿术。其为首选方法。注意选择合适的导尿管，严格遵守无菌技术操作，防止逆行性尿路感染。②注射器抽尿法。适用于患者残留尿量大，症状重，没有条件导尿或造瘘，或导尿不成功者。③耻骨上膀胱造瘘术。用于导尿失败者。注意穿刺位置及进针深度：位置太高易进入腹腔损伤肠管；位置太低易损伤前列腺；刺入太深则可能损伤膀胱三角区和直肠。④开放性膀胱造瘘术。用于反复尿潴留病因无法消除，或其他原因行永久性膀胱造瘘者，造瘘管较粗为宜。

四　护理

1. 病情观察

观察患者排尿情况、电解质、会阴部皮肤等，做好病情记录并及时报告医生，处理异常情况。

2. 提供合适环境

关闭门窗，屏风遮挡，为患者提供合适的排尿环境，保护隐私。适当调整治疗和护理时间，使患者安心排尿。

3. 保持患者舒适

协助患者调整体位和姿势，为不能去卫生间如厕的患者提供床旁坐便椅；尿失禁患者需使用成人尿不湿并垫中单，及时更换，保证会阴、骶尾部皮肤清洁干燥。

4. 促进患者排尿

采用按摩、热敷下腹部，解除患者肌肉紧张；中医针灸中极、曲骨、三阴交穴等科刺激排尿。遵医嘱采用导尿术。

第十三节 谵妄

一 概述

（一）定义

谵妄（Delirium）是生命末期阶段常见的一种精神症状，是一种短暂（数小时至数天）的、通常可以恢复的、以认知功能损害和意识水平下降为特征的脑器质性综合征，症状可随时间变化而改变。谵妄可表现为迟滞、亢进或混合型，临床表现各异。谵妄常见于严重的躯体疾病。终末期患者在生命最后几周内出现谵妄的比例可达85%以上。

（二）病因

谵妄是由多种原因引起的，尤其是接近生命末期的患者，往往存在多种用药和多系统衰竭的复杂情况，这些情况均有可能诱发谵妄。最常见的原因如下。药物相关原因包括阿片类制剂、抗胆碱制剂、H_2受体阻滞药物、抗惊厥药物、精神类药物、抗帕金森类药物的使用。非药物相关的原因如脱水、贫血、感染、发热、器质性病变如脑转移、颅内压增高、激素水平异常、代谢紊乱、情绪异常等。

（三）临床表现

意识障碍是谵妄最为标志性的症状，表现为对周围环境的认知障碍，包括对时间、人物、地点的定向障碍，注意力不集中，思维无逻辑不连贯，记忆力（特别是近期记忆）下降。此外还有感知觉障碍、睡眠—觉醒周期紊乱、精神运动障碍、思维不连贯、情感障碍等典型症状。谵妄通常急性发作，起病时间短（数小时或数天），各种症状在一天内具有波动性，且有昼轻夜重的特点。

（四）诊断标准

1. 意识障碍

其为谵妄最为标志性的症状。如对周围环境的意识清晰度降低，伴有集中、保持或转移注意能力的下降。

2. 认知改变

如记忆缺陷、定向不良、言语障碍或出现知觉障碍，且不能用原先存在或正在进展的痴呆来解释。

3. 症状进展

在短时期（通常数小时或数天）内发生，并在一天中有波动趋势。

4. 鉴别诊断

谵妄和痴呆有时很难区分，故回顾患者的病史非常必要。如果患者已经有或曾有视幻觉、语言丧失、认知受影响、不稳定的情绪反应，以及记忆、判断或思考方面存在问题，相关症状急性发作，谵妄则是最可能的诊断。

二 评估

在生命末期的患者中，约有 50% 的患者的谵妄和生命末期躁动可能是可逆的。因此，确定最常见的相关可逆性因素应为谵妄的评估重点。

1. 病史评估

（1）评估患者意识状态、思维、注意力、记忆、情感和觉醒规律的改变。

（2）评估引起谵妄发生的药物、环境因素、疾病因素及诱因。

（3）躯体状态：病史、生命体征、躯体及神经系统检查、麻醉相关记录、药物治疗记录。

（4）精神状态：精神状态检查、认知测验（画钟测验）。

（5）辅助检查结果：血生化、血常规、血糖、动脉血气分析、血药浓度（地高辛、苯巴比妥等）、尿常规和尿培养、心电图、胸片、脑电图、头颅 CT 或 MRI。

2. 筛查工具

（1）简易精神状态检查（Mini-Mental State Examination，MMSE）：MMSE能够有效地检验认知受损的情况，最为常用，但不能够区分谵妄和痴呆。

（2）神经行为认知状态测验（Neurobehavioral Cognitive Status Examination，NCSE）：是目前公认的、具有分测验的、灵敏度较高的第二代认知筛选量表，能区分不同程度的认知功能缺损。

（3）意识模糊评估法（Confusion Assessment Method，CAM）：用于老年谵妄的临床辅助诊断，具有较好的信度和效度，需要由受过训练的专业人员使用。

（4）谵妄评定量表（Delirium Rating Scale，DRS）：DRS是用于临床工作者评定躯体疾病患者发生谵妄及其严重程度的量表。DRS的评定基于对患者24h的观察，该量表可能更适用于研究而非常规临床应用。

（5）护理谵妄筛查量表（Nursing Delirium Screening Scale，Nu-DESC）：只有5个条目，中文版Nu-DESC诊断阈值取3时，以金标准DSM-Ⅳ作为效标，最大的特征是便捷和易用，5个条目内容非常容易记忆，安宁疗护护士在常规护理操作中，与患者简单交流即可得到信息，完成评估。

三　治疗

（一）治疗原则

及时识别并处理谵妄，早期明确引起谵妄的原因，充分考虑医学和人文多方面因素，并结合患者的预期寿命、病情进展速度、并发症情况、治疗目的和目标，以及患者及家属的愿望等，帮助患者和家属做出恰当的治疗决策。

在安宁疗护病房，重点是寻找谵妄的可逆性原因，最常见的原因是药物的副作用（通常是阿片类和抗组胺类）和代谢失衡（电解质紊乱、脱水）等。与急性疾病引起的谵妄相反，末期谵妄较缓慢地发生，由多因素引起，几乎不可能完全缓解。对于疾病终末期患者，谵妄的安宁疗护目标分为四步：

1. 预防末期疾病患者出现谵妄；

2. 早期筛查简单干预；

3. 对精神错乱和谵妄的早期干预，以恢复认知功能；

4. 当患者处于濒死状态和激越性谵妄不能逆转时，镇静有助于舒适、减轻痛苦。

（二）治疗措施

1. 寻找病因并改变可能的危险因素，如感觉损害、药物反应等，监测并处理尿潴留、便秘等并发症。

2. 非药物干预可以快速改善谵妄患者的症状，促进其认知好转。

3. 必要时联合使用抗精神病类药物，小剂量使用苯二氮䓬类或氟哌啶醇类镇静药物。

四 护理

1. 提供合适环境，促进患者舒适

保持环境安静，避免刺激。尽可能提供单独的房间，较少地改变房间摆设，降低说话音量，降低照明程度，应用夜视灯，避免冲突及过度声光刺激，以免引起不必要的注意力转移。尽量保持患者日常的生活作息时间，有助于增加其安全感，稳定其情绪；做好基础生活护理。

2. 保障患者安全，加强睡眠管理

动态评估患者情况，落实 24 小时陪护。创造安全的环境，以防患者跌倒或受伤，充分向患者家属告知病情，必要时采取合适的约束，暂时关闭阳台并限制窗户打开的角度，避免患者出现激越行为发生意外，预防重物撞击和高空坠落。谵妄病程波动，朝轻暮重，必要时遵医嘱予以药物催眠，并指导患者形成良好的睡眠习惯。

3. 保持有效沟通，加强心理护理

应及时向家属解释病情变化的原因，以及患者当前的治疗与护理措施，建议患者与家属保持及时有效的沟通，对患者及家属强调谵妄并非是精神心理疾病。适当共情倾听，耐心安慰解释，尽量满足患者的需要，避免一切激惹因素。

4. 其他干预操作

有临床指征时，推荐使用口服或注射镇静药物，以帮助患者安静下来。非必要情况下应尽量避免各种增加患者痛苦的诊疗操作，必要时给氧。合理安排治疗护理时间，操作轻柔、集中完成，保证患者休息，最大可能地减少刺激。

第十四节　失眠

一　概述

（一）定义

失眠（Insomnia）指患者对自身睡眠不满足的一种主观体验，患者总觉得难以入睡、入睡后多梦、易醒，醒后难再入睡；或早醒、因睡眠时长不足而引起睡眠质量差，多伴有醒后疲乏、头痛等感受，甚至影响白天的社会功能。

疾病晚期和生命末期的患者，反复失眠后往往无法应对身心压力，也难以解决日常生活中的困难；容易出现疼痛、食欲减退、消化不良、精神萎靡、活动无耐力等躯体症状，精力下降导致难以处理情绪问题，生理功能和心理功能均受影响。

（二）病因

失眠的病因复杂繁多，包括生理、心理、行为、药物和环境因素等。相关文献显示，未得到有效控制的癌性疼痛是造成晚期癌症患者失眠的重要原因。

二　评估

（一）临床评估

1. 评估患者睡眠节律：睡眠节律评估包括日常作息时间、失眠的具体特点、日间症状的基本表现；睡前的饮食行为及心理活动状况（从傍晚到入睡前）；睡眠环境、日间活动和功能。

2. 评估患者病史和体格检查：包括躯体疾病、精神障碍、睡眠障碍、身体不适症状应激因素、家族史、实验室检查等。

3. 心理情绪评估：患者个人背景、家庭情况、近期重大生活事件、心理困扰、心理痛苦程度、焦虑和抑郁程度、社会支持系统等。

（二）主观测评

主观测评包括撰写睡眠日记和采用评估表睡眠量表进行评估。常用睡眠评估量表有：

1. 匹兹堡睡眠质量指数（Pittsburgh Sleep Quality Index，PSQI）

2. 睡眠障碍评定量表（Sleep Dysfunction Rating Scale，SDRS）

3. Epworth 嗜睡量表（The Epworth Sleepiness Scale，ESS）

4. 失眠严重程度指数量表（Insomnia Severity Index，ISI）

5. 清晨型与夜晚型睡眠量表（MEQ-19）

6. 睡眠信念与态度量表（Beliefs and Attitudes About Sleep Scale，DBAS）

（三）客观测评

1. 多导睡眠监测（Polysomnography，PSG）通过多个导联及束带连接分析仪器，由专业的监测人员对患者全夜的睡眠情况连续、同步描记。是用于记录、评估和诊断失眠的常用方法之一，能够全面提供睡眠结构信息。

2. 多次睡眠潜伏时间试验（Multiple Sleep Latencytest，MSLT）是通过白天多次固定间隔时间监测睡眠判断患者嗜睡程度的一种方法，有助于判断失眠患者的失眠原因。

3. 清醒维持试验（Maintenance of Wakefulness Test，MWT）是用于评价患者保持清醒能力的试验，MWT 有 20 分钟和 40 分钟两个试验方案。可以对患者一定时间内保持清醒的能力进行有效客观评价。

4. 体动记录仪（Actigraphy）由传感器、存储器和数据分析系统组成，可用于区分睡眠和清醒周期，并记录昼夜节律，作为失眠的诊断依据。患者通过佩戴手表式装置来监测身体运动情况，使用方便。

三　诊断

根据世界卫生组织编写的精神与行为障碍分类（ICD-10），对非器质性失眠症的诊断标准为：

1. 主诉是入睡困难，或难以维持睡眠，或睡眠质量差。

2. 这种睡眠紊乱每周至少发生 3 次并持续 1 个月以上。

3. 日夜专注于失眠，过分担心失眠的后果。

4. 对睡眠时长和/或质量的不满意，引起明显苦恼或影响社会及职业功能。

四　治疗

病因处理是治疗的关键，必要时行睡眠监测、行为心理治疗，避免使用非处方催眠药物。抗肿瘤治疗期间对失眠患者应给予必要的处理，针对不同病因采取不同干预措施。

（一）药物治疗

1. 总体原则

催眠药物应短期使用，从小剂量开始，逐渐增加剂量，若与阿片类药物同时用时，应注意过度镇静等副作用，应酌情减少剂量。

（1）苯二氮䓬类。短效（半衰期＜5小时），如咪达唑仑等；中效（半衰期5~25小时），如劳拉西泮、艾司唑仑等；长效（半衰期＞25小时），如硝西泮、地西泮等。

（2）非苯二氮䓬类。环吡咯酮类（如佐匹克隆）、咪唑吡啶类（如唑吡坦）。

（3）抗抑郁药。帕罗西汀、米氮平等。

（4）中成药。如朱砂安神丸、酸枣仁安神胶囊等，对改善患者的睡眠有一定效果。

2. 应用苯二氮䓬类药物的注意事项

（1）呼吸抑制的加重。

（2）老年人较青年人易发生药物中毒情况。

（3）老年人更易出现镇静催眠作用时间延长。

（4）对二氮类等镇静催眠药物敏感性高的人群，易出现精神错乱、共济失调等不良反应。

（5）禁忌证：重症肌无力、闭角型青光眼。

（二）非药物治疗

1. 认知行为疗法

2016年美国医师协会发布的《成人慢性失眠障碍管理指南》强烈推荐成年慢性失眠患者均应接受针对失眠的认知行为治疗，作为慢性失眠的初

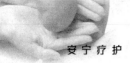

始治疗。

2. 芳香疗法

薰衣草、洋甘菊、佛手柑、檀香、乳香、香蜂草等植物提取的芳香精油均对失眠的缓解有一定帮助作用，单独或多种方式结合应用芳香精油可帮助患者放松身体和情绪，促进其入睡。

3. 正念减压练习

正念减压练习可以缓解疼痛、失眠、厌食和暴食等诸多心身相关躯体症状，减轻患者心理压力，舒缓抑郁和焦虑，提高睡眠质量。正念减压练习的基本练习包括呼吸觉察、身体扫描、正念伸展等。

4. 其他

渐进性肌肉放松、呼吸放松、意念引导、音乐疗法、运动疗法、园艺治疗、冥想、瑜伽、穴位按摩、针灸、足浴、太极拳等，均对失眠有一定的改善和帮助作用。

五　护理

1. 病情观察

（1）对患者睡眠进行监测，尊重患者的生活习惯，协助患者保持规律的作息时间。

（2）定期运用简单易行的睡眠相关量表（如匹兹堡睡眠质量指数量表）为失眠患者进行护理评估，并可作为临床护理失眠患者的评价指引。

2. 环境与休息

（1）营造舒适的睡眠环境，包括减少夜间强光及噪声刺激。保证夜间病房光线柔和，降低医疗护理设备运转音量。

（2）病室保持适宜的温度和湿度，卧室温度稍低有助于睡眠。提供柔软、舒适、整洁的床铺，必要时使用水床或气垫床。

（3）采取半坐卧位睡觉、定时协助翻身，也有助于睡眠。

（4）合理安排治疗护理操作，做到"四轻"，包括走路轻、关门窗轻、操作轻、说话轻，避免各种可能让患者感到不安全的因素。

（5）房间内可播放轻柔的音乐，或播放连续、均匀、宽带的背景白噪声，可提升患者的安全感，促进其入睡。

3. 饮食与运动

（1）睡前 1 小时温水泡足或温水洗澡放松肌肉、进食少量点心和热饮，均可帮助睡眠，避免刺激性的食物或药物，如咖啡、浓茶，避免过分饱食。

（2）避免进行剧烈的运动锻炼，可慢速散步。

（3）根据患者体力与病情安排适当运动锻炼，有规律的身体锻炼能提高夜间睡眠的质量，下午锻炼能够有效促进睡眠。

（4）做好晚间护理，协助卧床患者做好睡前准备。

4. 用药护理

（1）积极关注患者的不适主诉，协助医生查找原因。

（2）恰当应用药物治疗和非药物治疗，积极控制躯体症状，对于躯体症状如呼吸困难、疼痛等引发的失眠应积极控制症状，缓解患者的躯体不适。

（3）遵医嘱规律使用促进睡眠的药物，避免过量或突然停药。

（4）积极关注患者用药情况和药物不良反应，在使用处方类镇静催眠药物时应提醒患者注意预防跌倒或低血压等。

5. 心理护理

（1）避免睡前精神紧张和情绪激动，如阅读小说或观看紧张刺激的电视剧。

（2）睡前不宜看手机超过 30 分钟，手机的蓝光会影响大脑分泌褪黑色素，妨碍入睡。

（3）提供心理情绪疏导，改善患者的心理状态，安宁疗护护士应态度温和，做好入院护理，尽量减少患者对环境的陌生感。

（4）鼓励家属多陪伴患者，促进与患者的良性沟通，减轻心理压力。

（5）及时提供各种诊疗相关信息及注意事项，减轻焦虑和担忧。

（6）增加患者对环境和人际的安全感，应用非药物疗法促进患者睡眠。

第十五节　症状群管理

一　概述

（一）概念

多德（Dodd）于 2001 年首次提出症状群这一概念，指 3 个或 3 个以

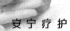

上的症状同时存在且相互关联，而病因不尽相同。金姆（Kim）于 2005 年对症状群的概念进行更新，指出当 2 个或 2 个以上的症状同时存在且相互关联时，就会产生一个稳定的症状群，各症状群之间互相独立。美国专家小组于 2017 年指出，症状群还应该考虑患者症状体验、症状出现时间、分子机制等。

患者出现多种症状时，通常会关注患者 1~2 个重要的症状，并用特定症状来解释其他症状的发生，即产生了"核心症状"和"前哨症状"。"核心症状"指在同一症状群内，随时间稳定动态变化，能凸显症状群的复杂性及症状间关联性的症状。"前哨症状"指在症状群中较早出现并能预测、导致其他症状产生或加重的标志性症状。前哨症状可用于评估和预测潜在症状群，有助于医务人员识别症状较严重的患者，开展个体化干预措施，确定症状群的基本机制。

（二）发生机制与影响因素

症状群存在共同的发生机制，如炎症反应、细胞基因多态性、免疫反应、海马神经损伤、神经内分泌反应等。影响症状群的因素很多，可分为社会人口因素、与疾病和治疗相关的因素以及心理因素。

（三）症状群的评估方法

良好的测量工具是准确评估症状群的前提。不同疾病可选择针对性的评估量表。安德森症状评估量表（M. D. Anderson Symptom Inventory，MDASI）、症状记忆评估量表（Memorial Symptom Assessment Scale，MSAS）常用于评估癌症患者的常见症状。脑卒中症状体验量表用于评估卒中患者多种症状。记忆心力衰竭症状评估量表可评估心力衰竭患者症状困扰情况。腹膜透析患者症状困扰量表、透析症状调查量表（Dialysis Symptom Index）可用于评估透析患者的症状负担。此外，在评估患者的症状群时，也需考虑患者的个人经历。

二　症状群管理与相关理论

（一）症状群管理

症状群管理是指运用各种措施对症状群内的各症状进行管理，以减轻患者痛苦、改善患者生活质量、促进患者身心健康。其管理方法主要分为药物治疗和非药物治疗。

1. 药物治疗

药物治疗在患者症状群管理中占据重要地位。在选择药物治疗相关症状时，应考虑药物是否会产生新的症状，是否对症状群内其他症状产生消极影响，是否会加重患者的病情或者造成患者不良体验。因此，使用药物应遵循相应指征，评估其带来的效益和副作用，慎重选择药物。

2. 非药物治疗

（1）认知行为疗法。认知行为疗法是一种短期心理治疗技术，通过改变思维模式帮助患者形成积极的行为方式。主要包括：正念减压疗法、放松训练、引导想象技术、催眠等。

（2）心理教育疗法。心理教育疗法可以帮助患者更好地掌握自身的情绪、思维、行动，激发其治疗积极性，缓解焦虑、抑郁等负面情绪，达到改变其身心健康的目的。

（3）运动疗法。运动疗法是一种有效、经济实惠、简单易行的自我保健方式，它可以通过有氧运动、抗阻力运动、联合运动疗法等多种形式来实现，从而改善患者的症状。需要注意的是，不同患者的健康状况和疾病阶段各不相同，所以在进行干预时应该完善相关运动方案和评估体系。

（4）音乐疗法。音乐治疗能够帮助患者摆脱压力、消除恐惧、沮丧和其他负面情绪，从而改善其健康状况。在实施干预时，需要考虑到各地的文化和习惯的差异，以及干预对象的接受程度。

（5）中医疗法。中医疗法方式简便、经济实惠、安全可靠，方法多样，如使用中草药、艾灸、针刺、按摩等。

（二）症状群相关理论

症状群相关理论为正确认识症状群提供了科学的逻辑框架，对开展慢性病患者的症状群管理具有重要的指导作用。常见的理论有：①拉尔森（Larson）的症状管理理论（Symptom Management Theory，SMT），侧重于症状策略的选择，提示症状管理是一个动态、多维的过程；②伦兹（Lenz）的不悦症状理论（Theory of Unpleasant Symptoms，TUS），侧重于症状体验和症状如何影响功能，指出症状群对个体的影响大于单个症状；③阿姆斯特朗（Armstrong）的症状体验模型（Symptom Experience Model，

SEM）提示相互关联的症状会产生协同作用，患者的症状感受会呈倍增趋势；④亨利（Henly）的症状体验时间模型（Symptoms Experience in Time，SET）提出了症状群会随时间进展而发生改变，且某一症状的改变有可能会对其他症状产生影响。症状管理理论（SMT）在国内外对多种疾病的管理中应用广泛，为实施全面的、多专业的症状管理提供了依据，并取得了良好成效。以下将重点介绍症状管理理论。

1. 症状管理理论的基本内容

拉尔森于 1994 年首次提出了症状管理理论，多德于 2001 年对其做了进一步的改动，提出了 6 个假设：①所有的症状都需要管理；②症状管理对象可为个体、群组、家庭或工作环境；③症状评估应基于患者的亲身体验与陈述，患者的自我报告才是金标准；④若症状管理对象为婴儿、脑卒中患者等不能自我表达的患者，可由其照护者代为陈述；⑤个体若有出现某症状的危险，则干预策略可提前实施；⑥症状管理是一个动态的过程，可随着个体结局的变化和护理学 4 个核心概念的影响而变化。

2. 症状管理理论的核心概念

症状群管理理论由 3 个主要要素构成：症状体验、症状管理策略以及管理效果。这三个要素之间存在密切的联系，并对患者的治疗具有重要的影响（见图 8-1）。

（1）症状体验。症状体验主要包括三个基本要素：症状感知、症状评价、症状反应。症状感知表现在患者的身体、精神、社会和文化方面，比如是否感觉到疼痛、食欲下降、恶心呕吐等异常情况。症状评价是指医护人员能够准确地识别出患者出现的症状的来源、程度、范围、持续时间和风险程度等。症状反应是指患者表现出的生理、心理、社会文化、环境等方面的反应。不同要素之间有着密切的联系和交织，它们既能够单独出现，又能够同时发生。

（2）症状管理策略。症状管理策略是指通过采取生物医学、专业管理和自我照料等措施，有效地抑制或减少不良健康问题的发生。这些措施可以从一个或多个方面入手，以实现管理效果。通过对症状管理策略的详细描述，建立一个有效的症状管理策略框架，以便更好地解释为什么要采取这些措施以及确定实施对象、实施方式、实施数量、实施时机和实施结果

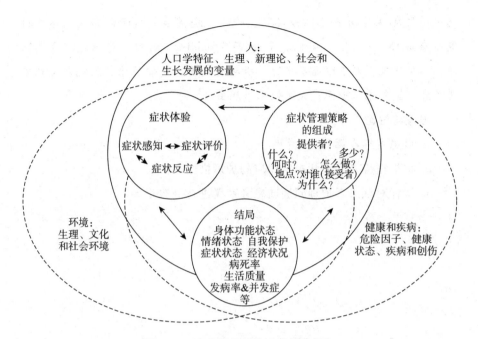

图8-1　中文版UCSF症状管理理论

资料来源：冯芳茗、楼建华：《症状管理理论的发展》，《护理研究》2012年第4期。

等。基于这些指导，医护人员可更好地识别和采取有效的干预措施，以避免某些症状的出现。

（3）管理效果。管理效果主要体现在患者结局指标的变化。症状管理理论提供了10个重要的评估指标，包括：症状状态、个体的自我护理能力、经济状况、发病率、并发症、病死率、生活质量、患者对医疗服务的使用程度、情绪状态以及患者的身体功能状态，其中，症状状态的评估尤为重要。在临床工作中，为了减轻评估者和被评估者的压力，通常仅挑选出一个或几个最能反映患者预期的结局指标即可。

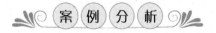

案 例 分 析

李某，41岁，女性，已婚，育有一子，本科文化程度，小学教师，医保类型为省医保。8年前确诊为卵巢低分化腺癌腹膜后转移，行转移灶切除术。其间经历多次化学治疗，间断行辅助放射治疗。现肿瘤进展入院，患者卵巢恶性肿瘤多发转移（肝、胸肺、腹膜后）行骨髓移植。体格检查：身高155cm，体重47kg，血压97/46mmHg，消瘦，贫血貌，腹部膨隆，端坐呼吸，双下肢高度水肿，活动度减退，进食困难，骶尾部皮肤破溃不愈，黑色流脓创面；大小便难以解出。

思考与讨论

1. 该患者存在哪些症状？
2. 请根据患者的症状拟定相应的护理措施。
3. 请针对该患者护理问题向患者家属进行健康指导。

第九章 安宁疗护中的急症照护

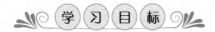

认识与记忆 1. 解释呼吸道异物梗阻、低血糖、上腔静脉综合征、急性肿瘤溶解综合征、脊髓压迫症。

2. 列举呼吸道异物梗阻的高危因素。

3. 阐述低血糖、上腔静脉综合征和脊髓压迫症的病因。

理解与分析 1. 描述腹部冲击（Heimlich 手法）解除气道阻塞的步骤。

2. 分别陈述呼吸道异物梗阻、低血糖、上腔静脉综合征、急性肿瘤溶解综合征和脊髓压迫症的护理措施。

综合与运用

运用本章所学，结合临床实践，分别模拟患者发生呼吸道异物梗阻、低血糖、上腔静脉综合征、急性肿瘤溶解综合征和脊髓压迫症时，如何配合医生对患者进行紧急处理。

急症指患者状况突然发生变化，需要尽快接受医疗干预，若对这一变化不及时处理可能会导致不良的后果，如痛苦、失能甚至死亡等。接受安宁疗护服务的患者一般处于生命末期，突发急症会极大影响其生存质量及预期生存期。家属和医务人员应充分认识到接受安宁疗护服务的患者发生急症的危险性，以便及时发现和处理。

安宁疗护患者突发急症应以缓解症状为主，重点关注患者生存质量。为患有不可治愈及慢性疾病并发急症的患者提供安宁疗护服务，不仅可以改善患者生存质量，提高患者和家属满意度，还能够缩短患者住院时间，

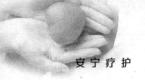
提升护理效率，节省重症医疗资源。

第一节　呼吸道异物梗阻

呼吸道异物梗阻（Obstruction of Foreign Body in Respiratory Tract）指异物误入喉、气管、支气管导致呼吸道发生急性梗阻，引起一系列呼吸道症状。50%～70%的老年患者常在毫无征兆的情况下发生呼吸道异物梗阻，病情严重程度取决于异物性质及气道阻塞的程度，轻则引起呛咳，重则导致窒息甚至死亡，死亡比例高达17%～62%。

一　呼吸道异物梗阻的高危因素

1. 年龄因素

老年人会厌功能下降，食道平滑肌松弛，咳嗽反射和吞咽反射迟钝，食物易进入气道。

2. 疾病因素

吞咽是复杂的、协调的神经肌肉运动过程。它受到大脑控制，由口腔、咽喉、食道共同完成，其中任何一个部位发生功能障碍均可导致食物进入气道发生呼吸道异物梗阻，如颅内恶性肿瘤、喉部外伤等。

3. 药物因素

某些药物的应用可能会导致呼吸道平滑肌松弛，从而降低咳嗽反射。

4. 喂食方法及体位

经口喂食的卧床患者，喂食量过大、喂食速度过快、进食时情绪激动、进食时咳嗽或谈话都易引起呼吸道异物梗阻。

二　临床表现

终末期患者发生呼吸道异物梗阻多是食物没有经过充分咀嚼，误入呼吸道所致。异物进入喉、气管，患者表现为急性吸气性呼吸困难、咳嗽及喉喘鸣。当异物进入支气管后患者主要表现为刺激性咳嗽，并可闻及哮鸣音。根据气道梗阻程度分为部分气道阻塞和完全气道阻塞，可通过患者的面色、表情、咳嗽、胸部呼吸运动、呼吸音和全身反应等观察判断。

1. 部分气道阻塞临床表现

（1）表情痛苦：常常用手握住或指向自己的颈部、喉部，以表达难以忍受的窒息感。

（2）患者常常因异物刺激而剧烈咳嗽，伴典型的喘鸣音。当阻塞加重时，因气体交换受损，患者表现为呼吸困难、气急气促、咳嗽无力，可出现鸡鸣、犬吠样的喘鸣音。

（3）口唇和面色可能出现发绀或苍白。

2. 完全气道阻塞临床表现

（1）突然无法说话和咳嗽，挣扎呼吸，无呼吸声。

（2）面色立即发绀、灰白、苍白等。

（3）意识迅速丧失，昏迷不醒，随即出现心跳骤停。

三　预防措施

1. 治疗原发疾病

脑卒中、颅内恶性肿瘤、颅脑外伤、呼吸道感染、消化道出血等患者，应及早治疗原发疾病，有利于维持吞咽功能和预防呼吸道异物梗阻。老年患者选择药物时需谨慎，尤其注意可能影响意识和导致平滑肌松弛的药物。

2. 注意进食速度和体位

吞咽困难及易发生呛咳的患者，应以半流质食物为主，避免快速进食和进食时说话。进食时可采取坐位，将床头抬高 30°～45°，若病情不允许，可采取侧卧位，该卧位利于吞咽，可降低呼吸道异物梗阻的风险。

3. 必要时给予鼻饲

严重呛咳、吞咽困难及意识障碍的患者，应尽早给予鼻饲。痰液分泌较多的患者应及时给予吸痰以清除口腔、气道分泌物。

四　急救措施

严重的呼吸道异物梗阻可导致患者窒息甚至死亡。当患者出现呼吸道异物梗阻时，需立即采取急救措施，清除呼吸道异物，保持呼吸道通畅。可采用自救法、手拳冲击法、手指清除法等方式解除患者气道阻塞，必要时使用负压吸引,吸出呼吸道内异物,并给予高浓度氧气吸入。若异物较深,排出有困难,则需要紧急行气管切开或气管插管。

(一) 自救法

1. 咳嗽法

鼓励患者尽力咳嗽,重复进行,直至异物排出。

2. 腹部手拳冲击法

患者右手握拳,拇指侧置于脐上腹部,左手张开握住右拳,同时向内、向上快速连续地用力冲击,重复进行,直至异物排出。

3. 上腹部倾压法

患者将上腹部迅速倾压于椅背、桌子边缘、栏杆等,快速冲击,重复进行,直至异物排出。

(二) 手拳冲击法

1. 背部冲击法

(1) 抢救者站在患者一侧,面向患者;

(2) 一只手支持患者胸部,使患者尽量前倾;

(3) 另一只手的掌根部用力击打患者肩胛之间,持续5次;

(4) 背部冲击后应迅速检查是否成功解除梗阻,若无效,应重复进行,直至异物排出。

2. 腹部冲击 (Heimlich 手法)

(1) 抢救者站在患者身后,面向患者;

(2) 将患者身体前倾,右手握紧拳头,左手张开压住右拳,在患者胸骨下缘与脐连线的中点处向内向上快速挤压,持续5次;

(3) 腹部冲击后快速检查是否成功解除梗阻。若无效,重复进行,直至异物排出。

背部冲击和腹部冲击可交替进行直至解除气道梗阻,患者能够呼吸和用力咳嗽。

(三) 手指清除法

协助患者取平卧位头偏向一侧或侧卧位,抢救者站于患者右侧头部,左手握住患者的舌并托住下颌,使患者头部向前向下,右手食指沿患者口角内插入,用钩取动作抠出异物。

五　护理措施

（1）保持病房环境安静，嘱患者卧床休息，并安抚患者，耐心倾听和解答患者疑虑，减轻其紧张情绪。鼓励家属多陪伴患者，消除其恐惧心理。

（2）遵医嘱给予低流量吸氧，改善患者缺氧症状。

（3）严密监测患者生命体征及意识状态，若发现异常，及时采取预防和处理措施。

（4）必要时遵医嘱给予雾化吸入，观察用药效果和不良反应。

（5）指导患者养成良好的进食习惯，病情允许的情况下坐位进食，进食时不大声说笑，尽可能避免进食豆类、花生、瓜子等食物。

第二节　低血糖

低血糖（Hypoglycemia）指在空腹状态下，血浆中的葡萄糖浓度低于生理正常值水平 3.9mmol/L。

一　病因

引起低血糖的病因很多，一般可分为药物引起的低血糖、空腹低血糖、餐后低血糖三类。

1. 药物引起的低血糖

糖尿病患者由于注射了过高剂量的胰岛素或服用了过量的降糖药物而引起低血糖，其中由胰岛素引起的低血糖最常见。

2. 空腹低血糖

（1）内分泌疾病：如胰岛素瘤和胰外肿瘤，导致胰岛素释放过多；如垂体功能减退、肾上腺皮质功能低下、甲状腺功能减退，导致对抗胰岛素的激素分泌不足。

（2）肝脏疾病：如先天性糖原代谢酶缺乏、肝炎、肝硬化。

（3）营养障碍：如尿毒症和严重营养不良。

3. 餐后低血糖

（1）胃切除术后，由于胃排空加速，葡萄糖快速消化吸收，刺激胰岛

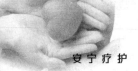

素分泌过量，从而引发进食性反应性低血糖。

（2）功能性餐后低血糖：神经质中年女性患者多见，通常发生在餐后2~4小时，此种低血糖不经治疗可自行恢复。

（3）迟发性餐后低血糖：为糖尿病早期的常见症状，一般由进食后引起迟发性胰岛素分泌所致。

二 低血糖分类

根据症状及严重程度，低血糖分为五类。

（1）严重低血糖：表现为意识障碍，血糖纠正后神经系统症状可明显改善或消失。

（2）症状性低血糖：有低血糖症状，血糖 < 3.9 mmol/L。

（3）无症状性低血糖：无低血糖症状，血糖 < 3.9mmol/L。

（4）可疑症状性低血糖：有类似低血糖症状，但未检测血糖。

（5）相对低血糖：血糖 > 3.9mmol/L，但出现典型低血糖症状，一般考虑与糖尿病治疗过程中血糖下降过快有关。

三 临床表现

血糖过低对机体的影响以神经系统为主，临床表现分为两类：一类是交感神经兴奋症状，患者表现为饥饿感、心悸、多汗、手抖、面色苍白等；另一类是中枢神经系统症状，患者表现为头晕、抽搐、视物模糊、意识障碍等。持续的严重低血糖可能导致患者神经永久损伤甚至死亡。低血糖的临床表现无特异性，需尽早发现，及时处理。

四 低血糖的处理

1. 监测血糖

对于怀疑低血糖的患者，应立即进行血糖测定，及时发现和治疗，并动态监测血糖水平。

2. 升高血糖

（1）意识清醒的患者给予速效碳水化合物如含糖饮料，监测血糖，直到血糖 > 4mmol/L，可给予长效碳水化合物如饼干、面包等。若患者状况欠佳，可给予葡萄糖静脉滴入。

（2）对于意识障碍的患者：①确保气道通畅，通过面罩提供高流量吸氧，监测生命体征，立即建立静脉通道，给予10%葡萄糖溶液静脉滴注，也可给予50%葡萄糖溶液50～100ml静脉注射，并根据患者病情和意识状态调整滴注速度和输液量；②10分钟后测定血糖，如果血糖<4mmol/L，重复给予葡萄糖静脉滴入；③患者意识清楚后，尽早给予速效的碳水化合物饮料及富含淀粉的食物。

3. 预防脑水肿

考虑有脑水肿时，可给予20%甘露醇脱水。

五　护理措施

（1）出现低血糖症状时，嘱患者立即卧床休息，防止跌倒导致意外伤害。保持病房环境安静。

（2）严密观察患者病情，密切监测生命体征，观察意识、瞳孔、尿和大便情况，准确记录。

（3）根据病情监测血糖，评估治疗效果。观察治疗前后的病情变化，遵医嘱调整用药。

（4）指导患者合理饮食，少食多餐，以低糖、高蛋白、高纤维素饮食为宜。禁高糖饮食、禁止饮酒。

（5）抽搐患者除需补充糖分，还应适当对其镇静，防止发生意外伤害。

（6）摄入降糖药导致的低血糖昏迷患者，待意识恢复后引导其进食。无法进食或进食量少者应静脉输注葡萄糖溶液，防止再次发生低血糖昏迷。

（7）严重低血糖发作经历常引起患者恐惧和焦虑，导致认知定向障碍、社交尴尬、意识丧失、事故和身体伤害等。应采取有效措施帮助患者克服恐惧和焦虑，鼓励患者进食，有效预防低血糖。

（8）对患者及家属进行健康教育：①告知患者及家属低血糖的危险性，引起其重视。②告知患者低血糖的临床表现，指导其正确预防。糖尿病患者外出需携带含糖饮料或食物；避免运动量过大；保证规律饮食；注射胰岛素或口服降糖药须遵从医嘱，严禁过量；空腹时尽量避免剧烈运动如跑步、爬山等，避免高强度体力活动等。③指导患者正确应对低血糖，出现饥饿、无力、出汗等症状时，应立即补充糖分，积极配合医务人员。④为患者讲解定期自测血糖的重要性，鼓励患者学会自测血糖并记录。

第三节　上腔静脉综合征

上腔静脉综合征（Superior Vena Cava Syndrome，SVCS）是指由多种原因引起上腔静脉完全或不完全阻塞，导致血液回流受阻而产生的一系列临床征象。

一　病因

1. 肿瘤性致病因素

恶性肿瘤为上腔静脉综合征的首要致病因素，占60%左右，其中以肺癌和淋巴瘤最为常见。2%～4%肺癌患者会发生上腔静脉综合征，小细胞肺癌因易侵犯纵隔且生长迅速，是最常见的原因，其次是非小细胞肺癌。其他与上腔静脉综合征相关的肿瘤还包括非霍奇金淋巴瘤、生殖细胞肿瘤、腺癌、肉瘤、来源已知或未知的转移性疾病等。

2. 非肿瘤性致病因素

随着现代医学的快速发展，永久植入性心脏起搏器、中心静脉导管（透析导管、输液港、PICC）等在临床广泛开展应用，医源性上腔静脉综合征愈发常见。其他导致上腔静脉综合征的非肿瘤性致病因素还包括慢性纤维性纵隔炎、纵隔淋巴结结核等。

二　临床表现

上腔静脉综合征的临床表现为颜面部及颈部水肿、上肢肿胀、呼吸困难、咳嗽及胸部静脉曲张、颈静脉怒张、头痛等。如压迫食管、喉返神经，还可出现吞咽困难、声音嘶哑。患者平卧时，头颈部及躯干上部血流量增加，导致上腔静脉血液瘀滞，进一步加重呼吸困难，因此患者多为被迫端坐位或被迫半坐位。

三 影像学检查

影像学检查是确诊上腔静脉综合征的直接方式。

1. 超声检查

超声不能直接对上腔静脉成像，但可能显示侧支血管增大。多普勒超声和超声心动图可能显示锁骨下静脉或颈静脉近端、头臂静脉或侧支的阻塞性血流模式。其为最简便、经济且无创、无辐射的检查方法，可以用来筛查疾病和病例随访。

2. 普通 X 光片

X 光片可能显示肿块和/或胸腔积液，但既不能排除也不能确定为上腔静脉综合征。因此，在紧急情况下不建议使用普通 X 光片。

3. CT

可多方位、立体、直观地显示上腔静脉阻塞的程度、范围和类型等，具有高敏感性和特异性，在临床中应用最为广泛。

4. 磁共振成像技术（MRI）

适用于检测积液、肺内和肺外转移性表现、评估侧支血管系统和计划介入手术。但其费用相对较高、操作时间较长，且易受到呼吸和心脏搏动的影响。在对碘造影剂不耐受的情况下，可作为 CT 的替代检查。

5. 血管造影

可显示静脉内的血栓，确定梗阻程度，以及评估侧支循环，是诊断上腔静脉综合征的金标准。

四 治疗

1. 一般治疗

为患者采取半卧位，给予氧气吸入，限制液体入量和输液速度，降低患者头颈部的静脉压力。应用利尿剂和糖皮质激素，减轻患者水肿。上腔静脉血栓形成和血液呈高凝状态的患者，应采取抗凝治疗。当症状危及患者生命时，以快速解除气道梗阻、缓解症状为原则。此时应立即开放气道，保证呼吸和循环稳定。

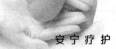

2. 手术治疗

开放式手术，如旁路移植和上腔静脉重建，适用于症状严重且不适合血管内干预的广泛静脉血栓形成的患者，为上腔静脉综合征的主要治疗方法。

3. 放疗

紧急放疗是缓解有生命危险患者上腔静脉阻塞的最快方法，是由恶性肿瘤引起的上腔静脉综合征的首选治疗方式，可使约 80% 的患者症状得到迅速改善。但约 40% 的患者在放疗后无法进行组织学诊断，且 5%～30% 的患者会复发。

4. 化疗

化疗药物能有效治疗对其敏感的肿瘤，如淋巴瘤、生殖细胞肿瘤等，使瘤体快速减小，因此常被用来治疗上述肿瘤引起的上腔静脉综合征。

5. 介入治疗

介入治疗有显著优势：与外科比较，创伤小、恢复快、并发症少；与放化疗比较，症状缓解更为快速、可靠，复发率低，不仅不会影响病理诊断，而且可与其他治疗方式相结合。但介入治疗费用高，也可能出现并发症，如支架移位、感染、出血等。

五　护理措施

1. 心理护理

应用倾听、共情等沟通技巧，鼓励患者勇于表达，耐心解答患者的疑问。仔细观察并评估患者的情绪，必要时需请专业心理咨询师为其提供心理支持，使患者更好地配合治疗和护理。

2. 病情观察

尤其注意患者意识、呼吸、血氧饱和度及发绀情况，及时进行氧疗，可给予持续低流量吸氧 2～3 L/min，将床头抬高 45°～50°。此外，还应指导患者掌握有效咳嗽、咳痰的方法，帮助其进行呼吸功能锻炼。

3. 皮肤护理

观察患者上肢皮肤的颜色、温度、末梢血液循环，测量其臂围，并观察面部及四肢水肿、胸部静脉扩张等情况。患者若水肿严重，应遵医嘱使用激素和利尿剂，并监测电解质变化，以防止水电解质失衡。

4. 选择合适的穿刺部位

避免经上肢静脉穿刺和输液，宜优先选择下肢静脉或股静脉。输液时严格限制液体入量，控制输液速度，避免加重患者心脏负担。

5. 加强患者主动和被动运动

指导患者定期下床活动，可使用气压治疗仪按摩双下肢，以预防下肢血栓形成。股静脉穿刺的患者，协助其做穿刺侧踝关节的跖屈和背伸动作。

6. 引流管护理

大量胸腔积液的患者在引流胸液的过程中，需控制引流的量和速度，同时观察引流液的颜色、性状。注意妥善固定引流导管，可使用导管固定装置加固，预防非计划性拔管的发生。进行腔内给药治疗后，指导患者卧床休息 2~3 小时，每 15 分钟为其更换体位，以保证药液分布均衡，并严密观察用药后的不良反应。

7. 指导患者合理饮食

指导患者少食多餐，以高蛋白、高热量、低脂肪、易消化饮食为宜，细嚼慢咽。严格控制水分及食盐的摄入，以免因钠摄入量过多而引起血容量增加。准确记录 24 小时液体出入量，保持出入量平衡。

第四节　急性肿瘤溶解综合征

急性肿瘤溶解综合征（Acute Tumor Lysis Syndrome，ATLS）是最常见的肿瘤急症，指大量肿瘤细胞迅速溶解导致细胞内成分（特别是尿酸和细胞内离子）释放进入血液，超过了肾脏的排泄能力而出现的代谢紊乱和电解质失衡。急性肿瘤溶解综合征最常见于高度增生、对化学治疗高度敏感的淋巴瘤和急性白血病，还可见于实体瘤如乳腺癌、小细胞肺癌等。

一　临床表现

急性肿瘤溶解综合征多发生在患者初次接受化疗后 48~72 小时，主要表现为"三高一低"，即高尿酸血症、高钾血症、高磷血症和低钙血症，严重时可出现急性肾功能衰竭。

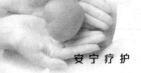

1. 高尿酸血症

高尿酸血症指血清及尿中的尿酸浓度升高，尿酸盐结晶沉淀于肾小管内。轻度高尿酸血症患者表现为恶心、厌食、少尿及头痛、乏力等。随着血清尿酸浓度升高，患者贫血加重，出现无尿、步态不稳、呼吸深长，甚至呕吐、腹泻及血压下降等症状。

2. 高钾血症

血清中钾离子浓度上升对神经、肌肉产生影响，表现为手足感觉异常、四肢无力、肌肉震颤、呼吸肌麻痹等。此外，高血钾还可诱发心律失常甚至心脏骤停。

3. 高磷血症和低钙血症

血清中磷酸根离子浓度升高，与钙离子结合致血液中钙离子浓度下降。低钙血症可致心肌收缩功能降低，表现为心律不齐、肌肉痉挛、手足抽搐等；而磷酸钙沉积在肾小管内，可诱发和加重肾衰竭。

二 治疗

1. 充分水化

每日给予葡萄糖溶液或生理盐水 $2000 \sim 2500 \text{ml/m}^2$，以维持每日尿量 3000ml 以上；同时肌肉注射或静脉注射呋塞米 $20 \sim 40 \text{mg}$，静脉滴注 20% 甘露醇 250ml，以排泄过剩的尿酸，减少钙、磷离子在肾小球或肾小管中沉积。

2. 降低血尿酸

别嘌呤醇可阻止尿酸的形成，通常在化疗前给药，其主要不良反应是皮疹、药物性肝炎、嗜酸性细胞增多等，肾功能不全的患者应慎用别嘌呤醇。

3. 碱化尿液

碱性环境可减少尿酸沉积，因此需碱化尿液保持尿液的 pH ≥7。化疗前一日开始给予碳酸氢钠 $3 \sim 8 \text{g/d}$ 静脉滴注，应注意不要补碱过量，防止钙沉淀和代谢性碱中毒。

4. 纠正电解质

轻度电解质紊乱一般无须特殊处理，严重的电解质紊乱需实施药物干预或采用肾脏替代疗法。

三　护理措施

（1）严密监测输液速度和补液量，合理安排输液顺序，保证液体24小时持续均匀输入；在补液、碱化尿液的过程中动态监测患者电解质浓度，测定尿液 pH 值，及时纠正电解质紊乱，保持尿液 pH≥7.0。

（2）严密观察患者生命体征及心电图变化。高血钾导致患者发生心律失常或心跳骤停，应立即配合医生对患者实施抢救。若患者出现严重的平滑肌和骨骼肌痉挛，需采取保护性措施。严重的低钙血症可累及呼吸肌，应密切观察患者病情变化。

（3）观察尿液的颜色、性质和量，监测患者全身水肿情况，每日定时测量体重。准确记录患者液体出入量，若液体出入量达到平衡，则患者处于充分补液状态。

（4）指导急性肾衰竭的患者绝对卧床休息，减轻其肾脏负担，给予优质蛋白质饮食，保证其正氮平衡。

（5）指导患者正确饮食。少食菠菜、橘子、香蕉等富含钾的食物；限制磷的摄入，每日摄入磷少于600mg，富含磷的食物包括猪肝、鸡胗、虾皮等；动物内脏、坚果等富含嘌呤的食物也应控制。

第五节　脊髓压迫症

脊髓压迫症（Compressive Myelopathy）指由不同原因造成脊髓或供应脊髓的血管受压所引起的脊髓功能障碍的一组病症，是晚期肿瘤患者常见的中枢神经系统急症。

一　病因

根据与脊髓的位置关系，将肿瘤分为脊髓内肿瘤，脊髓外硬脊膜内肿瘤、硬脊膜外肿瘤，及椎管内外都存在的肿瘤。约95%的脊髓压迫症由硬脊膜外肿瘤侵犯所致，病变不断进展，最后发展为不同程度的脊髓横贯损伤和椎管阻塞。硬脊膜外肿瘤所致的脊髓压迫，极易对患者造成永久性损

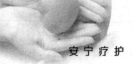

害，因此需采取有效的急救措施，以逆转神经损伤并保护脊髓功能。

引起脊髓压迫症最常见的肿瘤依次是乳腺癌、肺癌、淋巴瘤、前列腺癌、肉瘤、骨髓瘤等。乳腺癌和肺癌主要通过转移至胸段脊髓旁导致脊髓压迫症，胃肠道肿瘤多转移至腰骶部导致脊髓压迫症，淋巴瘤常为直接侵犯所致。

二　发病机制

1. 脊髓机械性受压

肿瘤等直接压迫脊髓或脊神经根，引起脊髓受压、移位和神经根刺激或麻痹等症状。髓内的占位性病变直接侵犯神经组织，压迫症状出现较早。髓外硬膜内占位性病变压迫脊髓，由于硬脊膜的缓冲作用，压迫症状往往在脊髓腔发生明显梗阻之后出现。

2. 浸润性改变

脊柱和脊髓的转移瘤、脓肿及白血病等浸润脊膜、脊神经根或脊髓，使其充血、肿胀，引起脊髓受压。

3. 缺血性改变

供应脊髓的血管受到肿瘤、椎间盘等挤压，引起相应节段脊髓水肿、缺血性改变；另外，脊髓局部神经细胞及传导束充血、水肿甚至坏死，导致脊髓传导功能丧失，患者出现肢体麻木、无力甚至大小便失禁。

三　临床表现

1. 疼痛

疼痛是脊髓压迫症最常见的症状，也是患者的首发症状，疼痛发生的部位与脊髓受累部位密切相关。椎体受到侵犯时，疼痛出现在背部中央，呈间歇性，咳嗽、活动或用力时加重。随着肿瘤生长，可发展为双侧及持续性疼痛。

2. 感觉障碍

患者出现脊膜刺激症状，表现为椎骨叩痛、压痛和活动受限。束带状、肢体麻木、烧灼和针刺感，还可伴有相应神经根支配的肌力下降和肌肉萎缩。

3. 运动障碍

急性脊髓压迫早期，患者表现为脊髓休克，2～4周后表现为痉挛性瘫痪。慢性脊髓损伤的患者，初期表现为伸直性痉挛瘫，后期表现为屈曲性痉挛瘫。

4. 反射异常

发生脊髓休克时患者各种生理反射均异常。若后根、前根或前角受损，则表现为腱反射减弱或消失，锥体束受损则表现为腹壁反射和提睾反射消失、腱反射亢进等。

5. 括约肌功能障碍

括约肌功能障碍出现在脊髓压迫症的早期。圆锥以上部位发生病变，患者表现为尿潴留和便秘；马尾及圆锥部位发生病变，患者则表现为尿失禁和大便失禁。

四　治疗

应尽早对急性脊髓压迫症的患者实施手术治疗，恢复患者神经功能。同时控制局部肿瘤生长，缓解患者疼痛。行截肢术的患者应尽快进行康复治疗，积极参与功能锻炼，预防并发症。

1. 内科治疗

急性脊髓损伤早期，可静脉注射大剂量激素（如甲泼尼松）以迅速减轻脊髓水肿、缓解疼痛、改善神经功能。脊髓损伤后8小时内给药，神经功能恢复最明显，24小时内给药仍有治疗意义。

2. 放射治疗

放射治疗是硬膜外肿瘤引起急性脊髓压迫最常用且有效的方法。放射治疗可缩小瘤体，缓解脊髓压迫，避免神经损害进一步发展，还可缓解疼痛和预防局部复发。

3. 外科手术

最好在24小时内进行椎板切除术，常可迅速解除脊髓压迫，但往往不能切除全部肿瘤，术后仍需放射治疗。必要时应用支具来维持脊柱尤其是颈腰段的稳定性，从外部给予脊柱一定的支撑。

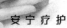

4. 化学治疗

对化学治疗敏感的肿瘤，如淋巴瘤、生殖细胞瘤、神经细胞瘤等，应尽快行化学治疗。

5. 姑息治疗

当积极治疗对脊髓压迫症的临终患者无益处时，应以姑息治疗为主，其主要目标是缓解不适，控制疼痛等症状。

五 护理措施

1. 晨间护理

保证病室环境整洁、安静，每日通风至少 1 次。保持床单位清洁，及时为患者更换衣物，定时进行口腔、皮肤及会阴部护理。

2. 体位护理

仰卧位可使背部肌肉放松，缓解患者疼痛。定时为患者变换体位，预防压力性损伤。为患者变换体位时应进行轴线翻身，避免意外伤害而加重神经损伤。患者卧床期间，应保持肢体处于功能位，避免造成关节挛缩、变形或失用。

3. 病情观察

全面评估患者疼痛部位、性质、持续时间及生活自理能力，观察患者神经症状，制定连续护理计划。大剂量应用激素的患者，注意有无消化道出血倾向。

4. 排泄护理

为留置尿管的患者定期更换引流袋，间断夹闭尿管以训练患者膀胱功能；观察尿液的颜色和性状，及时发现泌尿系统感染。指导便秘的患者按摩腹部，每天一次，于餐后 30 分钟进行。腹部按摩时患者取仰卧位，两腿屈曲并放松腹部，按摩力度适中。如患者出现粪便嵌塞可遵医嘱给予灌肠。

5. 饮食护理

指导患者摄入高蛋白、高纤维、易消化的食物，如新鲜的水果、蔬菜等。鼓励患者多饮水，每日饮水量不少于 1500ml，以刺激肠蠕动、减轻腹部压力。

6. 心理护理

耐心倾听患者提出的问题，及时解答患者疑惑并疏导患者不良情绪。积极调动家庭和社会支持资源，鼓励家属参与照护，帮助患者营造良好的家庭氛围。密切评估患者心理和精神状态，必要时请心理咨询师会诊，及时给予心理治疗。

7. 功能锻炼

向患者及家属讲解功能锻炼的重要性，指导和协助患者进行肢体的主动和被动运动，促进功能恢复。起床前还应进行腰背肌锻炼以防受伤，并教会患者使用拐杖和轮椅。

8. 预防并发症

患者长时间卧床易导致压力性损伤、肺部感染、泌尿系统感染及深静脉血栓形成等，在护理过程中，应认真进行风险评估，预防并发症。

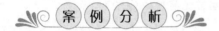

案 例 分 析

郭某，男性，79 岁，于一月前无明显诱因出现颜面部水肿，腰痛，呈进行性加重，CT 检查显示右上纵隔有一包块，以"右纵隔肿物待查"收入院。患者食欲较好，精神状态可，体重 55kg，大小便正常。既往无高血压、糖尿病，无药物过敏。体格检查：T36.2℃，P83 次/分钟，R21 次/分钟，BP118/74mmHg，颜面部水肿，视力障碍，颈静脉怒张，咳嗽，轻度吞咽困难，甲状腺无肿大，胸廓未见异常。辅助检查：病理检查结果显示胚胎性畸胎瘤；血管造影检查提示右锁骨下静脉及奇静脉近心段栓塞；CT 检查显示骨转移。患者以"右纵隔恶性畸胎瘤骨转移伴上腔静脉综合征"入住安宁疗护病房，老伴为主要照顾者。今日中午进餐过程中患者突然发生呛咳，两手抓握颈部，面部发绀。

思考与讨论

1. 针对上腔静脉综合征的患者，护士应采取哪些护理措施？

2. 请问该患者今日中午突然发生了什么状况？

3. 针对上述状况，护士应该如何进行紧急处理？

第十章　中医护理技术在症状管理中的应用

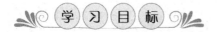

认识与记忆　1. 陈述中医护理技术的概念。

2. 列举常用的中医护理技术。

理解与分析　1. 阐述常用中医护理技术的适应范围和注意事项。

2. 说明中医护理技术在常见症候中的应用。

综合与运用

运用本章节所学知识，准确全面评估安宁疗护/终末期患者，选择合适的中医护理技术，进行正确操作，有效缓解患者的症状。

中医护理技术是在中医基础理论指导下，以脏腑学说为基础，经络为核心，通过刺激特定部位，以通经脉、调气血、平阴阳，达到缓解症状、促进健康的目的。生命末期患者因疾病的进展、脏腑功能低下，会出现疼痛、纳呆、疲乏、便秘、恶心呕吐等系列症状。中医护理技术根据患者临床表现，辨析出证，随症施治，如艾灸、耳疗、穴位贴敷、经络推拿等在控制患者疼痛、便秘、疲乏、恶心呕吐等症状方面，效果良好，达到了缓解症状、减轻痛苦的目的。

第一节　常用中医护理技术

一　耳穴贴压技术

耳穴贴压技术是采用王不留行籽，或磁珠，或砭石等丸状物（耳穴贴）贴压于耳廓上的穴位或阳性反应点，通过其疏通经络，调整脏腑功能，促进机体的阴阳平衡，达到预防疾病、改善症状的一种操作技术。

1. 适用范围

适用于减轻各种疾病所致的疼痛、失眠、便秘、腹泻、呃逆、眩晕等症状。

2. 物品准备

治疗盘、耳穴贴、75%酒精、棉签、探棒、镊子或止血钳、弯盘、手消毒液、垃圾桶等，必要时可备耳穴模型。

3. 基本操作方法

（1）评估患者探查耳穴阳性反应点，确定贴压部位。

（2）利用75%酒精自上而下、由内而外、从前到后消毒耳部皮肤。

（3）将耳穴贴用止血钳或镊子夹住贴于已选好的耳穴部位，并给予适当按压（揉），使患者有麻、热、痛、胀等感觉，即"得气"。

（4）观察患者局部皮肤，询问有无不适。

（5）常用按压手法：①对压法：用拇指和食指的指腹置于患者耳郭的背面和正面，相对按压，至出现热、麻、胀、痛等感觉，持续对压20～30秒；②直压法：用指尖垂直按压耳穴，力度以患者有胀痛感，但能忍受为宜，持续按压20～30秒，停顿片刻后再重复按压，每次按压3～5分钟；③点压法：用指尖一压一松地按压耳穴，每次间隔0.5秒，本法以患者感到胀而略沉重刺痛为宜，一般每次每穴可按压27下，具体视患者病情而定。

（6）操作完毕，安排舒适体位，整理床单位。

4. 注意事项

（1）耳部皮肤有破损、炎症、冻疮者不宜施行。

（2）耳穴贴压一般单侧耳朵贴压，双侧耳朵交替进行。夏季易出汗，留置时间1～3天，冬季可留置3～7天。

（3）观察患者耳部皮肤情况，留置期间应防止耳穴贴脱落或污染。

（4）患者侧卧位耳部感觉不适时，可作适当调整。

二　艾盒（箱）灸技术

艾盒（箱）灸是将艾绒或艾条或艾柱装入特制的艾灸盒（箱）中，然后将艾灸盒（箱）直接置于穴位上，点燃后在人体某穴位或患处进行熏灸的一种技术操作。通过其温经散寒、扶助阳气、消瘀散结的作用，达到防治疾病、改善症状的一种操作方法。

1. 适用范围

适用于各种慢性虚寒性疾病引起的症状，如腹泻，脾胃虚弱所致的食欲不振、呕吐，疼痛等。

2. 物品准备

治疗盘、艾绒、艾柱、艾条、艾灸盒（箱）、打火机、浴巾、小桶，必要时备屏风。

3. 基本操作方法

（1）确定施灸部位，并充分暴露。

（2）艾适量装盒（箱），点燃艾，安装灸盒（箱）。

（3）妥善固定艾灸盒（箱）于施灸部位，加盖浴巾保暖，并记录开始时间。

（4）观察患者局部皮肤情况，询问有无不适感。

（5）施灸完毕，取下艾灸盒（箱），清洁局部皮肤。

（6）协助患者着衣，安排舒适体位，整理床单位。

4. 注意事项

（1）大血管处、心前区、乳头、腋窝、会阴、孕妇腹部和腰低部不宜施灸。凡属热症或阴虚发热者，不宜施灸。

（2）对糖尿病、肢体感觉障碍的患者，需谨慎控制施灸强度，防止烫伤。

（3）施灸后如局部出现小水泡，无须处理；如水泡较大，可用无菌注射器抽出水泡渗出液，并用无菌纱布覆盖。

（4）施灸过程中，注意保暖，避免对流风，施灸完毕。

三　悬灸技术

悬灸是采用点燃的艾条悬于选定的穴位或病痛部位之上，通过艾条的温热和药力作用刺激穴位或病痛部位，达到温经散寒、扶阳固脱、消瘀散结、防治疾病的一种操作方法，属于艾灸技术范畴。

1. 适用范围

适用于各种慢性虚寒型疾病及寒湿所致的疼痛，如胃脘痛、腰背酸痛、四肢凉痛；中气不足所致的急性腹痛、吐泻、四肢不温等症状。

2. 物品准备

艾条、打火机、治疗盘、弯盘、广口瓶、纱布、必要时备屏风、浴巾、计时器。

3. 基本操作方法

（1）确定施灸部位，充分暴露，注意保护隐私及保暖。

（2）点燃艾条，进行施灸。

（3）常用施灸方法：

①温和灸：将点燃的艾条悬于施灸部位上方 2～3cm，使施灸部位有温热感为宜，每部位灸 10～15 分钟，至皮肤出现红晕为宜。

②雀啄灸：将点燃的艾条对准施灸部位上方 2～3cm，一上一下进行施灸，如此反复，一般每部位灸 10～15 分钟，至皮肤出现红晕为宜。

③回旋灸：将点燃的艾条悬于施灸部位上方约 2cm 处，反复旋转移动，直径范围约 3cm，每处 10～15 分钟，至皮肤出现红晕为宜。

（4）及时将艾灰弹入弯盘，预防艾灰掉落烫伤皮肤。施灸结束，将艾条插入广口瓶，熄灭艾火。

4. 注意事项

（1）大血管处、孕妇腹部和腰骶部、瘢痕处、有出血倾向者不宜施灸。空腹或餐后一小时左右不宜施灸。

（2）一般情况下，施灸顺序自上而下，先头身，后四肢。

（3）施灸时防止艾灰脱落烧伤皮肤或衣物。

（4）注意观察皮肤情况，糖尿病、肢体麻木及感觉迟钝的患者，尤应注意防止烫伤。

（5）如局部出现小水泡，无须处理，自行吸收；若水泡较大，可用无菌注射器抽吸，然后用无菌纱布覆盖。

四　穴位贴敷治疗

穴位贴敷技术是将不同剂型的药物敷贴于人体穴位上，通过药物经皮吸收直接作用以及穴位刺激激发经气的间接作用，达到通经活络、活血化瘀、行气消积、止咳平喘、扶正强身等效用的一种操作技术。

1. 适用范围

适用于恶性肿瘤、各种痹症等疾病引起的疼痛；消化系统疾病引起的腹胀、腹泻、便秘；呼吸系统疾病引起的咳喘等症状；健脾扶正保健养生；等等。

2. 物品准备

治疗盘，遵医嘱配制的药物，压舌板，无纺布空白贴或无菌纱布，胶布，必要时备屏风、毛毯。

3. 基本操作方法

（1）评估患者贴敷处皮肤，做好解释。

（2）将药物涂抹于纱布或者空白贴中央，压实抹平，携用物至床旁。根据贴敷部位，协助患者取合适体位，暴露贴敷部位，必要时用屏风遮挡。

（3）准确取穴，用温水或者75%酒精清洁消毒贴敷部位（穴位）。

（4）将药物敷贴于穴位上，平整固定。使用纱布贴敷可以用胶布固定，松紧适宜。

（5）询问有无不适感。

（6）操作完毕后协助患者穿衣，取舒适体位。

4. 注意事项

（1）药物应均匀涂抹于纱布或空白贴中央，厚薄一般以 0.2～0.5cm 为宜。

（2）贴敷时间依据选用的药物、患者体质情况而定，以贴敷者能够耐受为度。对于老年、小儿、体质偏虚者贴敷时间可以适当缩短。贴敷期间出现皮肤瘙痒、疼痛者，应该暂停贴敷，报告医生，给予处理。

（3）对于残留在皮肤上的药物，温水擦拭，不宜用刺激性强的物品擦洗。

五　中药热熨敷技术

中药热熨敷是将中药加热后装入布袋中，在人体局部或穴位上进行推熨，利用温热之力使药性透入经络、血脉，从而达到温经通络、行气活血、散寒止痛、腠理开合等作用的一种操作方法。

1. 适用范围

适用于寒湿痹证引起的关节疼痛、酸胀等不适；寒湿引起的腰腿肩颈痛；跌打损伤引起的软组织损伤；脾胃虚寒所致的腹痛、腹泻、呕吐等症状。

2. 物品准备

治疗盘，遵医嘱准备药物及布袋，凡士林，棉签，纱布袋2个，毛巾，纱布，必要时备屏风、毛毯、温度计等。

3. 基本操作方法

（1）核对医嘱，评估患者热熨部位皮肤，做好解释。嘱患者排空二便。

（2）药物加热至60℃～70℃装入布袋备用，备齐物品，携至床旁。取合适体位，暴露热熨部位，必要时使用屏风遮挡。

（3）用棉签在热熨部位涂一层凡士林，将药袋置于患处或相应经络穴位处来回推熨，力度以患者能耐受为宜。开始时用力要轻，速度可稍快，随着药袋温度的降低，可增大力度、减慢速度。

（4）操作完毕用纱布清洁局部皮肤，协助患者着衣，取舒适体位。

4. 注意事项

（1）孕妇腰骶部及腰部、大血管处、皮肤破损及炎症处、局部感觉障碍处忌用。

（2）操作过程中药袋温度过低则需加热或更换。

（3）药袋温度保持50℃～60℃比较适宜；老人、幼儿及感觉障碍者，温度不宜超过50℃。

（4）热熨过程中应随时询问患者感受，观察皮肤颜色变化，一旦出现烫伤应立即停止，并给予处理。

（5）操作中注意患者保暖。

六 中药泡洗技术

中药泡洗技术是借助泡洗时药物的功效以及洗液的温热之力浸洗全身或局部，达到活血、消肿、止痛、祛瘀生新等作用的一种技术。

1. 适用范围

适用于外感发热、便秘、失眠、皮肤感染及中风恢复期的手足肿胀等症状。

2. 物品准备

治疗盘、药液/药粉、泡洗装置、一次性药浴袋、水温计、毛巾。

3. 基本操作方法

（1）核对医嘱，评估患者病情，做好解释。嘱患者排空二便。调节室内温度。

（2）携用物至床旁。根据泡洗的部位，协助患者取合理、舒适体位。

（3）将一次性药浴袋套于泡洗装置内。

（4）常用泡洗法。

①全身泡洗技术：将40℃左右的药液倒入泡洗装置内，水位在患者膈肌以下，全身浸泡30分钟。

②局部泡洗技术：将40℃左右的药液倒入泡洗装置，将浸洗部位浸泡于药液中，浸泡30分钟。

（5）观察患者的反应，若有不适，立即停止，协助其卧床休息，观察病情变化。

（6）泡洗完毕，擦干皮肤，安置舒适体位。

4. 注意事项

（1）出血性疾病、心肺功能不全患者禁用。糖尿病、心脑血管病患者慎用。

（2）糖尿病、足部皲裂患者的泡洗温度适当降低，预防烫伤。

（3）泡洗过程中加强巡视，观察患者的面色、呼吸、汗出等情况，出现头晕、心慌等症状，应立即停止泡洗，并报告医师。

（4）餐后30分钟内不宜进行全身泡浴。

七　经穴推拿技术

经穴推拿技术是以点法、按法、推法、叩击法等手法作用于人体经络腧穴，达到通经活络、疏风解表、调节脏腑功能等作用的一种操作技术。

1. 适用范围

适用各类疾病引起的头痛、肩颈痛、肢体疼痛、失眠、便秘等症状。

2. 物品准备

治疗巾，必要时备纱布块、介质、屏风。

3. 基本操作方法

（1）评估患者，做好解释。腰腹部推拿前患者排空二便。

（2）携用物至床旁。协助患者取合适体位。

（3）遵医嘱确定经络穴位、选用适宜推拿手法。

（4）操作过程中询问患者的感受，若感不适，应立即调整手法或停止操作。

（5）常见疾病推拿部位和穴位。

①头面部：取穴上印堂、太阳、攒竹、头维、上睛明、丝竹空、鱼腰、四白等。

②颈项部：取穴风池、风府、天柱、大椎、肩井等。

③胸腹部：取穴天突、膻中、中脘、下脘、天枢、气海、关元等。

④腰背部：取穴肺俞、肾俞、心俞、膈俞、华佗夹脊、大肠俞、命门、腰阳关等。

⑤肩部及上肢部：取穴肩髃、肩贞、手三里、天宗、曲池、极泉、小海、内关、合谷等。

⑥臀及下肢部：取穴环跳、居髎、风市、足三里、委中、昆仑、阳陵泉、梁丘、血海、膝眼等。

（6）常用的推拿手法。

①点法：用指端或屈曲的指间关节部着力于施术部位，持续地进行点压，称为点法。

②揉法：用手指螺纹面或掌根以一定力度按压于施术部位，带动皮下组织做环形运动的手法。每分钟操作 120～160 次。

③叩击法：用手特定部位，或用特制的器械，在治疗部位反复拍打叩击的一类手法，称为叩击类手法。叩击时，手腕放松，以一种有控制的弹性力进行叩击，既有一定的力度，又能够使患者感觉缓和舒适，勿暴力打击，以免造成患者不适。

（7）操作结束协助患者取舒适卧位，整理床单位。

4. 注意事项

（1）妊娠期腰腹部禁用经穴推拿技术，肿瘤部位、女性经期腰腹部慎用。

（2）操作者应修剪指甲，以防损伤患者皮肤。

（3）操作过程中，保护患者隐私，注意保暖。

（4）有严重心血管疾病、心脏搭桥患者慎用叩击法。

八 穴位注射技术

穴位注射技术是将小剂量药物注入穴位内，通过药物和穴位刺激的双重作用，来治疗疾病的一种方法。

1. 适用范围

适用于多种慢性疾病引起的如眩晕、呃逆、腹胀、尿潴留、疼痛等症状。

2. 物品准备

治疗盘、皮肤消毒剂、药物、一次性注射器、无菌棉签、利器盒等。

3. 基本操作方法

（1）核对医嘱，评估患者病情及皮肤状况，做好解释，配制药液，携药物至床旁。

（2）协助患者取舒适体位，暴露局部皮肤。

（3）遵医嘱准确取穴，常规消毒皮肤。

（4）绷紧皮肤，对准穴位快速刺入，上下提插至患者有酸胀等"得气"感应，回抽无回血后将药物缓慢注入。

（5）注射完毕拔针，安置舒适体位。

（6）观察药物疗效。

4. 注意事项

（1）局部皮肤有感染、瘢痕，有出血倾向及高度水肿者不宜进行注射。

（2）孕妇下腹部及腰骶部不宜进行注射。

（3）注射药物患者如出现不适症状时，应立即停止注射并观察病情变化。

九　五行音乐疗法

五行音乐疗法是依据五行理论把五音（宫、商、角、徵、羽）与人的五脏（脾、肺、肝、心、肾）、五志（思、忧、怒、喜、恐）相结合，即五音配五脏，五脏配五行，五行配五志，由此理论来为患者选择音乐缓解症状的治疗方法。

1. 养脾宜宫音

脾胃之气受损时可能会出现腹泻、腹胀、疲乏等症状，宜选听宫调式乐曲，宫调式乐曲辽阔厚实、沉静稳健、悠扬绵绵，有助于升提脾气。代表曲有《春江花月夜》《月儿高》《月光奏鸣曲》《二泉映月》等。

2. 养肺宜商音

肺气受袭时可能会出现咳嗽、咳痰、鼻塞、气喘等症状，宜选听商调式乐曲，商调式乐曲激愤悲壮、高昂慷慨，可调补肺气。代表作有《第三交响曲》《嘎达梅林》《悲怆》等。

3. 养肝宜角音

肝气郁结时可能会出现口苦、抑郁、易怒、眼部干涩等症状，宜选听角调式乐曲，角调式乐曲柔和甜美、生机盎然，可疏肝解郁。代表曲有《春之圆舞曲》《江南丝竹乐》《江南好》等。

4. 养心宜徵音

心气虚弱时可能出现心慌、胸闷等症状，宜选听徵调式乐曲，徵调式乐曲欢快明朗、惬意宣泄，可补益心气。代表曲有《步步高》《喜洋洋》《解放军进行曲》等。

5. 养肾宜羽音

肾气不足时可能会出现形寒肢冷、腰膝酸软等症状，宜选听羽调式乐曲，羽调式乐曲阴柔滋润、潺潺流淌，可促肾气升发。代表曲有《梁祝》《汉宫秋月》《平沙落雁》《山居吟》等。

十　子午流注低频电疗法

"子午流注"理论，是以"人与天地相应"的理论为基础，认为人体功能活动、病理变化受自然界气候变化、时日等影响并呈现一定的规律。

治疗时遵循辩证循经按时取穴，即"因时施治""按时针灸""按时给药"的原则，以获得最佳疗效。子午流注低频治疗利用微电脑单片机技术，实现了子午流注与灵龟八法的精确时间计算，利用电极贴片代替毫针，模拟针灸技术，达到平衡阴阳、通经活络、调节脏腑功能等功效。

1. 适用范围

疼痛、胃肠道不适如恶心呕吐、胀痛等；尿潴留、失眠、便秘等症状。

2. 用物准备

弯盘、乙醇纱布、清洁纱布、子午流注电极片，必要时备电盘、屏风等。

3. 操作步骤

（1）核对医嘱，携用物至床边。

（2）接通电源，连接电极片，查看治疗时需要开穴的穴位。

（3）协助患者取合适体位，暴露实施子午流注穴位部位，注意保暖。

（4）用乙醇纱布清洁所选穴位部位皮肤，待干后粘贴电极片。

（5）启动仪器，调节各导联刺激强度（以患者耐受程度而定，一般数值从 30 开始）。调节治疗时间，一般每次治疗 30 分钟。

（6）治疗中询问患者感受，若有不适，及时处理。

（7）治疗结束，取下电极片，用清洁纱布清洁治疗部位皮肤，取舒适卧位，整理床单位。

4. 注意事项

（1）在使用过程中，应避免在附近使用电子设备，如电脑、手机等，以免干扰仪器工作，影响治疗。

（2）缓慢调节刺激强度，以免造成强刺激，给患者带来不适。

（3）治疗期间活动幅度不宜过大，避免电极片脱落。

第二节　中医护理技术在常见症候中的应用

一　疼痛

1. 观察疼痛的性质、部位、程度、持续时间及伴随症状，排除外科急腹症

2. 穴位贴敷治疗

遵医嘱调配药膏，取穴阿是穴进行治疗。

3. 中药热熨法

脾胃虚寒所致的腹痛，可遵医嘱给予中药热熨敷，以胃经脾经走向推熨，推熨 15 分钟，再敷于神阙 15~20 分钟，每日 1 次。

4. 耳穴贴压

取穴皮质下、神门、交感以及疼痛部位对应的耳穴。

5. 子午流注低频治疗

取阿是穴以及疼痛部位所关联经络穴位，另外增加施治时辰所开的穴位。

6. 经穴推拿

头痛时按摩太阳、印堂、头维、百会、风池等，每个穴位 1~2 分钟。

7. 五行音乐治疗

根据疼痛对应的脏腑，选择音乐。每天 2 次，每次 30 分钟。

二　恶心呕吐

1. 穴位贴敷治疗

遵医嘱调配药膏，取内关、中脘、足三里等穴位进行贴敷。

2. 耳穴贴压

取脾、胃、贲门、肾上腺、神门、食管、交感、皮质下等耳穴贴压。

3. 艾灸

隔姜灸灸中脘、内关、公孙、梁门等穴位，每天一次。

4. 穴位注射

遵医嘱胃复安 10 毫克进行穴位注射，取穴足三里、双内关。

5. 子午流注低频治疗

主穴选脾俞、胃俞、肾俞、中脘、三阴交、足三里、内关等。另外增加施治时辰所开的穴位，每次治疗 30 分钟，每天 1~2 次。

6. 经穴推拿

按摩中脘、内关、足三里、公孙等穴位。

7. 五行音乐治疗

选择宫调音乐，患者每日听两次，每次 30 分钟。

三　腹胀

1. 穴位贴敷治疗

遵医嘱调配膏药，取穴中脘、神阙等进行贴敷。

2. 艾灸

艾灸盒灸，取穴中脘、神阙、气海、关元、内关、足三里等。每次 30 分钟，每日一次。

3. 耳穴贴压

取耳部胃、大肠、小肠、肝、肾、脾、交感、神门、肾上腺等穴位进行贴压。

4. 五行音乐治疗

选择宫调音乐，患者每日听两次，每次 30 分钟。

四　腹泻

1. 穴位贴敷

将吴茱萸研磨成粉，用麻油调成膏状，贴敷于双涌泉穴 6～8 小时，每日 1 次。

2. 隔物灸法

取中脘、神阙、天枢、关元、气海、涌泉等穴位。将姜块切成直径 2～3cm、厚 3～4mm 的姜片，在其上用针刺小孔若干，置于腹部穴位上。每次灸 20～30 分钟，每日 1 次。

五　便秘（功能性）

1. 耳穴贴压

取大肠、皮质下、直肠、便秘点。实症加肺、交感、肝、胆。虚症加脾、胃、肾、消化系统皮质下等进行贴压。

2. 子午流注低频治疗

支沟、天枢、大横、上巨虚、丰隆、足三里、三阴交、气海、肾俞。

另外增加施治时辰所开的穴位。每次 30 分钟，每日 1～2 次。

3. 经穴推拿

取中脘、天枢、关元、气海、肝俞、胃俞、肾俞、大肠俞、长强等穴位，用按揉的手法进行推拿。

4. 五行音乐疗法

虚症选宫调、羽调音乐，实症选角调、商调音乐。患者每日听两次，每次 30 分钟。

六　尿潴留

1. 耳穴贴压

取穴肾、膀胱、肺、三焦、神经系统皮质下、交感、脾、肝、尿道、腰骶椎等进行贴压。

2. 隔物灸法

将适量食盐置于神阙穴，肾俞、关元、中极、脾俞、三焦、三阴交、次髎穴等以姜片或附子饼置于其上，用艾柱灸，每次 5～7 壮，每日 1 次。

3. 子午流注低频治疗

主穴秩边、关元、中极、归来、水道、膀胱俞配穴：①湿热内蕴者：委阳、阳陵泉；②肺热壅盛者：尺泽、曲池、三焦俞；③肝郁气滞者：太冲、足临泣、大敦；④肾阳衰惫者：脾俞、肾俞、太溪、命门；⑤中气不足者：气海、百会、足三里。治疗时增加施治时辰所开的穴位，治疗时长 30 分钟，每日 1 次。

七　失眠

1. 耳穴贴压

取穴心、神门、枕、皮质下、肝、肾、垂前等进行贴压。每周 2 次，每次保留 3～5 天，4 周为一疗程。

2. 经穴推拿法

取太阳穴、百会、印堂、中脘、气海、关元等穴位进行轻柔按揉和叩击，每个穴位 1～2 分钟，每日 1～2 次。

3. 子午流注低频治疗

主穴百会、神门、印堂、三阴交、照海、安眠、太冲、合谷、内关。配穴：①肝火扰心型：行间、侠溪；②肝气郁结型：期门；③心脾两虚型：心俞、脾俞、足三里；④心肾不交型：心俞、肾俞、太溪穴；⑤心神失养型：通里、心俞；⑥痰气郁结型：丰隆。另外增加施治时辰所开的穴位。每次 30 分钟，每日 1 次。

4. 艾灸

盒灸取穴百会、关元、水分等，悬灸灸涌泉等，每次灸 30 分钟，每日 1 次。

5. 中药泡洗技术

选用双足局部泡洗法，每次 20～30 分钟，一天 1～2 次。

6. 五行音乐治疗

肝气郁结导致的失眠，选择角调式音乐，睡前播放。

八　疲乏

1. 艾盒灸

主穴取关元、气海、神阙、脾俞、心俞、肾俞、足三里、三阴交。配穴：①脾气虚者：足三里、胃俞。肺气虚者：肺俞、太渊。心气虚者心俞、神门。②气血虚者：血海、天枢。③气滞血瘀者：血海、膈俞、合谷。④阴虚火旺者：阴陵泉、涌泉、太溪。⑤脾肾阳虚者：足三里、命门、神配。⑥痰湿凝聚者：水分、阴陵泉、足三里。每次治疗时间为 30 分钟，每日 1 次。

2. 子午流注低频治疗

取穴同艾盒灸，增加施治时辰所开的穴位，每次治疗 30 分钟，每日 1～2 次。

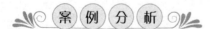案 例 分 析

成某，女性，78 岁，乳腺癌晚期，自述大便困难，虽有便意，临厕努挣不出，自觉乏力，气短，肢倦懒言，自汗出。舌淡苔白，脉细弱。

护理评估：询问病史可知，患者罹患乳腺癌 15 年，大便秘结难解 2 年，每两次排便间隔 3～5 天，每次如厕超过半小时，有便意，自觉乏力汗出，排出困难。大便色多呈黄色，成型质软。

思考与讨论

1. 该患者存在哪些症状？

2. 针对这些症状，分别可使用哪些中医护理技术？

第十一章　安宁疗护中的舒适照护

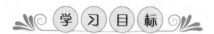

认识与记忆　1. 简述舒适照护的定义。

2. 陈述环境舒适的具体要求。

理解与分析　1. 阐述舒适照护的实施方法。

2. 阐述压力性损伤皮肤护理相关内容。

3. 阐述饮食、排泄、体位护理的护理要点。

综合与运用

运用本章所学，结合临床案例对安宁疗护患者提供个性化的舒适照护措施。

舒适照护（Comfort Care）是一种整体的、个体化的、具有创造性的和有效的护理模式，让患者在生理、心理、社会等方面都达到最愉快的状态。安宁疗护的核心内容是满足患者的舒适需求，帮助患者处于一种平静、安宁的精神状态。舒适照护以舒适理论为指导制定护理计划及护理措施，为安宁疗护患者提供完善的舒适照护服务，以最大限度地减轻患者的痛苦，使患者在家属的陪伴下平静、安详离世。

第一节　概述

一　舒适理论

舒适理论是由美国护理学者柯卡芭（Kolcaba）于 1991 年提出的一种

基于实证的护理理论。柯卡芭认为舒适是一个复杂的多维概念，不仅有身体方面的舒适，还包括心理精神、社会文化和环境方面的舒适。舒适是护理所产生的即刻性的期望结果。

舒适照护是通过护理活动，促使个体获得宁静，远离疼痛、焦虑，身心平衡协调，达到舒适的自我体验。Vendlinski 等学者结合柯卡芭的舒适理论指出安宁疗护中的舒适主要包含 4 种情景：①生理舒适：指机体生理功能，包括环境中的温度、湿度、光线、声音；②心理精神舒适：指心理精神方面，如满足感、安全感、被尊重感等；③环境方面的舒适：指与人的经历有关的外部环境因素；④社会文化舒适：指个人、社会及家庭关系的影响，如家庭、职业、社会阶层及社会关系的舒适。

二 舒适照护原则

1. 预防在先，促进舒适。
2. 加强观察，发现诱因。
3. 采取措施，去除诱因。
4. 互相信任，心理支持。

三 影响患者舒适的因素

（一）生理因素

主要指维持机体内环境稳定的机制引起的身体感觉。疾病会导致机体产生不适，如疼痛、恶心、呕吐、咳嗽等。体位不当会导致肌肉和关节疲劳、麻木、疼痛等不适感。个人卫生状况不佳，如口臭、皮肤污垢、汗臭、瘙痒、伤口渗液等也会引起不适感。在安宁疗护中，大部分患者将除去疼痛感作为身体舒适的优先考虑。

（二）心理因素

主要指患者内在的自我意识。如患者自尊心受损，对治疗的担心，对疾病的发展及死亡充满恐惧，得不到家属关心和重视，等等。在安宁疗护中患者的意愿需得到尊重，提高其家庭和社会支持，多方位满足其需求。

（三）社会文化因素

主要指个体与个体、家庭、社会间的相互联系及其生活习俗的适应

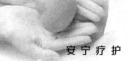
性。住院后生活习惯被改变，患者往往感到不适，老年人尤为严重。患者角色适应不良也易引起不适，如在适应患者角色的过程中可能出现角色行为冲突、角色行为缺如等。

（四）环境因素

指直接接触的外围环境。患者入院后进入一个陌生环境，会产生紧张和不安感。环境条件不良，如噪声过大、光线过强过暗等，都可能引起患者的不适。

四　舒适照护实施方法

（一）生理舒适方面

1. 消除或减轻疾病症状

对于晚期肿瘤患者而言，疼痛是导致患者不舒适的最常见、最严重的症状之一。安宁疗护护士需要对患者及时进行关怀和评估，采取有效措施帮助患者缓解疼痛。

2. 保持正确、舒适的体位

体位姿势要符合人体力学要求，即各关节处于正常的功能位。患者需要保持舒适的体位且经常翻身活动。更换体位时注意适当遮挡，保护患者隐私。

3. 帮助患者做好个人清洁，保持皮肤完整

按需给予口腔护理、床上洗头，对大小便失禁或有体液渗出的患者应及时擦洗并更换床单位和衣物，保持皮肤、床单干燥清洁。避免同一部位长期受压，保持皮肤完整。

4. 保证患者良好的休息

保持安静，为患者创造良好的睡眠环境。合理安排患者的治疗、护理活动。尽量在患者休息前完成护理操作，降低室内光线强度，必要时可遵医嘱给予助眠药物，避免患者睡前过多饮水。

（二）心理舒适护理

1. 建立支持性护理环境

安宁疗护服务对象多为慢性病患者，长时间经历生理、心理、社会等压力，容易产生负面情绪如焦虑、恐惧、抑郁等。护士应维护患者的尊

严，为患者建立被人尊重的自信。

2. 提升安宁疗护护士的职业素养

安宁疗护护士的职业素养对患者的情绪甚至心理状态有着直接影响。安宁疗护护士应做到仪表端庄、举止优雅、言语得体、专业知识扎实、操作技术娴熟。

3. 心理评估与干预

心理痛苦的干预方法有认知行为疗法、支持性心理疗法、正念减压疗法等。安宁疗护护士应掌握理论知识，运用最恰当的手段进行心理干预。在与患者沟通交流过程中捕捉患者个性特点、情绪特征等信息，对患者的心理状态进行系统评估，分析患者负面情绪的影响因素，制定个性化的护理方案，给予其心理疏导，满足患者被尊重的需要，使患者心理舒适。

（三）社会舒适护理

为保证患者能处于安全、舒适的治疗环境，必须创造和维持一个良好的医院社会环境。当患者接触的环境、自身角色、人际关系和生活习惯出现变化，规则制度的约束必然会给患者造成不同程度的压力。可根据患者病情适当安排年龄、教育水平、性格相近的患者住在同一病房，有助于病友间的沟通交流。允许亲友陪护或探视，让家属了解并参与患者的治疗过程，使患者在精神、情感上得到支持。

（四）环境舒适护理

舒适的环境是保障安宁疗护患者舒适的重要因素。具体见下一节。

第二节　舒适环境

一　物理环境

1. 空间

在空间设计中，通过空间大小、格局布置塑造和谐协调的室内空间环境，使患者获得心理上的稳定感和安全感，如保证患者有适当的空间，病床之间的距离不得少于 1.5 米。许多卧床患者感受外界是通过查看户外自然环境的变化或观察公共环境中其他人的活动，这能在一定程度上减少患者的负面情绪。同时，患者亦希望自己寻求帮助时能及时被他人观察到。因此，进行良好的视野设计，保持室内外和公共场合的视线联系，是病房便利、舒适的一个重要评价标准。

2. 温度

一般室温为18℃～22℃，室温过高会抑制神经系统，影响消化及呼吸功能，使肌肉紧张。年老、体弱的患者可安排在向阳房间，室温宜保持在22℃～24℃。在适宜的室温中，患者可感到安适，利于减少身体消耗。病室应配有室温计，以便根据季节、需求来调节室温。还应注意根据气温变化提醒患者增减盖被及衣物。在护理操作中，应尽量避免患者不必要的暴露。

3. 湿度

病室内的相对湿度以50%～60%为宜。湿度过高会抑制汗液蒸发，让患者感到困倦，尿液排出量增加；湿度过低，患者则感到口干、唇燥、咽喉干痛，甚至出现呛咳。病室内可配备加湿器等，以便调节合适的室温。

4. 噪声

根据世界卫生组织规定的噪声标准，白天医院病区内较理想的噪声强度35～40dB。噪声过大可刺激人体的交感神经，加快心率，升高血压，加剧疼痛感，严重影响睡眠。控制噪声可采取的一些措施有：①医务人员要做到四轻：说话轻、走路轻、关门轻、操作轻；②采用双层隔音玻璃和隔音门，桌椅脚钉橡皮垫，推车轮轴定期润滑；③有条件的病室，床头可配备耳机装置，根据患者喜好播放音乐、曲艺节目等。也可调整机器噪声、提供环绕床的床帘等。

5. 光线、通风

病房需有阳光直射，明亮柔和的光线有利于减轻压抑感。为了夜间照明及治疗护理的需要，人工光源也必不可少。通风是降低室内空气污染的有效措施。一般通风30分钟即可达到换置室内空气的目的。

6. 装饰

正确运用色彩的功能特性，帮助患者缓解疲劳，调节情绪，改善机体功能。可根据患者的性格特征和病情特征来选择相应的环境颜色。

（1）根据性格特征来选色。如红色、黄色可振奋精神，适合消极、忧郁者；黄色、绿色有镇静作用，适合情绪易激动、高血压、肺炎患者；紫色具有松弛运动神经的作用，适合失眠或精神紊乱患者。

（2）根据病情特征来选色。食欲不佳患者可选择促进血液循环、增加食欲的红色、黄色食物；青光眼患者戴上绿色的眼镜可使眼压降低；失眠或高血压等患者可选用绿色、蓝色装饰。

除颜色选择外，亦可增加一些令人暂时忘记身处医院的设计，如艺术风的指示标志、造型大方的屏风、粘贴照片的图钉板、独具设计感的灯具等。

二　化学环境

在医院治疗、消毒、洁净过程中均需使用大量的药品及化学用品。常用药品应定点、有序存放，标识清楚，定期清理过期变质药品，高危药品单独存放。化学用品需加强管理，避免患者接触。保洁人员打扫或用消毒液擦拭时及时开窗通风。

三　人文社会环境

营造安宁静谧、清洁、宜人、有安全感的就诊环境；灯光、电视等设备较易控制，电话使用方便，护士可随叫随到；有储物柜；有活动室，以鼓励患者下床活动。

四　环境安全管理

（一）环境评估

定期进行环境评估，有助于降低患者的跌倒风险。主要评估病室整体环境的安全性、配套设施、医疗设备、个性化环境策略等，针对跌倒的环境危险因素，可进行预见性环境改造以降低住院患者的跌倒发生率。

（二）病房布局

1. 家具的选择

（1）使用可调节高度的病床，患者在床边处于坐位时，双足能接触地面，为患者站立提供支撑，减少跌倒风险。

（2）可安装离床报警系统。能有效预防神志不清及焦虑患者跌倒坠床。

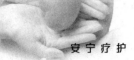

（3）家具简单稳定，各种储物柜高度适宜。

2. 配套设施的建立

浴室、洗手间及走廊等区域安装扶手，高度与腰部持平，洗手间安装垂直的扶手，加装防滑垫，提供洗澡椅和坐便椅。病室内白天光线适宜，夜间使用床边灯及洗手间夜灯。

3. 辅助设备

轮椅、平车、拐杖等辅助设备齐全，以便患者使用。在床头、洗手间、餐厅等患者活动区域设置呼叫系统。护士应熟练使用各种医疗设备，并确保使用安全。

4. 预防跌倒措施

（1）护理人员做好病区宣教，指导患者正确使用呼叫器和床栏。安全合理地使用床栏，可有效降低住院患者跌倒的发生率。

（2）病床高度应尽可能处于最低位。

（3）对记忆障碍、行动不便、尿失禁等有跌倒高危因素的患者，需有针对性地提出个性化的预防护理措施。如助行器和床旁坐便器等。

（4）地面有明显水渍、污渍时，要及时进行清理。

第三节　皮肤护理

生命末期患者由于疾病的影响，自理能力较差，皮肤排泄的废物常存留在皮肤上刺激皮肤使其抵抗力下降，容易导致感染发生。保持皮肤清洁干燥及完整性是生命末期患者的皮肤护理重点。皮肤护理有助于维持皮肤完整性，促进舒适，预防皮肤感染、压力性损伤等并发症，同时也有助于维护患者自身形象。

一　皮肤的清洁护理

（一）床上擦浴

1. 操作方法：做好解释，询问需要，取得配合。关门窗，调节合适室温、水温（水温47℃~50℃）、污桶放于床旁。①依次擦洗眼、额、鼻翼、面颊、唇部、耳后直至下颌及颈部。②协助患者侧卧。清洗双手，脱下上衣（先近侧后远侧，如有外伤则先健肢后患肢）后先擦洗双上肢。③换热水后擦洗胸腹部，协助患者侧卧，依次擦洗颈、背部。④协助穿清洁上衣（先远侧后近侧，先穿患肢后健肢）后脱下裤子，依次擦洗会阴部、臀部及两下肢至踝部。⑤将患者两膝屈起，泡洗双脚，洗净擦干，协助穿裤。⑥需要时修剪指甲，更换床单，清理用物。

2. 注意事项。①进食 1 小时后沐浴，以免妨碍消化或翻动患者引起呕吐；②动作要轻稳、敏捷，防止患者受凉；③注意观察面色及全身情况，如出现寒战、面色苍白、脉速等情况，应立即停止操作。

（二）床上沐浴

1. 操作方法：将用物携至床旁，做好解释；调节室温，关好门窗；将水槽放于患者身下，充气后加入 40℃ 左右的温水，协助患者脱去衣裤后沐浴；揉搓后更换净水冲洗干净，擦干全身，更换清洁衣裤。

2. 注意事项：不适合年老体弱患者。

（三）床上洗发

1. 操作方法：①先倒少许热水于患者头部试温；②热水湿润头发；③使用洗发液，并从发际向头顶部揉搓，力量适中；④梳子除去脱发；⑤ 热水冲洗头发至水清；⑥撤去洗发用物及眼罩、耳内棉球，松开颈部毛巾，擦干面部；⑦协助患者躺卧正中，用毛巾擦干头发，梳理头发，吹干头发。

2. 注意事项：①注意保暖；②操作时保护被褥、衣服不被打湿，勿使水流入患者的眼睛、耳朵内；③调节合适水温，避免直接将水浇至头皮，洗发后及时擦干头发以防患者着凉；④注意观察患者面色、脉搏、呼吸，出现异常时应立即停止操作；⑤虚弱患者不宜洗发。

（四）按摩

按摩皮肤可促进血液循环，增加血液供应，松弛肌肉，消除疲劳，减轻肌肉及关节疼痛，还可预防和减轻水肿。急性炎症、皮肤损伤、恶性肿瘤、循环障碍、原因不明的腹痛等禁忌按摩。按摩需从身体的周边往心脏方向渐进运行，手脚按摩时可以先用热毛巾热敷，使血液运行良好后再按摩。腹部的按摩有利于缓解长期卧床患者的便秘。背部按摩是预防压力性损伤的一种重要方法，同时也利于排痰。

二 压力性损伤

（一）定义

压力性损伤（Pressure Injury）是由压力（包括压力联合剪切力）所致的皮肤/深部组织的局限性损伤，通常发生在骨隆突处。压力性损伤是临床中影响患者健康结局但可以被预防的护理问题。

（二）发生的原因

1. 力学因素，垂直压力、摩擦力、剪切力。

2. 局部因素，大小便刺激、汗液、尿液及各种渗出引流液等。

3. 营养因素，恶病质、营养不良、贫血、意识不清、躁动、疾病等。

4. 年龄因素，老年人更易发生。

5. 体温升高。

6. 医疗器械使用不当，如经口气管插管、呼吸机、吸氧面罩、各种约束装置及矫正器等使用不当。

7. 机体活动和（或）感觉障碍。

8. 急性应激因素。

（三）分期

1. Ⅰ期：完整的皮肤局部出现压之不褪的红色。

2. Ⅱ期：部分皮层缺失伴真皮层暴露。

3. Ⅲ期：全层皮肤缺失，可见皮下脂肪，但骨、肌腱或肌肉尚未显露或不可探及。

4. Ⅳ期：全层皮肤和组织缺失，伴骨骼、肌腱或肌肉暴露，常伴有窦道。

5. 不可分期：深度未知，全层组织缺失。

6. 深层组织损伤期：完整或破损的局部皮肤出现持续指压不变白，呈深红色、栗色或紫色，疼痛和皮温变化通常先于颜色改变出现。

（四）护理

1. 压力性损伤风险评估

（1）评估频次

新入院患者在入院时进行压力性损伤风险评估以筛查高风险患者，院外带入压力性损伤患者入院时、住院患者发生压力性损伤时均需进行压力性损伤风险评估评分；根据病情变化每周至少重新评估 1 次；压力性损伤痊愈或住院期间部分愈合者于出院时也需要进行评估。

（2）评估部位

根据体位（仰卧位、侧卧位、俯卧位）观察长期卧床、强迫体位患者的压力聚集、骨隆突处皮肤情况。

（3）评估方法

由护士使用 Braden 压力性损伤评估量表进行询问和观察。

2. 压力性损伤的预防措施

（1）减轻局部压力

更换体位是避免压之不褪色红斑恶化的第 1 步。根据病情及患者意愿、舒适度和耐受度，定期为患者翻身、摆位。一般每 30 分钟至 2 小时为患者调整体位 1 次，长期卧床者需使用气垫床，可 4 小时翻身 1 次。坐轮椅者需添加厚度合适（4～5cm）的海绵垫，每 15 分钟离开轮椅一次。仰卧位时，床头尽可能抬高 20°～30°。侧卧位需抬高床头时，保持床头高度不高于 30°。酌情使用预防敷料。

（2）保持皮肤清洁

每日评估患者的皮肤，保持皮肤干燥。尽量避免使用热水及酒精，可选择润肤乳擦拭保护皮肤，预防干燥，减少身体摩擦。

（3）加强营养支持

根据患者病情和意愿，尽量保证足够的营养和水分摄入，给予合适的热量和蛋白质饮食。对于不能经口进食的患者，可通过鼻饲注入营养物质，以保证患者的营养需要，必要时进行肠外营养。

（4）监测体温与疼痛

监测患者受压处皮肤的温度。当发现异常时，应及时采取相应的预防措施，维持受压部位的正常温度。对有压力性损伤的个体进行全面的疼痛评估。根据患者情况实施疼痛管理，包括药物干预与非药物干预。

3. 压力性损伤伤口评估

（1）伤口的大小及深度

①面积的测量：以头为坐标、纵向为长、横向为宽。对于规则伤口，测量表面最长、最宽处。对于不规则伤口，应根据伤口情况分别测定不同

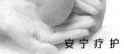

的表面长处、宽处，分别记录。

②深度的测量：垂直于皮肤表面的深度为伤口的深度，将无菌长棉签或探针直接放入伤口的最深处，然后标记出棉棒或探针与皮肤表面齐平的一点，标识点的长度就是伤口的深度。

③伤口总创面比例：用"％"表示占比，用25％、50％、75％、100％表示或用1/4、2/4、3/4、4/4描述。

（2）伤口容量的测量

可先用消毒透明薄膜封闭伤口，将生理盐水注入伤口，然后将其吸出后记录，即伤口的容量。

（3）伤口渗出液

①量的评估：用干燥、湿润、潮湿、浸透、渗漏描述渗出液的量。干燥指没有可见的湿润。湿润指第一层敷料有微量浸渍，可见少量渗液。潮湿是第一层敷料渗透明显。浸透指第一层敷料湿润及穿透至外层敷料。渗漏指全层敷料已湿透，渗至衣服和其他地方。

②渗液性质及颜色：分别为血性、血清色、浆液性、脓性。细分为稀薄和黏稠两种：稀薄渗出液为白色、淡黄、清亮、淡红色等颜色；黏稠渗出液为黑色、黄色、黄绿色、绿色、黄褐色等颜色。

③渗液气味：可分为无味、有气味两类。有气味是各种细菌感染导致。

（4）伤口基底颜色的评估

常用黄色、黑色或红色、粉红色等描述。

4. 压力性损伤伤口护理

（1）护理流程

按照"一评、二测、三沟通宣教、四上报记录、五预防处理、六分析总结"的护理流程。

（2）分期护理方法

①Ⅰ期：去除致病原因，保护局部皮肤，促进局部血液循环。骨隆突处皮肤可使用水胶体敷料或减压贴加以保护，防止局部组织长期受压。

②Ⅱ期：根据水泡大小进行处理。1）水泡直径＜2cm，局部予以水胶体敷料让其自行吸收。2）水泡直径＞2cm，可用小针头在水泡最下端抽吸出液体，局部予以水胶体敷料保护，观察渗液情况。3）渗液量多时应用

泡沫敷料，浅层溃疡渗液较少时，可用薄的水胶体敷料，根据渗液情况及时更换。

③Ⅲ期、Ⅳ期：对伤口创面进行清创处理。感染性伤口取伤口分泌物进行细菌培养和药敏试验，并选择合适的消毒液清洗伤口，再用生理盐水清洁伤口。伤口可选用银离子抗菌敷料，定时换药。皮肤脆薄者禁用水胶体敷料。根据患者情况加强营养。

④深层组织损伤期：重点采取局部减压，密切观察局部皮肤颜色变化情况。局部皮肤完整时给予水胶体敷料减压；出现水泡，按照Ⅱ期压力性损伤处理；如发生较多的坏死组织，则按照Ⅲ期、Ⅳ期压力性损伤处理。

⑤不可分期。当伤口无法界定时，应先清除伤口内焦痂或坏死组织（缺血性肢体或足跟处稳定的焦痂可不处理）后确定分期，然后根据各分期处理。

第四节　饮食护理

2017 年，国外研究发现 40%～80% 的肿瘤患者存在不同程度的营养不良，约 20% 的肿瘤患者死于重度营养不良，因此肿瘤患者的营养健康不容忽视。为保证患者营养摄入达到要求，安宁疗护团队需进行正确的营养评估及营养干预。临床常用方法包括口服营养补充、鼻饲法及肠外营养等。

一　评估和观察

1. 评估患者意识状态、自理能力、用药史。

2. 评估患者饮食类型、吞咽功能、口腔疾患、营养状况、有无特殊治疗或检查等情况。

3. 评估输液通路：穿刺点及其周围皮肤状况。

4. 评估患者胃肠道功能，有无消化道出血、肠梗阻、严重腹泻等不能经胃肠道进食的疾病。

5. 评估管饲通路情况、输注方式，有无误吸风险。

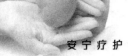

二 饮食护理流程

1. 协助经口进食和饮水

（1）协助患者洗手，对视力障碍、行动不便的患者，协助将食物、餐具等置于容易取放的位置，必要时协助进餐。

（2）注意食物温度、软硬度。

（3）进餐完毕，协助患者漱口，整理用物及床单位。

（4）记录进食和饮水时间、种类、食物含水量和患者饮水量等。观察患者进食中和进食后的反应，做好记录。

（5）根据患者的疾病特点，对患者或照护者进行饮食指导。

①嘱患者进食速度不可过快，小口喂养，每小口食物约为汤匙的1/3量，以利于患者咀嚼和吞咽。

②根据患者吞咽能力选择适宜形状的食物。

③由于患者进食量少，选择优质蛋白质饮食，采用少量多餐，细嚼慢咽。

④患者若因疼痛引起吞咽困难，进食前给予局部镇痛剂或药膏使用。

2. 肠内营养的护理

（1）肠内营养管喂养护理流程

①核对患者，向患者解释相关注意事项。准备营养液。

②床头抬高，取舒适的体位。

③输注前检查并确认营养管位置，并用约 30ml 温水冲洗营养管。

④连接肠内营养输液器与肠内营养泵，打开开关，排空管内的空气，调节好输注速度，将营养管与肠内营养输液器连接，按启动键，连接好加温器。悬挂标识。

⑤观察患者输注中有无恶心、呕吐、腹胀等不适。

⑥输注完毕冲洗、固定营养管。

（2）健康指导

①患者进食后维持半坐卧位 60°～90°，保持 1～2 小时，预防食物逆流及吸入性肺炎。

②携带营养管出院，要注意告知患者及家属在注入营养液或特殊用药前后，需使用温开水冲洗营养管，注入时尽量取半卧位，以防营养液引起

患者呛咳和误吸。

③患者营养管应定期更换。

3. 肠外营养的护理

目标：保证消化吸收障碍及高代谢患者的热量和营养素的摄入，从而维持机体新陈代谢，满足患者的基本能量需要。

（1）肠外营养护理流程

① 核对患者，向患者解释肠外营养的目的和配合要点，遵医嘱准备营养液。

② 严格掌握药物的配伍禁忌，营养液现配现用。排出袋内气体，用调节夹及无菌纱布封闭入口。携带准备好的用物到患者床边。

③ 输注前用 50～100ml 的生理盐水冲管，然后连接营养袋，建议使用输液泵，遵医嘱匀速输入，24 小时内输完。输注过程中注意监测血糖。

④ 建议使用中心静脉管道输注。注意观察置管处皮肤有无红肿，置管部位的敷贴有无渗液或渗血。

⑤ 输注过程中每 4 小时用生理盐水 20ml 冲管 1 次，预防中心静脉管道堵塞。为防止胰岛素吸附聚集引起营养液比重失调及低血糖，输注过程中应定时摇匀营养液。

⑥ 输注结束后用生理盐水冲管，正压封管。

⑦ 严密监测患者的意识状态、生命体征、尿量、血糖及电解质。

⑧ 输注过程中巡视、观察患者的反应，听取患者主诉，有无胸闷、心悸等不适并做好记录。

（2）健康指导

①告知患者及照护者输注过程中若出现身体不适、多尿、神志改变、心率增快、面色苍白、四肢湿冷等情况，需立即通知医护人员，及时处理。

②告知患者翻身、活动时注意保护管路。

4. 注意事项

（1）营养液需现配现用，保存时注意避免阳光直射，保存时间不超过 24 小时。配制后若暂不输注，应置于 4℃ 冰箱内避光冷藏，输注前放置在室温下复温后再用。同时也要注意避免反复加热。营养液输注时温度为 37℃～40℃，避免过冷或过烫。肠外营养输液器至少 24 小时更换一次。

（2）高渗溶液应从中心静脉管道输入。

（3）不宜从营养液输入的静脉管路输血、采血。

（4）长期留置鼻胃管或鼻肠管者，每天用油膏涂拭鼻腔黏膜，起到润滑作用。减少皮肤受压，每日进行口腔护理，营养管需定期更换。

（5）用药前后用约 30ml 温水脉冲式冲洗营养管，药片或药丸需研碎溶解完毕后注入营养管，避免管道堵塞。

（6）输注过程中反折管道末端，避免空气输注入胃，引起胀气。输注完毕后注意夹闭管道。

第五节　排泄护理

一　排便异常

（一）评估和观察

1. 了解患者的基本情况，评估患者排便改变的原因。

2. 了解患者的饮食排便习惯、大便的量、次数，大便的颜色、气味、性状，有无排便费力、排便不尽等情况。

3. 观察并记录患者生命体征、意识、尿量，有无水电解质紊乱等。

4. 评估患者腹部体征，有无腹胀、腹部压痛、肠鸣音有无异常等，观察患者肛周皮肤情况。

（二）护理

1. 便秘

便秘指排便次数减少，每周排便次数低于 3 次，粪便干硬和排便困难。晚期癌症患者受卧床时间长、使用镇痛或止吐药物、进食减少等因素影响，便秘发生率较高。长期便秘易诱发痔疮、肛裂等肛肠科疾病，也可能诱发心肌梗死、心绞痛、心脏衰竭等心脑血管疾病，应帮助患者养成良好的排便习惯，减少便秘的发生。

（1）护理要点

①对患者进行腹部评估，并询问患者有无不适。

②根据患者情况选择促进排便的措施，如腹部按摩、服用缓泻剂或使

用通便剂等。必要时灌肠处理。

腹部按摩：使用按摩推拿油进行腹部按摩，减少对皮肤的刺激。按摩顺序：升结肠（患者右侧）→横结肠（中央）→降结肠（患者左侧）做腹部环形按摩（顺时针方向）5～10分钟。可增加腹内压，促使降结肠的内容物向下移动，也可通过指端轻压肛门后端促进排便。

使用简易通便剂：常用开塞露、甘油栓等，作用机制是软化粪便，润滑肠壁，刺激肠蠕动促进排便。或遵医嘱给予口服通便药治疗，也可服用益生菌改善肠道菌群。《世界胃肠组织全球便秘指南》提出了具体的药物分级治疗，见表11-1。

表 11-1　慢性便秘药物治疗的级联化流程

	第一级：有限的资源	第二级：中等的资源	第三级：充足的资源
A	膳食建议（纤维和水）	膳食建议（纤维和水）	膳食建议（纤维和水）
B	纤维素补充剂	纤维素补充剂、欧车前	欧车前、乳果糖
C	镁乳剂（氢氧化镁溶液）	镁乳剂、乳果糖、聚乙二醇	聚乙二醇或鲁比前列酮
D	短时使用刺激性泻剂（比沙可啶、番泻叶）	短时使用刺激性泻剂	促动力药（普卡洛必利）
E			刺激性泻剂（比沙可啶、匹可硫酸钠）

③为患者提供单独隐蔽的环境及充裕的排便时间，避开查房、治疗、护理和用餐时间，使患者保持心情舒畅，利于排便。

④在床上使用便盆时，最好采用坐姿或抬高床头，利用重力作用增加腹内压促进排便。病情允许时让患者下床排便。

（2）指导要点

指导患者增加水和纤维食物摄入，每日饮水量在2000ml左右，清晨饮一杯温开水刺激胃肠道蠕动，注意饮食规律，不暴饮暴食。每天训练定时排便，即使无便意，稍作等待，以形成条件反射。排便时集中精力。鼓励患者在晨起或进食后2小时内尝试排便，参加力所能及的运动，如散步、做操等。此外指导患者进行增强腹肌和盆底肌的运动，以促进肠蠕动和肌张力的提升，帮助排便。正确使用通便药物。

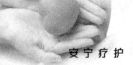

2. 腹泻

腹泻指排便次数明显增多，大于 3 次/天，粪便形态改变，稀薄，含水量大于 85%，大便可伴有黏液、脓血或未消化的食物。

急性腹泻指腹泻周期在 2～3 周内，而慢性腹泻多指持续时间超过 4 周的腹泻。

（1）护理要点

①观察记录生命体征、出入量、排便的次数和粪便性状，必要时留取大便标本送检等。

②保持臀部会阴肛周皮肤清洁干燥，评估肛周皮肤有无破溃、湿疹等，便后可涂抹保护性油剂。若已发生红肿，可使用 5% 鞣酸软膏涂抹，禁止局部按摩，必要时采用局部氧气创面疗法，促进创面愈合。

③观察患者有无头晕、心慌、出冷汗、饥饿感等低血糖表现，有无口干口渴、神情淡漠、皮肤干燥等脱水症状，有无腹胀、明显乏力、心律失常等低钾血症表现，及时监测血生化指标，遵医嘱补液，改善营养状态，保护患者安全，谨防其跌倒坠床。

④心理护理：大便失禁患者会有病耻感，疾病不敢宣之于口，护士需观察患者症状，鼓励其表达自己的感受，减轻焦虑抑郁情绪。

（2）指导要点

合理饮食，避免食用辛辣刺激性粗纤维食物。腹泻轻者可进流食，腹泻严重者遵医嘱暂时禁食，再过渡到流质、半流质、普通饮食。协助患者餐前、便前、便后洗手。

二　排尿异常的护理

排尿异常主要为尿失禁和尿潴留，详见第八章第十二节。

第六节　体位护理

体位通常指患者根据治疗、护理以及康复的需要所采取并能保持的身体姿势和位置。安宁疗护护士在为终末期患者实施舒适照顾时体位护理至关重要。当病情进展至终末期时，出于疼痛、胸腹水形成、心肺功能衰竭以及躯体水肿等原因，患者可能出现强迫体位。体位护理可通过翻身、摆位、移动等变换体位来分散压力，保持良好的肌肉张力、保持关节的弹性和正常的功能位置，加强血液循环、避免压力性损伤的发生，达到使患者身心舒适、卧位安全的效果。

一　体位摆放

（一）评估和观察

1. 护士操作前需评估患者病情、意识状态、生活自理能力，向患者及家属讲解注意事项，并提前做好预防措施后，再实行体位转移。

2. 查看患者局部皮肤受压情况、有无伤口。检查各导管是否扭曲、受压、牵拉。注意保护骨隆突处皮肤，必要时使用泡沫贴保护。

3. 根据诊断、治疗和护理要求，选择合适的体位。

4. 评估自主活动能力、卧位习惯。

5. 检查并确认病床处于固定状态。

（二）操作要点

1. 平卧位

（1）头下垫薄枕。

（2）谵妄患者应预防发生坠床，必要时使用约束带。

（3）注意观察骶尾部皮肤，在患者一侧臀部放置海绵垫，抬高 15°~30°，屈膝 35°，时间控制在 30~60 分钟，若患者不适，可随时取下。必要时可左右交替，使患者臀部、骶尾部皮肤承受压力最小，可提高患者舒适度，并有效预防压力性损伤。

2. 半卧位

（1）取仰卧，将床头支架或靠背架抬高 30°~60°，下肢屈曲。

（2）放平时，先放平下肢，后放床头。

3. 端坐卧位

坐起，病床上放一跨床小桌或支板，上放软枕，患者伏桌休息；必要时可使用软枕、靠背架等支持物，患者臀部放置中间带孔的气垫圈，可有效地减小、分散骶骨和坐骨结节的压力。

4. 侧卧位

（1）患者头部垫枕头，颈椎处于水平状态，背部放置软枕，提升患者舒适度。

（2）腋下距离肩峰 10cm 处放置胸垫，胸部垫高约 45°或 30°，双臂自然伸直，膝下放置软枕。

（3）双下肢自然屈曲，前后分开摆放，保持身体稳定性。

二　体位转换

1. 协助患者翻身

保持整个脊椎平直，翻身角度不可超过 60°，有颈椎损伤时，切勿扭曲或旋转患者的头部，注意保护颈椎。

2. 卧位患者上移

（1）固定病床，确保安全。

（2）将枕头移至患者肩胛骨下，双腿屈膝，放软枕。

（3）双手跨过患者腋下，抓住枕头两侧，同时上移。

3. 卧位患者平移（三阶段移身）

（1）用枕头移动头部。

（2）患者双臂交叉于胸前，护士两手伸入患者腰下，将其用力拉向自己。

（3）护士左手插入患者腰部间隙，右手臂移至臀部，双手交握，同样方法使臀部移动至护士侧，以双手支托患者双腿移动患者下肢，摆顺身体。

4. 仰卧位向侧卧位转换（左侧）

（1）患者双手交叉于胸前，告知患者移动方向，取得配合。

（2）护士站于患者右侧，肩下置枕，利用枕头水平移动，患者肩向护士，侧拉 2/3 枕头，其他同患者平移，使患者身体水平移动向护士。

（3）患者双膝立起抬高，托起右脚交叉放置于左脚上转换体位。

（4）护士一手搭在患者外侧肩上，一手搭在患者臀部向左翻。

（5）摆放体位：软枕固定患者后背，将左肩向外拉出，腰背部、两腿凹陷处垫软枕，躯干与髋关节弓形两腿错开。调整枕头高度，确认患者肢体无扭曲。

5. 侧卧位向仰卧位转换

（1）用一只手支撑患者头部，另外一只手把枕头挪到床中间。

（2）将患者对侧上肢放置于腹部，撤出腰背部软枕。

（3）慢慢伸展患者的髋关节和膝关节，使头部、躯干和下肢位于一条直线上，恢复仰卧位。

6. 仰卧位向坐位转换

（1）患者双上肢放于腹部，头颈部转向护士。

（2）护士双足分开，分开的宽度稍宽于肩膀。左足在前，与病床单位成90°，右足在后与床平行站立。

（3）将插入患者肩下的左手从肘关节向手腕用力，使其上半身向前倾，以放在患者前臂的左手为轴使其成为患者运动的支柱，将患者拉起。

三　过床搬运

主要适用于肢体移动障碍、意识障碍及危重症患者，同时要确保患者安全、无痛地过床，不会对患者造成二次损伤，减少并发症。常见的操作有使用轮椅与平车。

操作要点如下。

1. 轮椅

（1）检查轮椅性能，在床尾处备轮椅，从床上向轮椅移动时，轮椅应放在患者健侧，固定轮椅。护士协助患者下床、转身，坐入轮椅，再放好脚踏板。

（2）从轮椅向床上移动时，轮椅朝向床头，推轮椅至床尾，并固定轮椅。护士协助患者站起、转身、坐至床边，选择所需卧位。

（3）从轮椅向坐便器移动时，轮椅斜放，使患者的健侧靠近坐便器，固定轮椅。协助患者足部离开足踏板，健侧手按到轮椅的扶手，护士协助其站立、转身，坐在坐便器上。

（4）使用轮椅的注意事项：

①患者坐不稳或轮椅下斜坡时，用束腰带保护患者；

②下坡时，倒转轮椅，使轮椅缓慢下行，患者头及背部应向后靠；

③如有下肢水肿、溃疡或关节疼痛，可将足踏板抬起，并垫软枕。

2. 平车

（1）使用前，检查平车性能，清洁平车；将平车升降至与床同一水平高度。

（2）挪动时，将平车推至与床平行，紧靠床边，固定平车，将盖被平铺于平车上，协助患者移动到平车上，注意安全和保暖。

（3）搬运时，先将平车推至床尾，使平车头端与床尾成钝角，固定平车，一人站在平车侧，将双手放在移位板上，准备滑动移位板。另一人站在床旁，一手用枕头保护患者的肩膀，另一手用枕头保护患者的髋部，进行推移。

（4）两人同时进行推移滑动患者至平车。

（5）患者至平车上后，平车侧的护士搬动患者使其面向自己，另一护士取出移动辅助工具或床单。

（6）整理患者衣服，根据患者病情予以舒适体位。

（7）询问患者是否有不适，固定各导管，根据气温使用毛毯或棉被。

（8）使用平车的注意事项：

①将患者头部置于平车的大轮端；

②推车时保证小轮在前，车速适宜，拉起护栏，护士宜站于患者头侧，上下坡时应使患者头部在高处一端；

③在平车运送过程中保证输液和引流的通畅，引流管可先行夹闭并防止牵拉脱出。

四　注意事项

1. 卧位姿势符合人体力学要求，保证患者舒适安全，肢体无压迫或重叠。在患者身体凹陷部位和悬空部位，垫合适形状的软枕。

2. 采用瘫痪侧肢体在下的侧卧位时，应将瘫痪侧肩胛骨向前拉，往后靠在枕头上；注意皮肤情况，预防压力性损伤。

3. 协助体位转换时，不可拖拉推，应将患者衣服、床单及被褥上皱褶抻开。使用轮椅、平车时确保安全，必要时使用床栏或约束带。

4. 观察患者病情和生命体征的变化，记录体位调整时间。疼痛评分在3分以下方可实施操作。若患者呼吸困难应采取被迫坐位，推荐氧疗或风扇疗法。

5. 体位转换时护士握床单的两手臂应该和双肩保持相同宽度，保持水平拉力，尽量不弯腰，将床头摇至适当高度，以蹲下代替弯腰，防手腕韧带扭伤。

6. 操作时与患者沟通，取得配合，以免患者恐惧。同时注意保暖，保护患者隐私，调节室温并关门窗。

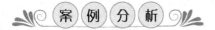
案 例 分 析

郑某，男性，78 岁，2019 年 2 月 12 日因"左肺癌术后、伴全身多发转移、骨转移"收住入院。入院查体：患者神清，精神差，咳嗽咳痰，偶见黄色痰液，量少，有活动状态胸闷气促，食欲差，每日仅进食一碗稀饭。每日早晚八点口服奥施康定 2 片（20mg），左侧胸部仍间断性胀痛，腰部持续性酸痛，无法翻身，床上解大小便，患者入院后当天疼痛程度数字评估量表评分最高为 8 分。带入尾骶部Ⅱ期压力性损伤，大小 4cm×3cm。患者和妻子均为公职退休人员，有 1 儿 2 女，家庭经济宽裕。陪护与妻子共同照顾患者，3 个孩子时常探望陪伴。家属担心患者心理承受能力不够，隐瞒部分病情尤其是疾病进展情况。患者认为自己治愈可能性较大，对出现活动受限、剧烈性疼痛等情况感到紧张和焦虑，希望医生给予更好的抗肿瘤治疗方案。本次入院后复查显示全身多发转移较前增多，由于抗肿瘤治疗无效已停用，主要给予疼痛控制、抗感染、平喘等对症治疗。

思考与讨论

1. 如果你是该患者的责任护士，你将从哪些方面进行舒适照护？

2. 如何对该患者进行皮肤护理？

3. 如何对该患者进行心理舒适照顾？

第三篇

心理、社会问题与照护

第十二章　患者及家属心理社会状态与照护

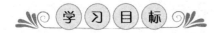 学 习 目 标

认识与记忆　1. 列举临终患者及家属常见的心理反应。
　　　　　　　　2. 陈述预期性悲哀的概念。

理解与分析　1. 分析临终患者家属不同心理发展理论的分期与特点。
　　　　　　　　2. 准确说明临终患者与家属的心理照护措施。
　　　　　　　　3. 阐述预期性悲哀的照护措施。

综合与运用

　　应用临终心理发展理论，对临终患者及家属进行心理评估，提供有效的心理照护。

　　对于许多人而言，生是光明的短暂瞬间，死是黑暗的永恒深渊。每个人都无法逃脱死亡。对于临终患者与家属而言，临终阶段是一个极其困难的阶段。他们往往面临着生理和心理上的双重压力，受到诸多因素的影响，表现出不同程度的焦虑、恐惧、抑郁等心理反应。因此，护理人员除了关注临终患者生理需求，还要密切关注临终患者及家属的心理社会状态，积极提供专业的心理疏导和心理慰藉，回应患者与家属的需求与感受，努力促进患者与家属之间的开放沟通、情感交流及处理未竟之事等，帮助患者正确应对临终阶段的心理应激，使其释然、无牵挂、没有杂念地度过最后的人生阶段，帮助家属缓解悲哀，减少其负面情绪，使逝者无憾，生者无愧。

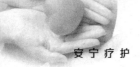

第一节　患者心理社会状态与照护

在生命的最后时光中，患者在经历生理痛苦的同时，心理上往往也承受着痛苦。由于个人年龄、疾病特性、生病历程、社会地位、文化等不同，患者的心理感受复杂多变。因此，了解患者的临终心理社会状态，有助于患者正确认识死亡，提升其生活质量，从而使其平静安宁地度过人生最后的阶段，具有重要的意义。

一　临终患者心理发展理论

（一）库伯勒·罗斯临终心理发展理论

美国心理学家罗斯（Ross）在《论死亡和濒临死亡》一书中，根据人们在面对临终时的不同心理过程和情绪体验，提出了著名的临终心理发展理论。她认为，临终患者的心理发展历程可以分为五个阶段：否认期、愤怒期、协议期、抑郁期和接纳期。①

1. 否认期

在得知自己临近死亡时，多数患者的第一心理反应通常是否认，不愿意相信自己即将死亡，如"不！那不是真的！""不可能是我，一定是哪里弄错了"。患者拒绝接受现实、四处求医，以期证明先前的诊断是错误的。这种反应通常只是一种暂时的心理防御反应，以帮助患者接纳坏消息、缓解临终心理痛苦。

2. 愤怒期

随着时间的推移，当临终患者意识到自己的病情是不可否认的事实，不得不接受现实后，他们可能就开始变得愤怒、怨恨。患者往往想不通为什么不幸偏偏降临在自己身上，"不公平！为什么偏偏是我"，表现出不同方式的愤怒，一部分人会怨恨命运不公，愤世嫉俗，一部分人会迁怒他人，将怒气迁移到家属和医护人员身上，情绪无法控制，挑剔甚至辱骂他

---

① 〔美〕罗斯：《论死亡和濒临死亡》，邱谨译，广东经济出版社，2005。

人。愤怒是急性焦虑的表现，此期很难与患者沟通思想和实施临终关怀方案。然而，愤怒也不一定完全是坏事，它说明患者心有不甘，还在抗争，有助于患者打起精神，渡过难关。

3. 协议期

当患者由愤怒逐渐过渡为妥协，但又不甘心时，常存在讨价还价的心理，因此，此期又被称为讨价还价阶段。患者讨价还价的对象可能是上帝、神、佛、命运，或者是家人朋友、医务人员，"再给我一点时间吧，求你了……"，"一定要把我治好，我以后一定……"。患者希望得到命运之神的偏爱，希望得到家人、朋友和医护人员更好的照护，于是积极配合治疗，想方设法推迟死亡的到来，实现未完成的心愿。这一阶段一般持续时间不长，是人生存渴望的体现。

4. 抑郁期

随着病情愈加恶化，身体愈加衰弱，患者逐渐意识到没有人能够通过协商最终逃离死亡，巨大的失落感使其产生极大的悲痛，"我很快就会死，所以有什么意义……"。患者开始表现为抑郁、逃避，对周围事物漠不关心，失去兴趣，寡言少语，反应迟钝，甚至有自杀倾向。然而，抑郁心理对临终患者而言是必不可少的，因为只有经历过内心巨大悲痛和抑郁的人，才能真正接纳死亡。

5. 接纳期

经过激烈的心理斗争和痛苦，患者情绪逐渐平稳，开始接受即将到来的死亡。"好吧，既然是我，那就去面对吧。"此时的患者对死亡已有准备，表现平静、淡漠，喜欢独处，安静地等待死亡的到来。患者的这种"接纳"与"无能为力"有着本质的不同，是患者临终心理发展过程的最后一次自我超越，有助于患者安排身后事，更从容地面对死亡。

虽然库伯勒·罗斯的临终患者心理发展理论一经提出就得到了广泛的认同，但由于患者千差万别，上述五个心理反应阶段也因人而异。罗斯晚年在《当绿叶缓缓落下》一书中指出：并非每个临终患者都会经历上述这五个阶段，或即使经历了所有的阶段，但其顺序可能会各不相同，甚至可

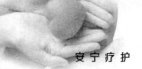

能有些患者会重复经历某一阶段。①

（二）威斯曼濒死心理阶段理论

在对晚期临终患者的心理过程进行研究后，美国心理学家艾弗里·D.威斯曼（Avery D. Weisman）将其概括为如下四个阶段。

1. 可怕境况阶段

患者一旦发现自己罹患绝症，知道自己生命即将终结，顿时感到问题的严重性和可怕性，从而感到震惊和恐惧，并意识到这种可怕状况将在自己日后的生活中持续存在。此阶段一般从确诊之时开始，会持续一段时间，持续的时间因人而异。

2. 缓和顺应阶段

由于疾病的反复或不断恶化，患者认识到要想继续生存，就必须积极配合治疗，以减轻痛苦与不适感。患者此时不仅关注自身的健康状况，还关注自己的工作和家庭。他们渴望参加一些社会活动，承担起应尽的职责，以此来实现自我的尊严和价值。

3. 衰退恶化阶段

患者虽然不断努力适应现状，但随着病情的加重，生理状况不断恶化，患者深知自己的生命即将结束，心理上面临极大的压力。此时患者意识较清楚，还可以根据自己的意愿和能力，力所能及地安排一些事情。

4. 濒死阶段

此阶段患者感到治愈无望，加上体力精力极度有限，处处表现出绝望。患者虽然可能仍有求生的欲望，但不得不放弃所有活动，只希望能平静地等待死亡的降临。

（三）帕蒂森的临终患者心理发展理论

心理学家 E. M. 帕蒂森（E. M. Pattison）于 1977 年提出了临终患者心理发展三阶段理论。

1. 急性危机期

当患者发现自己面临死亡时，会产生急性危机的感觉，表现为焦虑。

---

① 〔美〕伊丽莎白·库伯勒·罗斯、大卫·凯思乐：《当绿叶缓缓落下》，张美惠译，四川大学出版社，2008。

在这一时期，患者的焦虑水平将会达到峰值，通常具有如下五个特征：①情境压力和危机无法解除；②遇到的问题超出个人的应对能力；③死亡威胁着自我实现的目标；④随着心理防御机制的建立，危机感出现先升后降的趋势；⑤危机感引发了未解决的其他心理冲突，因此，危机具有复合性。

2. 慢性生存濒死期

随着病情加重和治疗的影响，患者面临生理功能受限和需要增多等问题，在调整适应随死亡而来的多重预期性失落时，产生多重恐惧，如恐惧孤独、恐惧失去自我控制、恐惧失去尊严等。这段时间的长短具有很大的个体差异，因患者身心变化而定。

3. 临终期

这一时期的患者身体状况继续衰退，焦虑感降低而沮丧感增加。患者心理反应为一种"生命放弃、脱离"，表现为已经做好离开世界的准备，面对死亡的到来。

二 临终患者常见心理反应

面对死亡，大部分临终患者都会出现不同的心理反应，如痛苦、失去尊严、对生命的不舍、对以往的遗憾、对死亡的恐惧等。这些心理反应都是真实且重要的，没有好坏对错之分，不必过分压抑。

1. 恐惧

因死亡是无法预知的未知事物，人们对它往往有着各种悲惨或痛苦的想象，认为死亡意味着永远的失去。因此，许多临终患者会出现恐惧心理。疼痛是临终患者常见的症状之一，持续的疼痛会使患者失去生存的信心和勇气，对死亡的恐惧不断加剧。

2. 焦虑

当患者疾病缠身、生活不能自理时，其社会角色发生改变，担心失去家庭和事业中的原有地位，往往处于一种乞求生存与应对死亡的矛盾之中，因此多数临终患者都存在中度以上的焦虑。

3. 愤怒、抑郁

面对死亡，有些患者因无法掌控现状，常表现为暴怒，无缘无故发脾

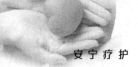

气；有些患者因认为自己是家庭的负担而内疚自责，常表现为情绪低落、沮丧、寡言少语、情感麻木等。

4. 孤独

患者认为没有人可以共同分担死亡这一体验，因此封闭内心不与他人沟通。加之因病需要长期住院，远离正常人的生活与社交，患者内心时常感到孤独，渴望亲朋好友的陪伴。

5. 无助

随着疾病的加重及身体的日渐衰弱，临终患者的自理能力下降，对他人的依赖性提升，对生活失去控制，自觉人生无望，导致无助感的产生。

三 临终患者心理照护

1. 提供信息和沟通

临终患者希望了解自己的真实病情和治疗方案，因此，提供清晰、准确和易于理解的信息，秉持平等且相互尊重的态度，才能充分发挥医疗资源的有效性，降低患者的心理压力。此外，护理人员可与临终患者建立有效的沟通渠道，支持情感表达，帮助他们理解和处理自己的情绪。

2. 提供温暖和关怀

临终患者常常感到孤独和无助，需要陪伴和关爱。护理人员可以通过身体接触、亲切的言语来关怀患者，引导患者用言语等方式释放自己的情绪，提供机会让患者表达情感和需求，并给予理解和安慰，提供温暖和关怀。

3. 缓解疼痛等不适症状

临终患者常伴有疼痛等生理上的不适症状，不仅影响患者的正常生活，同时也扰乱患者的心理。护理人员应与团队合作，制定和执行有效的疼痛等症状管理计划，积极配合非药物疗法，减轻因疼痛等症状造成的焦虑恐惧心理。

4. 提供心理支持

护理人员可以通过倾听、支持和鼓励来提供心理支持；充分利用家属、朋友的支持作用，鼓励患者与病友交流感受，提供支持的环境，有针对性地进行心理疏导，重新诠释正向的力量与看法，使患者感受到自我存在的价值。

5. 尊严疗法

尊严疗法是一种帮助临终患者处理心理痛苦的心理干预方法。护理人员以访谈的形式，鼓励患者回忆最重要最难忘的事，尽可能满足患者关于治疗、照顾的合理需求，提供关怀和支持，使他们感受到被尊重和重视，确保他们在生命的最后阶段能够以具有尊严和安详的方式度过。

6. 死亡教育

死亡教育是引导人们正确地认识死亡、对待死亡的教育。通过死亡教育，可以调动患者的主观能动性，帮助其树立正确的生命观，勇敢地正视死亡，建立适宜的心理适应机制，从而缓解临终患者的心理压力和精神痛苦，使之认识到生命的价值，珍惜剩余的时光，安然地走完人生旅途。

第二节　临终患者家属心理社会状态与照护

自患者生病到濒死阶段，家属一方面要不断付出精力照顾患者；另一方面要不断适应因患者生病所带来的生活改变；加之随时可能到来的分离，几乎所有的家属都会出现明显的心理应激，经历一个难以忍受的悲痛过程。这些心理反应会对他们的情绪和行为产生直接影响，甚至会对他们的身体健康造成负面影响。因此，了解临终患者家属的心理反应是至关重要的。

一　临终患者家属心理发展理论

临终患者的家属在情感上难以接受亲人即将离世的现实，产生非常复杂的心理反应和无比的悲伤。学者们对临终患者家属进行了深入的研究，发现其悲伤心理表现有一定的发展过程，形成了一些相应的理论。

（一）格拉泽及斯特劳斯临终抛物线理论

美国社会学家巴尼·G. 格拉泽（Barney G. Glaser）和安塞姆·斯特劳斯（Anselm Strauss）研究了临终患者家属的心理变化，并提出了"临终抛物线"（Dying Trajectory）的理论。该曲线与患者经历的临终过程和持续时间一致，即临终患者家属的心理行为反应与患者临终的历程密切相关。

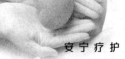

临终患者的病程对患者家属的心理反应影响很大。如果患者死亡时间与家属预期时间一致，家属可能已经做好一定的心理准备，心情比较平静；如果患者病程过长，家属悲伤过久，心理负担过重，可能会心生疲倦、厌烦、怨恨，出现心理挫折感，甚至会内心气愤，认为这是一种命运的折磨，好像是患者或上苍有意拖延，造成麻烦；如果患者出现意外突然死亡，家属会感到措手不及，心理上尚未有任何准备，可能会心存愧疚，认为还应该为患者再多做些事情，甚至会责难或怀疑医护人员失责而产生复杂的心理反应。

（二）罗伯特·凯文纳夫悲伤过程七阶段理论

加拿大心理学家罗伯特·凯文纳夫（Robert Kavanaugh）在《面对死亡》一书中提出临终患者家属的心理反应可分为七个不同的阶段。

1. 震惊

当家属骤然得知亲人即将离世，心理上遭受突然的打击，最初的反应往往为震惊，随之可能会出现一些反常行为，如哭闹、摔东西等，并可能会拒绝相信事实。

2. 不知所措

震惊过后，家属可能往往不知所措，无法理智地做出选择，行为混乱，无法想象一旦亲人离世自己将如何生活。

3. 情绪反复无常

当获悉亲人即将离世或已经离世时，家属多情绪波动明显，反复无常，令人捉摸不定。如可能会对患者感到惋惜、怨恨，自己则可能会有无助、痛苦和受挫的感觉。

4. 内疚罪恶感

在此阶段，家属可能会自责内疚之前未能好好地照顾患者，甚至有些家属还会认为自己应该对患者的离世负有一定的责任。

5. 失落与孤独

当逝者已逝，家属见到一切与死者有关的事物都会触景生情，情不自禁地联想起死者生前的情形，感到伤心、难过、孤独等。

6. 解脱

当家属接受患者离世的事实时，可能会有一种解脱的感觉，这种解脱感使家属认识到死亡对患者来说是一种解脱，同时也使家属获得了自我解脱的机会。

7. 重组生活

家属开始认识到自己必须勇敢面对生活，寻找未来的方向，重新安排生活，逐渐恢复正常。

(三) 帕克斯悲伤反应四阶段理论

美国社会学家 M. 帕克斯（M. Parkes）提出，居丧期家属悲伤的过程可分成四个不同的阶段，各阶段间并无明显分界且是循环往复的。

1. 麻木阶段

得知亲人死亡的消息后，家属的第一反应是震惊、麻木，尤其当亲人死亡的消息突然来临，或完全出乎家属的意料时，震惊和麻木的反应会更加强烈。这个阶段来临之时，家属可能会发呆几分钟、几小时甚至几天，而不是立刻发泄出自己的悲伤。

2. 渴望阶段

麻木后家属的反应往往是悲伤、痛苦，思念已经逝去的亲人，希望患者能死而复生。他们常常到患者生前曾经去过的地方，珍惜患者生前用过的物品，回忆患者在世时的音容笑貌，忏悔自己在患者生前犯下的过错。

3. 颓废阶段

随着时间的推移，家属开始接受亲人已经离世的事实，痛苦的程度和次数日趋消减，但家属往往会变得颓丧，感到生活空虚没有意义，对一切事情都提不起兴趣。

4. 复原阶段

家属的悲伤逐渐减弱，意识到只有面对现实，重新找到生活的方向才能开始新的生活。

二　临终患者家属常见的心理反应

临终患者家属往往比患者本人更难接受死亡的事实，会产生不同程度的情绪和心理反应。

1. 悲伤和哀痛

受我国传统文化的影响，大多数人倾向于向患者隐瞒病情，避免其知

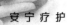

晓后产生不良后果而加速病情发展。因此，家属不但不能与患者分享内心的感受、谈论有关死亡的感觉或彼此安慰鼓励，反而还要在患者面前努力隐瞒病情，掩饰自己内心真实的情感，抑制自己的悲伤，这进一步加重了患者家属的心理压力。

2. 焦虑和恐惧

患者临终期间，家属面临失去亲人的痛苦，因不知道患者离世会带来怎样的变化和挑战，可能会感到焦虑和恐惧。尤其当目睹患者病情日益恶化、身体机能日渐衰退时，家属更加难以承受。

3. 矛盾和冲突

面对亲人即将离世这一重大压力事件，家属可能在理智上明知患者已无任何治愈希望，但仍存有期望奇迹出现的矛盾心理。当家属同时扮演多个角色时，由于角色冲突，家属一方面希望能够全程陪伴患者，另一方面又希望能尽快回归正常生活，导致心理冲突。此外，家属之间在医疗决策、照顾安排与分工、经济、身后事等方面，可能有不同的意见和决策，导致出现矛盾，家庭关系也会面临挑战。

4. 疲劳和压力

随着患者病情的加重和自理能力的丧失，家属需要付出大量的时间与体力来照顾患者，无法得到充分的休息和支持，他们可能会感到心力交瘁。有些家属甚至可能要放弃工作去照顾患者，经济压力很大。此外，对疾病缺乏正确的认知及不同的生死观等引起周围人对家属的不良态度，也是家属可能面对的压力。

5. 孤独和失落

家属在照料临终患者期间，由于忙于照顾，家属可支配的时间越来越少，逐渐减少与其他亲人或朋友间的社会交往，造成人际关系的疏离，加上亲人即将离世的事实，家属可能会感到孤独和失落。

6. 希望和接受

在经历希望和接受的过程中，家属逐渐接受亲人即将离世的事实，并寻找希望和安慰的来源。他们可能会寻求支持和安慰，与他人分享感受和回忆。

三　临终患者家属心理照护

护理人员应关注家属的感受和需求，运用自己的专业知识和技能，为家属提供全面的综合护理。

1. 重视需求、鼓励表达

护理人员应关注并重视临终患者家属，及时识别和满足其心理需求，与家属建立良好的关系，鼓励家属倾诉，使其感受到被理解和被接纳。

2. 提升信心、做好准备

帮助家属及时了解临终患者的病情进展，鼓励家属共同参与患者的临床决策，传递积极的信息，提供情感支持，提升家属的信心，做好面对患者死亡的准备。

3. 指导照顾护理

提供舒适护理的知识与技巧指导，耐心示范相关护理技术，鼓励家属参与临终患者的日常照顾，以减轻其在照顾患者时的无助感及焦虑，从而在照顾患者的过程中获得心理慰藉。

4. 营造家庭温暖

在临终关怀病房中，应尽可能满足家属的合理要求，协助家属维持日常的家庭活动，如共进晚餐、看电视等，保持家庭完整性，提升患者及家属的心理舒适感。

5. 开展死亡教育

适时开展死亡教育，帮助家属认识到死亡的价值与意义，促使其正确面对死亡。

第三节　预期性悲哀

一　预期性悲哀概述

预期性悲哀（Anticipatory Grieving，AG）又称预感性悲哀，是个体预感到有可能发生的丧失时而产生的内心悲哀。1944 年，埃里希·林德曼（Erich Lindemann）最早提出预期性悲哀的概念并将其定义为面对死亡或

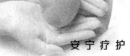

分离威胁时产生的悲伤反应。随后，泰蕾兹·兰多（Theresea Rando）在相关研究中将预期性悲哀定义为一系列的反应过程，包括个体感知到即将到来的损失而产生的哀痛、应对、计划和心理社会重建等反应。1996 年，北美护理诊断协会（North American Nursing Diagnoses Association，NANDA）提出，预期性悲哀是个体、家庭或社区预感到可能发生的损失，在自我概念的改变过程中所出现的理智和情感上的反应和行为。

预期性悲哀常常在患者的身体状况急剧恶化前出现，这种情绪体验不同于绝对悲伤，它是一种对即将来临的死亡的直觉感受。预期性悲哀包括对死亡的恐惧、绝望、无助感和孤独感等情绪体验。患者可能会因自己生命的有限性以及即将离开亲人和世界而产生悲伤和恐惧感。家属也会经历类似的情绪，他们可能因感到无法接受亲人即将离世的现实而产生悲伤和绝望。预期性悲哀会对个体的生理、心理和社会等多方面产生负面影响。但在实际丧失发生时，预期性悲哀又可帮助个体更好地调整和适应。

二　产生预期性悲哀的原因

1. 对疾病的预后不乐观

患病后，多数患者一开始积极配合治疗，但是当治疗效果低于预期时，患者及家属对疾病预后丧失信心。随着病情不断发展和恶化，病情信息逐步明了，患者及家属预感到患者时日无多，因此产生失望、悲观、无助等负面情绪，部分患者甚至还会产生厌世绝望的心理。

2. 治疗费用超过心理承受能力

由于疾病而产生的巨额治疗费用，超出了患者与家庭的预期承受能力。沉重的经济负担使得患者与家属感到失望与无助。为了不拖累家人，部分患者甚至主动放弃治疗，悲哀随之而来。

3. 其他

多数患者因不能继续承担原有的社会角色，家属又因照顾患者的需要而无法适应正常的社会生活，从而产生了一系列的心理问题。除此之外，出于对治疗毒副作用的担心，对今后生活的担心，对未成年子女的担心，对身后财产分配的担忧等，都会直接或间接成为悲哀产生的原因。

三 预期性悲哀的影响因素

1. 人口学因素

一般认为，不同年龄阶段的人面对死亡可能会表现出不同的悲哀反应。如幼儿还不能理解死亡，而青少年虽然可以理解死亡，但他们的悲哀反应还不完全成熟。

受我国传统文化的影响，女性更多地承担照顾家庭的角色。此外，女性相较于男性更为感性，因此当面对死亡这一重大事件时，女性的预期性悲哀水平往往高于男性。

文化水平较低的患者和家属，由于其知识水平较低、疾病认知不足、自我调节能力不高，相对于文化水平较高的人群，更容易产生悲观、无奈的情绪，因而其预期性悲哀的程度相对较高。

家庭经济状况可能会影响悲哀反应。如当经济状况不佳、无法寻求有效的医疗服务时，患者和家属可能会产生强烈的无助感和自责感，并因此产生了更为强烈的预期性悲哀反应。

患者与个体的关系越亲密，个体的悲哀反应越强烈，持续时间可能也越长。比起其他照顾者，作为日常相守的夫妻，是彼此情感支持的主要来源。因此，配偶感受到的失去感、悲伤等情绪更为强烈。

2. 疾病因素

随着病情恶化，患者自理能力下降，对他人依赖性提升，表现出无力感等。家属也会因目睹患者忍受疾病的痛苦折磨，预感患者即将离世，预期性悲哀加重。

3. 应对方式

面对应激时，个体常会采用积极或消极两种应对方式。采取积极应对方式的患者及家属，更倾向于积极寻求支持，通过自我调整，尽可能提高生活质量，并从中获取正向反馈，降低其预期性悲哀。

4. 社会支持

社会支持是指个体在处理应激事件时，能够获取到的来自外界社会物质和情感上的支持。强有力的社会支持能够为临终患者及家属提供心理支持，增强其心理承受能力，帮助个体降低心理应激反应，从而降低其预期

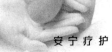
性悲哀水平。

四　预期性悲哀的照护

预期性悲哀严重影响患者与家属的生活质量和疾病结局，加强对预期性悲哀的护理干预，可有效缓解不良情绪对患者及家属造成的身心伤害。

1. 开展死亡教育

死亡教育可以帮助患者及家属提高对死亡的正确认识和心理承受能力。护理人员应根据患者及家属的实际心理需求，充分尊重其意愿和自主权，开展死亡教育，提供专业性照护，开展心理疏导，以增进其对死亡的认知，帮助其树立科学的死亡观，正确面对死亡。

2. 表达内心情绪

护理人员应认可悲哀、愤怒、沮丧等情绪是合理、正常的，协助患者及家属表达内心感受。根据个体能力的不同，鼓励患者及家属尝试面对自己的不良情绪，使每一次的情绪表达都在自己心理准备的限度之内。

3. 增强社会支持

良好的社会支持有助于减轻患者及家属的不良心理反应，提高抗病能力。护理人员应帮助患者及家属思考生活的意义，设定可实现的目标，制订未来计划，帮助他们专注于生活而非死亡，继续心怀希望。强调社会支持的积极意义，引导患者与家属有效利用社会资源，予以强大稳定的社会支持，从而逐步缓解患者与家属的负面情绪，提高自身的应对能力。

4. 叙事护理

叙事护理是后现代心理学的一种治疗方法。它将叙事理念和方法与临床护理相结合，通过在护理实践中引导患者叙说自己的疾病与痛苦经历，来引导患者表达感受、宣泄情绪，帮助患者重构生活、疾病故事的意义，使患者重新认识自己，客观看待所面对的问题，进而改变其外在消极行为。

5. 心理治疗

（1）接受与承诺疗法。接受与承诺疗法是一种将正念技巧与自我接纳相结合的心理疗法，通过接纳、认知解离、以自我为背景、关注当下、明确价值、承诺行动六个核心过程，采取能够带来积极结果的行动，学会坦然面对挑战，从而寻求建立一种更加宽广、灵活、有效的应对方式。接受与承诺疗法在缓解患者负面情绪、提高心理弹性及生活质量等方面有积极的作用。

（2）集体心理治疗。集体心理治疗又称团体心理疗法或小组心理疗法，是指心理治疗师将认知心理学、行为心理学、支持心理疗法相结合，以集体干预的形式对患者实施心理治疗的一种方法。通过人机交互作用，集体心理治疗可以有效帮助个体改进应对策略，改善不良的认知、负面情绪、行为和人际关系。

（3）正念疗法。正念疗法，是一套标准化、可评估的心理治疗方法。通过有目的地将注意力集中于当下，以开放、好奇、仁爱、接纳的心态，协助个体以不加批判的态度去处理压力，增强感受积极正向、鼓舞和激励的力量，减轻负面情绪，释放压力。

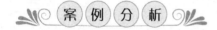

案例分析

患者张某，女，23岁，胃癌。在得知自己病情后的一段时间，患者对一切东西失去了兴趣，不看美剧、不看综艺、不刷微博，甚至不跟朋友聊天，似乎一切都没有意义。而手术、化疗的痛苦，也让她难以承受。尤其当患者翻阅自己以前的照片，或是看到朋友圈里朋友有了工作、谈了恋爱，患者就会联想到自己，经常会毫无征兆地眼泪突然流下来，然后一直哭，哭得停不下来。

母亲是患者生病后最大的支撑和后盾，既要做生意赚钱，又要照顾生病的女儿。经常自己一个人偷偷哭泣，抱怨"我女儿这么善良，怎么可能得这种病，如果能够交换，我愿意替她得病"，哭诉"一想到她过段时间就要离开我，说没就没了，心里就难受"。

现在患者慢慢开始决定用有限的时间去干一些更加有意义的事，将注意力从自身转向更大的世界，关注这个世界发生了什么，从而让她不至于沉溺在令人难过的事中。

思考与讨论

1. 根据库伯勒·罗斯的临终心理发展理论，该患者出现了哪些心理发

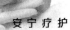

展阶段? 目前处于哪个心理发展阶段?

2. 应如何为该患者实施心理照护?

3. 该患者母亲是否存在预期性悲哀? 依据是什么? 应如何为患者母亲提供照护?

第十三章 意义疗法与尊严疗法

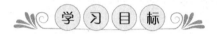

认识与记忆 1. 简述意义疗法和尊严疗法的概念与理论基础。

2. 陈述意义疗法和尊严疗法的实施过程。

理解与分析 1. 阐述尊严疗法的特点及开发过程。

2. 描述实施意义疗法和尊严疗法的注意事项。

综合与运用

运用意义疗法和尊严疗法对具体个案进行分析并制定实施方案，按照标准化的实施流程，灵活运用治疗技巧，为终末期患者提供个性化的心理干预。

严重的疾病负担和即将来临的死亡给终末期患者和家属带来巨大的身心压力。除了躯体痛苦，患者心理精神方面的问题也不容忽视，如严重的焦虑、抑郁等负面情绪，不安全感、死亡恐惧以及对未来的担忧等精神困扰，会严重影响患者和家属的生命质量。安宁疗护以实现"患者善终、家属善别"为照护目标，为患者和家属提供生理、心理、社会和精神全方位的照护，帮助患者有尊严地走完生命最后一程，同时缓解家属的丧失哀伤。其中，满足终末期患者的精神心理需求，帮助患者获得生命存在感和意义感是高质量安宁疗护的基本要素之一。

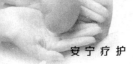
第一节　意义疗法

终末期患者的"无意义感"普遍存在，普通的照护难以满足终末期患者生命意义感的提升需求。意义疗法作为一种精神心理治疗干预，在治疗过程中着重于引导患者寻找和发现生命的意义，培养其积极向上的生活态度。将其应用于安宁疗护领域中，可提升终末期患者的生命意义感，减轻其绝望感，从而帮助其超越痛苦，实现精神心理层面的圆满。

一　意义疗法概述

意义疗法是由奥地利精神医学家和心理学家维克多·埃米尔·弗兰克尔（Viktor Emil Frankl）在 20 世纪 40 年代创立并发展的一种整合性心理治疗和咨询方法，其主要着眼于人类存在的意义以及对这种意义的追求，被称为心理疗法的第三维也纳学派。

在治疗策略上，意义疗法将意义、价值纳入心理治疗的范畴，并把意义寻找过程概念化为一个创造性的、独立的过程，通过群体或个体的形式引导患者意识到选择生活态度、参与生活的能力，以及希望在未来生活中创造的遗产，进而发现生命的价值和意义。在治疗过程中，患者不再是被动的治疗接受者，而是生命意义寻找和创造过程中的积极参与者。

二　意义疗法的理论基础

弗兰克尔意义疗法形成的理论基础来自精神分析理论和存在主义哲学。精神分析理论为弗兰克尔打开了心理治疗的大门。存在主义以人为中心、尊重人的个性和自由。弗兰克尔将存在主义视角融入心理治疗，创造了以人为中心的意义疗法。

（一）主要概念

意义疗法有三个主要概念基础：意志自由、意义意志、生命意义。

1. 意志自由

意志自由是指人们可以自由选择自己的态度和立场。即使个体无法摆脱环境的影响，但每个人都可以选择自己面对环境的态度和立场，都有责任实现自己生命的独特意志。意志自由的存在，使人成为能够应对不同的生活境遇并能进行有意义的态度抉择的主动者。

2. 意义意志

意义意志侧重于个体精神层面的力量。人最基本的动机是在存在中发现更多的意义并实现更多的价值。因此意义意志是生命意义的动力所在，人要在意义意志的基础之上对生命意义进行追求，并依靠意义意志不断提供动力来尽可能地发现和创造更多的意义。

3. 生命意义

人是由生理、心理和精神三方面需求满足交互而成的整体。满足生理需求使人保持生理意义上的存在，满足心理需求使人快乐，满足精神需求使人有价值感，生命意义就在于精神层面价值感的获得。

意志自由、意义意志和生命意义三个概念相互联系和支持，构成了意义疗法的理论基础。每个个体是兼具意志自由与意义意志的存在，当个体以二者为基础去追寻存在价值之时，生命意义便会得到彰显，而意志自由和意义意志受挫时，个体生命意义感也会相应缺失。

（二）实现生命意义的路径

每个个体在生命历程中总会面临共同的话题，因此不同个体会有相同的生命意义实现路径，可归纳为以下四种。

1. 创造性价值

个体在自我生活实践如工作、行为、艺术和兴趣中，通过思考自己为他人和社会带来的贡献，找到创造性价值，发现生命意义。

2. 体验性价值

个体可以在爱与被爱的体验中及对于美的体验中获得生命意义。这种爱可以是亲情、友情、爱情，还可以是更广泛层次的博爱、大爱。在爱与被爱中，个体可以明确人生的方向并获得应对苦难的力量。对于美的体验可以来自欣赏各种自然美景，个体可以在美的体验中获得更深层次的意义。

3. 态度性价值

个体在面对人生中不可避免的苦难时，可以选择面对苦难的态度和应

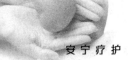

对苦难的方式，选择从新的视角去解读苦难的意义，从而获得人生的成长，感悟生命的意义。

4. 历史性价值

意义存在于历史背景中，产生于过去、现在和将来的遗产/遗嘱是维护或加强意义的重要形式。

三 意义疗法实施方法

（一）治疗师

可由接受过专业培训的医护人员或临床心理学家担任，需具备专业心理学知识，对意义疗法有透彻的理解，在治疗过程中承担引导者和启发者的角色。

（二）干预对象

意义疗法适用于预后较差的终末期患者（目前多用于癌症患者），尤其是失去生活目标、出现"存在空虚"等心理障碍，或经历精神痛苦、意志消沉的患者，患者预期寿命不超过 12 个月；不适用于躯体活动严重受限或精力不足而无法配合完成治疗的终末期患者。

（三）干预形式

意义疗法可通过个体心理治疗或团体心理治疗的形式开展。

四 意义疗法个体心理治疗实施流程

大多数接受安宁疗护的患者身体虚弱，需给予其足够的休息和思考时间。因此一般进行 4～6 次半结构式访谈，每次访谈的时间控制在 30～80 分钟，每次访谈至少间隔 2 天。具体实施时间应结合患者身体状况及个人意愿进行调整，整个干预流程尽量在 12 周内完成。

（一）前期阶段

1. 做好充分的前期准备

控制疼痛等不适症状，解决患者的实际困难，并给予患者富有同理心的关怀，与其建立充分的信任关系。

2. 了解和掌握患者心理状态

通过日常观察或与患者和家属交谈来获取患者的心理状态信息，必要时采用心理评估量表进行评估，并结合患者的个人背景分析其精神困扰的表现及成因。

3. 给予患者充分的支持

治疗师为患者提供充分的支持性照护，增强其治疗的依从性和信心，有助于调动患者在治疗过程中的主观能动性；鼓励家属提供积极的陪伴和照护。

（二）干预阶段

干预时机应选择患者想要表达情绪或正在抒发感情的时候，此时治疗师应顺应患者的情绪状态，引导其表达和宣泄内心真实感受。干预的主要任务是帮助患者认识现在、进行意义回顾和正向引导患者。

1. 认识现在

干预内容为：①询问患者现存的身心痛苦；②询问患者如何看待和处理当前困扰；③询问患者患病后是否对生命有新的理解以及疾病可能对未来生活产生的影响；④询问患者内心信念或精神信仰是否有利于对抗当前不良状态。

干预目的在于提升患者对死亡等敏感问题的接受度，同时帮助患者宣泄不良情绪，引导其积极参与外界活动，改变自我封闭的状态。在这个过程中，治疗师应以积极事件引入话题，时刻观察患者的情绪状态和变化，适度谈论对患者来说相对敏感的话题。

2. 意义回顾

干预内容为：①询问患者生命中印象最深刻的事件及其感受，及时给予患者赞美，强化患者生命中对于积极事件的记忆；②询问患者经历低谷事件时是如何摆脱困境的，低谷事件对以后的生活产生了怎样的影响，帮助其体会苦难和困境背后的意义，进一步理解爱和生命的价值；③询问患者觉得最有意义的事情并引导其思考意义来源，包括经历（如爱、美和幽默）、创造（如通过角色和成就创造价值）和态度（如以何种方式面对生命的局限）等。

3. 正向引导

干预内容为：①询问患者对未来有何担忧；②询问患者现阶段最强烈的愿望是什么；③询问患者希望医护人员和家属为他做什么事情。

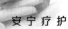

在这个过程中，治疗师需着重引导患者明确现阶段苦难赋予的意义，提升其态度性价值。此外，治疗师应尽量和家属配合，共同满足患者的愿望和需求。

（三）干预结束

在干预结束后进行评价和总结。

1. 干预结束后即刻评价

通过交谈评估患者的改变，如对疾病的态度、个人及家属的感受与反馈以及对接受照护的满意程度等。

2. 干预结束后随访评价和总结

在干预结束后的 1 周、1 个月、3 个月等关键节点对患者进行跟踪随访，可通过电话、微信等方法获取患者反馈。此外，帮助患者进行阶段性总结，如设置小游戏——"最想说的话"，让患者以文字或语言的形式总结出这一阶段自己的感悟以及生活态度的改变。

五　意义疗法团体心理治疗实施流程

以意义为中心的团体心理疗法（Meaning-Centered Group Psychotherapy，MCGP）是由美国纪念斯隆凯特琳癌症中心的精神医学专家威廉·布赖特巴特（William Breitbart）等基于意义疗法开发的团体心理干预，即以团体会议的形式引导患者发现生命的意义。

（一）实施频率

每周 1 个疗程，每个疗程约 1.5 小时，总共 8 个疗程，干预时长共 8 周。

（二）实施步骤

在每个疗程的会议中，患者先由治疗师进行"意义"相关主题的指导性理论教学；然后，由治疗师引导患者进行团体实践练习，提升理论学习效果；最后，治疗师在每个疗程的会议结束前布置家庭作业，这些作业将在下一个疗程的会议中进行小组讨论。每次会议的重点是面对疾病和有限的预后时对生命意义的探讨。

每个疗程的会议主题和内容见表 13 – 1。

表 13 - 1　意义疗法团体心理治疗疗程、主题和内容

疗程	主题	内容
1	概念和意义的来源	介绍小组成员；介绍意义的概念和来源；实践练习；家庭作业
2	疾病（如癌症）和意义	疾病诊断前、后的同一性；实践练习；家庭作业
3	意义的历史性来源（遗产/遗嘱：过去）	生命是被给予的遗产（过去）；实践练习；家庭作业
4	意义的历史性来源（遗嘱/遗产：现在和将来）	生命是人现在的和给予将来的遗产；实践练习；家庭作业
5	意义的态度性来源：遭遇生命的局限性	遭遇癌症、预后和死亡施加的局限性；实践练习；介绍遗产项目；家庭作业
6	意义的创造性来源：充实地生活	创造力、勇气和责任；实践练习；家庭作业
7	意义的经历性来源：连接生命	爱、自然、艺术和幽默等；实践练习；家庭作业
8	过渡和转变：反思和期待未来	回顾意义的来源，将其作为资源，反思小组所学；实践练习：期待未来

六　意义疗法治疗技巧与注意事项

（一）治疗技巧

意义疗法治疗师需经过相关专业培训并掌握必需的治疗技巧。

1. 团体治疗过程技巧

治疗师与小组成员合作共同推进团体治疗过程，并遵循团体治疗的原则，紧密团体内的联系，增强团体凝聚力，创造有利于患者自由、充分沟通交流的氛围。

2. 以意义和意义来源作为资源

帮助患者学习"意义"概念，以及如何将意义的来源作为其应对疾病和死亡的资源。在治疗过程中，治疗师需仔细聆听患者分享的反映意义来源的内容，并对其进行强化，增加其生命意义感和生存意愿。

3. 融合基本的存在性概念和主题

在治疗师的引导下，患者可从个人对痛苦和死亡的态度中衍生出意

义，因此治疗师需将基本的存在性概念和治疗主题进行融合，帮助患者创造自身的价值、发现生命的意义。

（二）注意事项

1. 治疗师引导而非主导

每位患者均具有主观能动性，这也是意义疗法开展的基础，因此治疗师在治疗过程中应当起引导作用，不宜把自己的观点和看法强加给患者。

2. 关注患者的内心变化

在治疗过程中治疗师应注重观察患者的面部表情、身体动作、语音语调等反映患者内心情感状态变化的非语言行为，进而恰当引导其进行情绪表达和宣泄。当患者情绪波动较大时，治疗师应为其提供充分的心理支持，帮助其稳定情绪，并根据实际情况调整干预方案或转换话题。

3. 保持尊重的立场

治疗师应始终保持对患者的尊重，认真倾听患者的表达，与其进行眼神交流；注意交谈时的语速和语调，保持轻柔和缓的语气，不可随意打断患者的诉说；适时巧妙地使用肢体语言，使患者从心底感受到来自治疗师的关爱和温暖。

4. 因人而异灵活调整干预内容

根据患者的疾病情况灵活调整具体干预内容。对于非终末期、新诊断癌症的患者应鼓励其倾诉内心最真实的想法，关注其对于疾病的认知，帮助患者调整其对当前苦难的认识；对于疾病进展至晚期的终末期患者，治疗师应重点帮助患者认识到生命的有限性，引导其建立对死亡态度的正确认知。

第二节 尊严疗法

由于严重疾病或衰老的影响，患者的身体机能日益衰退，对照顾者的依赖程度不断提升，他人负担感增强，加之患者的隐私得不到充分的保护，并且饱受病耻感等精神困扰，其尊严进一步受损。尊严疗法是安宁疗护领域中一种简便易行的精神心理干预技术，在关注患者症状是否得到有效控制的同时，唤醒人们对生命的尊重，使尊严照护能够融入日常照护工作中，维护终末期患者的尊严。

一　尊严疗法概述

（一）概念

尊严疗法由加拿大学者哈维·马克斯·乔奇诺（Harvey Max Chochinov）开发，是一种以实证为基础、简单易行的个体化精神心理干预，由受过专业尊严疗法培训的医务人员（即尊严治疗师）实施。尊严疗法通过访谈录音的形式为患者提供一个敞开心扉、回忆人生重要时刻、分享内心情感、传达教导和嘱托的机会；录音资料最终被转化为一份精心编辑过的文本文档供其分享给所爱之人，使得患者的个人价值超越死亡而持续存在。

尊严疗法最初主要应用于预计生存期不超过 6 个月的终末期癌症患者，目前已推广至更广泛的人群，如晚期肾病患者、神经退行性疾病患者、早期阿尔兹海默病患者。

（二）特点

1. 对参与治疗的多方均具有积极作用

在治疗过程中，患者对人生重要经历和成就的回忆使其关注生命中的积极面，进而肯定个人生命价值；对人生经验的总结和传达可使患者感知到其生命价值的持续存在，增强其生命意义感。文档的留存也可帮助缓解家属的丧亲之痛。同时，尊严疗法也能够帮助医务人员更加全面地了解患者的个人经历，从而培养其同理心，更好地践行以人为本的照护理念。

2. 侧重过程价值

尊严是人的主观感受和体验，在关注最终效果的同时，尊严疗法实施过程本身的意义以及患者在参与过程中的思考与感受也体现其价值所在。在尊严疗法实施过程中，患者能够感受到被倾听和被尊重，其精神力量和尊严感得到强化。

3. 综合多种传统心理学疗法的优点

尊严疗法融合了支持疗法中的"移情"和"连通性"、言语疗法中的"人生意义"、存在主义心理疗法中的"人生意义""希望"及人生回顾法和人生叙事法中的"梳理人生"的特点，可有效改善患者的临终生命体验。

4. 简单易操作

尊严疗法访谈基于一套规范化提纲进行，干预疗程和时间较短，且可直接在患者床旁进行，因此简单易行、可操作性高。

二 尊严疗法开发过程

（一）理论基础

疾病终末期患者尊严模型。尊严疗法以疾病终末期患者尊严模型（以下简称"尊严模型"）为理论框架创立。尊严模型由 Chochinov 及其科研团队开发，自此尊严这一抽象概念被具体化和可操作化。中文版尊严模型由国内学者郭巧红翻译而来（见图 13 – 1），该模型概述了影响患者尊严感的三类因素。

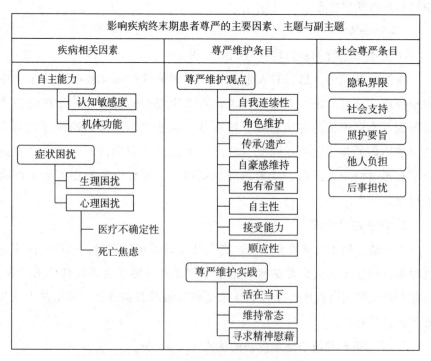

图 13 – 1 疾病终末期患者尊严模型

（1）疾病相关因素：指直接由疾病引起的影响患者尊严感的因素，包括"自主能力"和"症状困扰"两个子主题。①"自主能力"是指患者认知和躯体功能上对他人的依赖程度。②"症状困扰"指由疾病进展所引起的身心痛苦，心理困扰主要包括对死亡的担忧和对医疗的不确定。对死亡过程的过多忧虑以及对治疗可能带来的痛苦、疾病发展状况的不了解等都会导致尊严感降低。

（2）尊严维护条目：指维护患者尊严感的个人心理和精神方面的因素，包括"尊严维护观点"和"尊严维护实践"。①"尊严维护观点"指由个人内在特性、世界观和态度所塑造的与个体尊严感相关的心理和精神因素。②"尊严维护实践"指个人用来维护尊严感的方式和技巧。

（3）社会尊严条目：指存在于社会环境中、影响患者尊严感的因素。在治疗和护理过程中没有注意保护患者的隐私，家庭、朋友和卫生保健工作者未给予有效的支持，照护者没有尊重患者，没有投入足够的情感关怀，患者担心成为家庭、社会的负担，对身后事情过分担忧等情形均会使患者的尊严感降低。

（二）尊严模型对尊严疗法的启示

尊严模型主要在形式（form）、语气（tone）和内容（content）三方面启示尊严疗法的开发。

1. 形式

尊严模型中的"传承/遗产"主题决定了尊严疗法的整体形态。尊严疗法的治疗性访谈会被录音，并被转录为文本文档，经过精心编辑后最终形成一份"传承"文档交给患者保存或留给所爱之人。

2. 语气

"照护要旨"主题指照护者对患者表达理解、尊重和友好的方式，指导了实施尊严疗法的语气。治疗师需具有真诚的态度，对患者表达的内容表现出兴趣，并对患者表示无条件的积极关注。

3. 内容

尊严模型中的"尊严维护观点"和"后事担忧"主题启示了尊严疗法问题提纲的开发（见表13-2）。

表 13 – 2　尊严模型对尊严疗法内容的启示

条目	定义	对尊严疗法内容（问题提纲）的启示
自我连续性	在健康状况改变时，仍能感觉到自我本质完整性	启示"重要回忆"和"关于自我"两个问题的开发。通过询问这两个问题来维护患者的自我连续性
角色维护	对现在和以前所扮演角色的认同感	启示了"人生角色"问题的开发，通过询问患者所扮演的人生角色来提升其角色认同感
自豪感维持	保持对个人积极、正面的评价	启示了"个人成就"问题的开发，通过询问患者成就来维持其自豪感
抱有希望	维持个人生命意义感和使命感	启示了"期望祝愿"和"经验之谈"问题的开发，通过邀请患者表达对关心之人的祝愿，分享人生经验，提高其生命意义感和使命感
后事担忧	对因个人离世对亲人造成的负担和影响的担忧	启示了"教导嘱托"问题的开发。通过给患者提供一个传达教导和嘱托的机会，减轻其后事担忧

三　尊严疗法实施步骤

（一）确定适用对象

尊严疗法适用于患有威胁生命疾病或生存时间有限、处于终末期但意识与认知能力正常、能对访谈问题进行回答的患者。不适用于不能提供有意义、反思性回应以及太虚弱、生存期少于两周、无法完成尊严疗法整个过程的患者。疾病诊断和预后知晓程度不作为尊严疗法的纳入或排除标准。

实施尊严疗法前，评估患者的一般情况，如病情、认知能力、配合程度、心理状况和需求及其对尊严疗法的了解程度和接受意愿，据此判断患者是否可进行尊严疗法。

（二）介绍尊严疗法并答疑

治疗师应采用非正式会谈的方法介绍尊严疗法。治疗师首先进行自我介绍并说明会面目的，向其介绍什么是尊严疗法、可能的益处、实施步骤、所需时间和次数、患者和治疗师如何配合、传承文档等相关内容。对患者提出的疑问进行解答，如"为什么尊严疗法有用？""治疗过程中，您会问我哪些问题？""如果我不想说或者无话可说怎么办？""治疗时可以有人陪伴吗？"等。

尊严疗法中一些问题有时不免让患者联想到死亡，甚至有些患者认为传承文档等同于"遗书"而拒绝参与治疗。因此，治疗师要根据不同情况灵活调整介绍策略。对于还未做好接受临终事实的准备或仍在寻求积极治疗的参与者，治疗师应注意委婉用语，全程避开"死亡""传承""临终"等敏感字眼，并向患者说明尊严疗法绝非遗嘱，以免引发患者不适或其他消极情绪。

（三）提供访谈提纲

向患者介绍尊严疗法后，应向其提供尊严疗法问题提纲，以便患者能够在完全了解尊严疗法的情况下做出是否参与的决定。若患者同意参与，问题提纲则可帮助患者提前思考相关问题。

（四）收集患者信息并预约访谈

1. 收集患者基本信息

治疗师应在患者同意参与后尽快收集患者信息，包括患者姓名、年龄、婚姻状况、教育经历、工作情况、家庭成员、疾病相关信息及传承文档的接收人等。这些信息可为尊严疗法访谈提供一个无形的"个人故事框架"，有助于治疗师在治疗期间有针对性地收集对于患者具有重要意义的信息。

2. 与患者预约访谈时间和地点

访谈一般预约在与患者初次会面后的1～3天，地点应选择在隐私并安全的房间，使参与者感到舒适、放松，能够更好地投入访谈。住院患者和家属可以选择单人病房或是科室内的会谈室进行访谈；对于院外的参与者，可以选择在参与者家中进行访谈，但均需依据患者需求和意愿灵活安排。此外，需向患者确定尊严疗法访谈的共同参与人，如是否需要家属陪同参与等。

（五）实施尊严疗法访谈

治疗师在实施访谈前应准备好水、纸巾、录音笔、笔记本和笔，征得患者同意后将录音笔放于合适的位置并打开。在治疗过程中，治疗师依据问题提纲（见表13-3）并结合患者的回应灵活引导访谈。治疗完成情况取决于患者的身体状况和个人意愿，一般需要1～2次访谈，每次不长于1

小时，如需两次访谈，两次访谈间隔应小于 3 天。访谈完再次对录音转录、编辑核对以及传承文档的分享等相关事宜进行说明。

表 13 - 3　尊严疗法问题提纲

	主题	问题
1	重要回忆	回忆以前的经历，哪部分您记忆最深刻？您觉得何时过得最充实？
2	关于自我	有哪些关于您自己的事情，您想让家人知道或记住的？
3	人生角色	您承担过的重要角色有哪些（例如家庭、工作或社会角色）？
4	个人成就	您做过的重要的事情有哪些？最令您感到自豪和骄傲的是什么？
5	特定事情	还有什么关于您的特定事情想告诉您的家人和朋友？
6	期望梦想	您对您的家人和朋友有什么期望吗？
7	经验之谈	您有哪些人生经验想告诉别人吗？您有什么忠告想告诉您的子女、配偶、父母或其他您关心的人吗？
8	人生建议	您对家人有什么重要的话或者教导想要传达，以便于他们以后更好地生活？
9	其他事情	还有什么其他的话您想记录在这份文档里吗？

（六）录音转录、编辑和修订

1. 具体步骤

访谈结束后，可借助数码软件或专业网络平台等及时将访谈录音转录为文本文档，并对其进行核对和完善。

转录完成后应在 1～3 天完成文档的初次编辑。鉴于治疗师对访谈过程最熟悉，推荐治疗师进行文档编辑。初次编辑的任务包括：以第一人称的口吻，按照问题提纲内的主题进行整理，保证文档层次分明、逻辑清晰；标注需要向患者核对和澄清的细节信息。

将初次编辑后的文档返回患者，向其核对和澄清模糊信息以及确认是否增删文档内容，并提议添加对其有重要意义的照片等，以丰富文档内容。根据患者意愿对文档进行最终排版，包括插入照片、封面设计、文档命名、前言和结语等，形成传承文档终稿。

2. 录音转录和编辑的原则

（1）时效性原则：访谈结束后 48 小时内完成转录，1～3 天完成文档初次编辑和患者核对，让患者感受到治疗团队对他们及其所说的话的重视。

（2）保密性原则：尊严疗法的转录文档包含详细的个人信息，治疗团队必须严格保密，遵守所有相关的制度法规及职业规范。通过电子邮件、移动硬盘等传递录音或者转录文档时需谨慎并采取安全措施，比如加密处理等。

（3）准确性原则：所有访谈内容要尽可能准确地被记录在文档上。若咳嗽、喘息、虚弱等导致语句模糊，可标记缺失，并返回患者对其进行补充。

（七）传承文档分享

提供纸质版/电子版传承文档给予患者，供其分享给家人或其他文档接收人。

（八）效果评价

推荐使用量表与访谈相结合的方式评价尊严疗法的干预效果。适宜的评价时点包括尊严疗法访谈结束后即刻及提供最终版传承文档给患者时。推荐使用患者尊严量表（Patient Dignity Inventory，PDI）和心理痛苦温度计评价患者的尊严水平及心理痛苦。患者的主观反馈尤为重要，可通过访谈深入了解患者的治疗感受及其个人价值感和意义感的变化。

四 尊严治疗师治疗技巧

尊严疗法治疗师可以是医生、护士、社会工作者、心理咨询师或安宁疗护志愿者，但需接受过尊严疗法培训，并具备相应的治疗技巧。

1. 保持尊严肯定立场

尊严疗法的宗旨是让患者感觉到他们是谁以及他们是重要的，因此治疗师需要传达对患者话语、思想和情感的尊重，这种富有同理心的精神支持和关怀是尊严疗法成功的基础。

2. 高度参与、积极倾听

治疗师在治疗过程中需要留心患者的回应，并预测可能出现的问题。在适时引导的同时，让患者能够独立推进尊严疗法甚至重新定向，这是尊严疗法中积极倾听和推进的精髓。

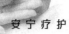
3. 掌握访谈的结构平衡

终末期患者一般没有足够的精力和主观能动性去完好地组织自己的回答，治疗师需要把握开放式问题（问题提纲）和细节性问题（探索细节信息的提问）的平衡。治疗师同时需要掌握访谈节奏和时间安排，保证提纲内问题都能够被谈及。

4. 依循患者情感引导治疗

治疗师可根据患者的情感经历决定尊严疗法需要包括的内容，这也包括允许患者回避不想谈论的事情和协助他们谈论想要分享的内容。

5. 处理不同类型的故事

在尊严疗法中，患者会讲述不同类型的人生故事，包括"美好的"、"悲伤的"和"丑陋的"故事，治疗师依循患者的情感走向引导访谈过程即可。若出现了可能伤害到传承文档接收人的"丑陋的"故事，治疗师需要在治疗过程中消除这种潜在的危害。

6. 澄清细节

患者一般没有足够精力和脑力主动回忆细节信息，因此治疗师可应用"时间节点""虚拟相册"等策略引导访谈，保证获取足够的细节，并及时澄清模糊的信息，如涉及的人物名字、事件发生的时间和地点等。询问细节能使患者更容易、更全面地回忆自己人生重要经历，更好地凸显患者的独特性。

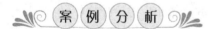

案例分析

患者，男，68 岁，2 年前被诊断为降结肠癌Ⅳ期，10 天前收住于某医院安宁疗护病房，预计生存期在 6 个月以内。配偶 66 岁，为主要照护者，育有一子，40 岁，目前定居国外。患者是一名高级研究员，疾病诊断前仍在岗工作，疾病确诊后无法继续进行原有工作，自述一切工作和生活安排以及未来计划均被打乱，医务人员与其进行沟通时能明显感受到其心情低沉忧郁，甚至流露出对生活和未来的绝望。患者目前意识和认知水平正常，病情较为稳定，症状控制良好。

思考与讨论

1. 患者目前是否存在精神心理痛苦？若存在心理痛苦，患者适宜哪种精神心理干预技术？为什么？

2. 如何为该患者实施此项精神心理干预技术？针对该患者有哪些干预的实施注意事项？

3. 请与小组成员合作，进行此项精神心理干预技术实施流程的模拟演练，并思考和分享实施过程中的优点和不足。

第十四章　丧亲及哀伤辅导

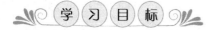

认识与记忆　1. 陈述丧亲定义及实现丧亲意义重构的途径。

2. 简述哀伤分类及丧亲者的哀伤反应。

3. 准确说出哀伤辅导的形式。

理解与分析　1. 理解哀伤辅导的目标与任务。

2. 分析丧亲者哀伤反应的影响因素

3. 简要说明哀伤辅导的实施步骤。

综合与运用

针对特殊丧亲者，运用哀伤的评估方法，为丧亲者制定个性化的哀伤辅导实施方案，包括实施步骤、实施形式及哀伤辅导效果的评估方法。

生老病死是一种正常的生命现象。从出生到死亡，人的一生是不断丧失的过程，而至亲至爱之人死亡则是人生的一种巨大丧失，迫使人们走上一段新旅程。死亡如此决绝且不可逆转，大多数人借由时间、借由成长，能够慢慢地适应。而有些丧失可能是在复杂的家庭与社会情境下发生，受关系因素、个人因素、社会文化因素等影响，丧亲者的哀悼历程会变得非常复杂，其哀伤反应随着时间流逝仍无法得到缓解甚至更强烈，会持续很长时间，他们需要哀伤辅导来协助其正常哀伤、完成哀悼任务。在实施哀伤辅导前，医护人员需设定哀伤辅导的目标、明确哀伤辅导的任务，与丧亲者共同制订行动计划、探讨具体步骤，运用哀伤辅导相关技术帮助丧亲者调节情绪、重构认知、寻找生命意义和重写生命叙事。

第一节　丧亲与哀伤的概述

一　丧亲

(一) 定义

1. 丧失 (Loss)

丧失是一种人们持续经历而又无法避免的体验，丧失挚爱的亲人会切断丧亲者与逝者之间的依恋关系，还会中断个体意义世界的叙事完整性。

2. 丧亲 (Bereavement)

人们在生活中，出于衰老、疾病、意外、自然灾害等原因失去亲人、朋友，称之为丧亲。有亲人亡故者称为丧亲者 (Bereaved People)。

3. 居丧 (Mourning)

居丧是丧亲者在依恋关系中的个体去世后所经历的一段特殊时期。

(二) 丧亲对家庭系统的影响

重要亲人的去世会使家庭失衡，也会导致家庭成员间关系发生改变，进而对家庭系统的正常运行产生影响。

1. 孩子死亡

孩子死亡会破坏原有家庭稳定的结构，可能会使整个家庭系统处于失衡状态，难以发挥家庭原有的修复破损功能，如交流功能、经济功能、生育功能、抚育赡养功能、教育功能、娱乐休闲功能、社会化功能等。共同的丧失会让夫妻间产生一种新的深刻联系，也可能会造成关系的疏远，甚至导致婚姻破裂。

2. 父母死亡

在经历失去父母一方的巨大压力后，表现较低自尊的孩子会感觉对生活控制能力变差；表现良好的孩子能在困境中更好地适应失去。若父母去世发生在孩子的童年或青春期，孩子可能没有足够的哀悼能力，在以后的生活中有可能出现抑郁的症状，或者在成年后无法建立亲密的关系。

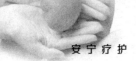

3. 配偶死亡

丧偶对伴侣的生理健康、心理健康、社会关系以及子女都会造成不同程度的影响，会导致丧偶者身体和心理患病率提升，也会导致丧偶者的子女出现敏感、自卑、早熟、冷漠等社会化障碍表现。

（三）丧亲的意义重构

丧亲残酷地中断了丧亲者与逝者的依恋关系和叙事连贯性，也破坏了构成人们意义世界的核心信念。心理学家罗伯特·内米耶尔（Robert Neimeyer）提出了意义重建与意义建构的概念，在过去20多年间对哀伤领域的发展具有重要作用。他认为意义重建是丧亲个体需要面对的重要过程，而意义建构的过程主要是通过运用叙事或人生故事的方式完成的。意义重构促使丧亲者重新思考自己存在的意义，并通过改变个人的生活态度、自我意识与认知方式来适应丧亲。丧亲的意义重构有三个主要概念基础：意义建构、获益发现、身份改变。

1. 主要概念

（1）意义建构（Sense Making）：指丧亲者能够找到一些善意的理由来稀释和理解丧亲经历的一种能力。

（2）获益发现（Benefit Finding）：指丧亲者从体验丧亲之初的破坏性结果到转化为发现丧亲中潜在的建设性益处的一种能力。

（3）身份改变（Identity Change）：指丧亲者在意义重构的过程中，从事新的目标活动、开发新的身份来有效应对丧亲。

2. 实现意义重构的途径

（1）积极寻找意义：丧亲者面对丧亲之痛以及混乱不可控的生活状态，会通过积极寻找意义来理解和解释死亡的发生，以此来告慰死者。

（2）发现希望和生机：获益发现对丧亲之痛具有重要的调整作用，它让丧亲者发现了希望和生机，增强了同理心，对日常生活事务重新进行优先排序，并与家庭成员或者他人建立更为密切的联系。

（3）促进自我身份认同：人的身份可以看作是一种自我叙事的结果，丧亲者找到一个明确的生活目的或生活意义，可以促进自我身份的认同，缓解哀伤的痛苦程度。

二　哀伤

（一）定义

1. 哀伤（Grief）

哀伤是指对丧失的生理、社会、心理及精神的反应过程。哀伤具有动态变化及个性化特征，而且是有限度的。

2. 哀悼（Lament）

哀悼是用于描述个体面对逝者死亡时所经历的适应过程。

（二）哀伤的分类

1. 正常哀伤（Normal Grief）

是包含经历丧失后常见的一系列感受、认知、生理感觉和行为变化，又名非复杂性哀伤。随着时间推移，哀伤也会逐渐减弱，丧亲者将重拾内心的平静，最终获得成长。美国精神科教授埃里希·林德曼（Erich Linde-mann）是最早对正常哀伤反应进行系统研究的学者之一。

2. 复杂性哀伤（Complicated Grief，CG）

是哀伤加重到一定程度，个体表现出种种难以适应的行为，或一直处于哀伤的状态中，无法让哀伤朝着良好适应方向发展。复杂性哀伤的定义和诊断名称在过去近30年里不断被修改，从最初的复杂性哀伤（CG），后转变为病理性哀伤（PG）、创伤性哀伤（TG），再重新定义为复杂性哀伤（CG），近年来又被更改为延长哀伤障碍（PGD）。2013年发布的《精神障碍诊断与统计手册（第五版）》（DSM－5）认为没有必要对复杂性哀伤设定一个明确的诊断类别，以防将哀伤归为一种病态的症状，并带来过度诊断和不必要的药物治疗风险。美国职业心理学委员会成员 J. 威廉·沃登（J. William Worden）认为，复杂和非复杂哀伤之间存在持续性关系，更多地与哀伤反应的强度或持续时间有关，依此准则可把复杂性哀伤归为以下四类。

（1）慢性哀伤（Chronic Grief）：又称延长哀伤，指哀伤持续时间过长，主要表现为自我评价过低或负罪感，拒绝接受丧亲的事实。

（2）延迟哀伤（Delayded Grief）：又称为阻碍、抑制或延缓的哀伤，指丧亲的哀伤反应在居丧期未能充分表达，在未来某个时间，可能因一些间接或直接的丧失重新引发哀伤，且其哀伤反应往往会过度。

（3）夸大哀伤（Exaggerated Grief）：指丧亲者经历了比正常哀伤更为强烈的反应，通常不能自我控制，甚至达到非理性的程度，可表现为对死亡的极大恐惧，出现严重的抑郁和（或）焦虑障碍。

（4）伪装哀伤（Mask Grief）：指丧亲者采取自我防卫方式，出现以身体症状或异常行为表现为主的伪装的或压抑的哀伤，可造成躯体形式障碍、适应不良行为、生理疾患和精神症状等。

（三）丧亲者的哀伤反应

丧亲所带来的经验和内心体验会给丧亲者造成情感、身体、行为、认知、社会功能和财产等方面的压力应激反应。大部分丧亲者存在以下四个层次的哀伤反应，即情绪反应、生理反应、认知反应和行为反应。

1. 情绪反应

（1）悲伤：是丧亲者最常见的情绪反应，最常见的表达方式是哭泣。

（2）震惊：在突发性死亡的情况下最常出现的一种反应，通常表现为强烈的震惊和不敢相信。

（3）愤怒：不能阻止亲友死亡事件，表现出的挫败感以及退行性行为。

（4）责备：丧亲带来的愤怒和其他症状让丧亲者责备逝者，难以接受事实则会责备自己。

（5）内疚和反悔：较普遍存在的痛苦情绪，在面对逝者时，认为没有达到自己内心的标准和期待。

（6）焦虑：是轻微的不安全感或是强烈的惊恐发作，异常哀伤反应的焦虑则强烈且持久。

（7）孤独：丧亲者感到缺乏社会信息和社交技巧，感受被孤立的一种主观情感体验。

（8）疲惫：表现为漠不关心或无精打采，通常具有自限性，若未好转，可能是抑郁症的临床征兆。

（9）无助：具有外控观的人喜欢把事情归因于外部环境，面对丧亲会感到巨大压力，无法掌控事件，自我效能感低，从而引发无助感。

（10）想念：思念与渴求是丧亲的正常反应。

（11）解放：是一种经历丧亲后的积极感受。

（12）解脱：若逝者在生前饱受长期病痛的折磨，丧亲者会感觉到解脱。

（13）麻木：在刚得到亲友死讯时，丧亲者会感觉麻木，麻木感可以保护自己不被大量涌入的悲伤所侵袭。

2. 生理反应

面对丧亲之痛，丧亲者强烈的心理应激反应会引起生理应激反应，如心跳加快，血压升高，肾上腺素、去甲肾上腺素水平升高等。同时，急性哀伤反应可引起胃部空虚感、胸闷、口咽干燥、对噪声过度敏感、人格解体感、呼吸困难、乏力、精力不足等症状。

3. 认知反应

（1）不相信：丧亲者面对突发性死亡事件时，不敢相信真的发生，也没有做好心理准备。

（2）混乱：丧亲者在近期会感觉思维混乱，无法集中注意力或健忘。

（3）先占观念：这一反应是对逝者的强迫性想法，常常包括有关如何让逝者复活等，有时会以逝者正在受苦或死去的侵入性想法和图像的形式出现。

（4）临场感：处在哀伤中的丧亲者可能会认为逝者仍然存在于当下的时间和空间中，这种感觉在死亡刚刚发生后更为真切。

（5）幻觉：是丧亲者很常见的体验，这些暂时性的幻觉体验常常出现在丧失后的前几周，而且一般不会导致更为艰难或复杂的哀悼体验。

4. 行为反应

（1）哭泣：丧亲者通过哭来宣泄亲人逝世的悲痛之情。

（2）睡眠问题：处于丧失初期的人常会出现难以入睡或早醒。

（3）进食问题：表现为进食过多和进食过少，进食过少更常见。

（4）分心和心不在焉：经历丧亲后，可能会发现自己做事心不在焉。

（5）社交退缩：出现自我封闭、人际退缩的行为。

（6）绩效降低：学业与工作表现可能受到丧亲的一系列影响。

（7）梦见逝者：丧亲者可能在正常梦境或是痛苦的梦魇中梦见逝者。

（8）回避提示物：回避能触发痛苦感受的地方或事物，如逝者的物品、死亡的地方。

（9）缅怀逝者：与回避提示物相反，丧亲者会用各种方式缅怀逝者，

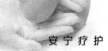
如到访逝者去过的地方、随身携带逝者的物品、忌日缅怀等。

第二节　丧亲者哀伤反应的影响因素

一　丧亲者与逝者的关系

（一）逝者特征

儿童与青少年的死亡通常被人们认为是超出预期的，丧子女的父母的哀伤反应也会更复杂，其哀伤反应可能会演变成焦虑、抑郁、创伤后应激反应等，甚至伴随着家庭结构与家庭功能发生改变。而父母去世则对儿童与青少年的哀伤过程产生更大的影响，导致儿童与青少年的行为或社会问题更为严重，如出现自伤行为、低自尊等负面情绪，甚至会持续至成年时期。

（二）丧亲者与逝者的亲密关系

亲属关系可显示出逝者与生者之间的亲密程度，如伴侣或恋人、父母、孩子、兄弟姐妹、其他亲属、朋友等，关系越亲密哀伤反应就越强烈，亲密关系是预测哀伤的一个强有力因素。

（三）丧亲者与逝者的依恋关系

1. 依恋的强度

丧亲者对逝者依赖越多，爱意越深，依恋程度越高，其哀伤程度就越深。

2. 依恋的情感安全性

若丧亲者的安全和自尊有赖于伴侣来满足，当伴侣去世，丧亲者的需求依然存在，满足需求的来源则缺失，就会影响其哀伤过程。

3. 依恋中的矛盾心理

任何依恋关系中都可能会存在某种程度的矛盾，在高度矛盾关系中，消极的感受和积极的感受相差无几，就会出现难以应对的哀伤情绪，通常逝者的死亡会给生者带来巨大的内疚感、负罪感，同时伴随着被抛弃的强烈愤怒。

4. 丧亲者与逝者的冲突

丧亲者与逝者在死亡前发生冲突或过去发生过冲突，因死亡事件让冲突无法得到解决，从而使得丧亲者的哀伤也无从化解。

二　丧亲者个人因素

（一）人口学因素

在感受与处理哀伤的方式上，男性与女性相比往往更倾向于压抑情感、保持沉默。不同文化程度的丧亲者在哀伤反应上存在差异。丧偶的丧亲者与未婚的丧亲者相比哀伤反应更为严重。

（二）应对方式

个体在处理压力环境中内部或外部需求时会通过思想和行为的变化来应对，应对方式因人而异。部分丧亲者会持续采取漠视和逃避的消极应对方式，但总体而言丧亲者以积极应对为主。

（三）认知方式

运用积极思维方式的人能在丧亲中找到积极或救赎的能力，而运用反刍思维方式的人会反复思考自己的负面情绪但又不能采取行动来缓解。

（四）自尊和自我效能

高自尊与高自我效能的人能有更好的适应能力与更强的幸福感，并能确定丧失的意义和建立新的身份，反之低自尊和低自我效能的人不能更好地应对哀伤。

三　社会文化因素

（一）家庭危机

有些个体和家庭在亲人去世的同时也会经历一些变化，面临一些危机，包括大量生活事件的改变以及严重的经济负担，特别是逝者作为家庭的经济支柱时，丧亲则会加重家庭的财务负担。

（二）社会支持

哀伤过程是一种社会现象，丧亲者对来自家庭外他人的情感支持和社会支持的感知、对支持的满意度以及社会、种族和宗教背景所提供的行为指导和仪式等，都会影响其丧亲之痛。

（三）文化差异

不同时期的社会文化差异影响着哀伤反应。春秋末期人们将居丧发展

安宁疗护

为礼制，《仪礼·丧服》记载"子为父母、妻为夫、臣为君"的居丧期要持续三年。汉代对三年丧期提出了具体的标准，如言行举止、饮食起居等需要遵守要求。儒家规定了孝子"三日而食，丧不过三年"，哀戚应以"毁不灭性"为限度，即不能无节制地哀恸以致伤己。

中国传统丧礼将丧亲者置于家族亲友所组成的社会关系网络中，通过一系列丧葬祭祀礼仪来化解和宣泄丧亲之痛，强调节哀顺变。而西方社会将复杂哀伤视为医学问题，通过药物和心理辅导的方式进行治疗和纠正，用医学手段帮助丧亲者渡过难关。

第三节　哀伤辅导

一　哀伤辅导的概述

（一）概念

哀伤辅导（Grief Counseling）是社工或医护人员针对近期的丧亲者，协助他们在合理时间内引发正常哀伤、完成哀悼任务的心理辅导，主要包括辅导居丧者接受丧亲现实、有效应对丧失、适应丧亲并回归正常生活，为生活赋予新的意义，阻止其向复杂性哀伤演变。

（二）哀伤辅导的目标

1. 丧亲者接受丧亲的现实

通过哀伤辅导，丧亲者可以坦然接受丧亲并正视痛苦，完成与逝者之间未尽之事并向逝者告别。

2. 丧亲者可以正确处理哀伤情绪

通过哀伤辅导，丧亲者可以把控自己的哀伤情感和潜在的情感，允许自己表现出愤怒、悲伤、内疚等情绪，适时宣泄，合理处理哀伤情绪。

3. 丧亲者能重新适应生活

通过哀伤辅导，丧亲者能对丧亲事件进行意义建构，适应丧亲后的生活，重新适应自己的日常角色，并进行新身份的自我认同和自我评价等。

4. 丧亲者与逝者重新建立联结

通过哀伤辅导，丧亲者找到某种方式与逝者建立联结，以缓和丧亲的痛苦，减轻哀伤反应。

（三）哀伤辅导的任务

1. 帮助丧亲者接受丧失的现实

哀伤辅导的任务之一是帮助丧亲者真切意识到亲人已死亡的事实，鼓励丧亲者谈论丧失感受，再处理丧亲者情绪。

2. 帮助丧亲者识别和体验悲痛感受

通常丧亲者不愿接受或体验丧亲的悲痛感受，从而影响对愤怒、悲伤等情绪的有效处理，哀伤辅导的任务之一是让丧亲者识别和体验悲痛感受。

3. 协助丧亲者继续生活

帮助丧亲者适应丧失并在无助时能协助其找到力量，让其有继续生活的勇气和独自做决策的能力。

4. 帮助丧亲者找到生命的意义

帮助丧亲者在至亲死亡中寻找生命的意义，让其有继续活下去的意义。

5. 帮助丧亲者找到纪念逝者的方式

帮助丧亲者在生活中找到纪念逝者的方式，让其正视和宣泄痛苦，最终与逝者建立一种新的联系。

6. 为哀伤留出时间

丧亲事件会使丧亲者与逝者从曾经丰富的多面关系转变为单一的悼念关系，为其留出充足时间来缅怀逝者。

7. 让丧亲者重新解读"正常"行为

在短期内丧亲者会出现幻觉、注意力分散等表现，协助并指导丧亲者理解这些正常哀伤表现，并将哀伤行为尽量正常化。

8. 帮助丧亲者理解个体差异

丧亲事件对丧亲者的影响因人、因亲密程度、因表达哀伤方式而异，应关注个体差异并帮助丧亲者理解不同个体的哀伤反应。

9. 帮助丧亲者检视防御和应对方式

帮助丧亲者用积极情绪应对丧亲，重构或重新定义哀伤情境，理解其该怎样应对丧亲，帮助其认清、自省和改善自身的行为，做好情绪管理以及接受社会支持等。

10. 识别复杂性哀伤反应并转介

小部分丧亲者可能会持续痛苦并形成某种复杂哀伤，如慢性哀伤反应或延长哀伤障碍，应识别居丧风险，知晓其何时需要转介进行哀伤治疗或心理治疗。

二 哀伤辅导的实施方法

（一）哀伤的评估

1. 评估丧亲者的一般情况

收集相关信息，包括丧亲者姓名、年龄、与逝者的关系、死亡原因与方式、病史、心理状况、家庭状况、社交情况等。观察丧亲者个人卫生、健康状况、表达方式等。

2. 评估丧亲者哀伤的影响因素

包括死亡方式，丧亲者个人因素，如心理、社会、生理、灵性等。

3. 评估哀伤的症状

包括身心反应性疾病、情绪不稳、失眠、抑郁、亲友关系发生变化、做出伤害个人或社会的举动等。

4. 哀伤的评估工具

（1）居丧风险评估工具（Bereavement Risk Assessment Tool, BRAT）。该工具由加拿大维多利亚临终关怀中心护理专家于 2003 年发展而来，包括 36 个条目，主要由护理人员使用从而预测接受姑息照护患者家属的居丧风险。2006 年修改为 40 个条目，包括与患者的关系、是否为主要照顾者、精神心理健康、应对方式、灵性/宗教信仰、目前压力源、既往居丧经历、支持和关系、是否为儿童和青少年、与患者/照护/死亡相关的情况、居丧结局的保护性因素 11 个维度。

（2）复杂哀伤问卷修订版（The Inventory of Complicated Grief-Revised, ICG-R）。1995 年匹兹堡大学霍莉·普利格森（Holly Prigerson）等编制了复杂性哀伤问卷（Inventory of Complicated Grief, ICG），该问卷共 19 个条目，是较为成熟和著名的用于评估延长哀伤障碍的工具。2001 年普利格森等对该量表进行了修订，扩展到 34 个条目，即 ICG-R。之后，普利格森等又在 ICG-R 量表中增加了 3 个开放性条目，共 37 个条目，前 33 个条目用来评估失功能哀伤反应发生的频率，采用1（少于一次）～5（每天几次）计分，得分越高代表失功能哀伤反应越严重；条目34（询问距离丧亲发生的时间）、35（询问症状持续时间）、37（描述哀伤反应的过程）是开放性的；条目36（症状是否出现明显波动）为是（＝1）、否（＝0）计分。

（二）哀伤辅导的步骤

1. 明确问题

从丧亲者角度出发，确定心理应激问题时使用专业的倾听技术，以共情、真诚、尊重、中立和关心的态度进行倾听、观察和理解，可以帮助其宣泄恐惧和哀伤的情绪，同时有利于双方建立相互信任的关系。

2. 保证丧亲者的安全

评估丧亲者生理和心理安全的危险程度或严重程度，把丧亲者对自己和他人的伤害降到最低。

3. 提供支持

通过语言、声调和肢体语言向丧亲者表达关心、积极、包容的态度，并积极、无条件地接纳丧亲者，为其提供支持。

4. 变通方式

帮助丧亲者了解更多解决问题的措施和途径，充分利用环境、社会支持等资源，采用建设性的思维方式，最终确定适用于丧亲者的方式。

5. 制订计划

与丧亲者共同制订行动计划，充分考虑其自身的自控力和自主性，以帮助其克服情绪失衡状态。

6. 获得承诺

回顾计划和行动方案，获得丧亲者真实、直接、适当的承诺，以便鼓励丧亲者坚持实施干预方案。

（三）哀伤辅导的形式

1. 空椅子技术

空椅子技术一般只要一张椅子，把这张椅子放在丧亲者面前，假设这张椅子上坐着逝者，鼓励丧亲者把自己内心想说但未来得及说的话表达出来，从而使丧亲者内心逐渐趋于平静。这个过程帮助丧亲者完成与逝者没有来得及的告别，有利于宣泄思念与哀伤之情。

2. 保险箱技术

保险箱技术是一种负面情绪处理技术，仅依赖想象即可完成。辅导者指导丧亲者将哀伤的负面情绪放入想象中的保险箱内，将创伤性材料进行"打包封存"，以逐渐恢复个体的正常心理功能。或将美好回忆锁进一个想象的保险箱里，钥匙由丧亲者自己保管，可决定何时何地打开保险箱来重新触及丧亲事件，以此在短时间内缓解丧亲者的负面情绪。

3. 团体哀伤辅导

团体哀伤辅导以情感支持、教育或社交为目的，提供更多情感支持与安全感。其前提是初筛团体成员，可把相似丧失经历的人组建在一个同质性团体中，需排除有严重病理性哀伤的成员。同时，需调整成员的期待，处理他们的错误认知，建立基本规则，让成员有安全感，有助于团体的管理。

4. 仪式活动

仪式活动有追悼、写日记、写信、写回忆录等多种形式，它代表结束一个活动，又开始一个新活动，让丧亲者正视丧亲的现实，在心理上接受与逝者的分离。随着数字与社交媒体的发展，网络悼念仪式为丧亲者与逝者提供了一种新的互动方式，人们在网络的特定空间对逝者进行哀悼，表达自己的哀思。

5. 角色扮演

角色扮演是让丧亲者扮演逝者的角色，换位思考，让丧亲者深入理解逝者的想法，体会逝者对自己能够重新生活的期望，增强丧亲者重新适应生活的动力。

三 哀伤辅导的效果评估

1. 主观体验

丧亲者能自己反馈自尊的增强和内疚感的减少，能更加积极地面对逝者，把积极感受和积极体验联系起来。

2. 行为变化

丧亲者重新开始社交或建立新的人际关系，重返之前回避的活动并能积极参与其中。

3. 症状缓解

丧亲者会发现哀伤反应的症状明显缓解，甚至消失。可采用创伤后应激障碍症状清单（PTSD Checklist-Civilian Version，PCL-C）进行评估。

四 哀伤辅导的注意事项

（一）直面死亡话题

受中国传统文化的影响，人们对死亡讳莫如深，哀伤辅导要求医护人员主动、公开与家庭谈论死亡原因等相关话题，以通俗易懂的语言进行富有同情心的沟通和交流，给予家属心理安慰，向家属传递重视、在意、不敷衍的信息，帮助丧亲家庭减轻哀伤。

（二）避免非支持性安慰

1. 避免淡化逝者的重要性

（1）将丧亲者的遭遇最小化："孩子走了，天堂里多了一个小天使。"

（2）劝告丧亲者不要有强烈的哀伤情绪："孩子走了，你还年轻，可以再生一个。"

（3）建议丧亲者尽快回到正常生活："你还年轻，还可以再找个人结婚。"

2. 避免压制丧亲者的悲痛情绪

（1）劝告丧亲者坚强："坚强些，你会好起来的！"

（2）试图分散丧亲者注意力："你要让自己忙起来，这样就可以忘记他了。"

（3）强调丧亲者的职责和形象："你现在是家里的顶梁柱，不要让大家看到你的软弱。"

3. 避免限制丧亲者的表达方式

（1）劝告丧亲者不要在公共场合表达悲痛情绪："请不要在病房哭泣，以免打扰到其他患者的休息。"

（2）劝慰丧亲者重新振作起来："就当什么事情都没发生吧，勇敢点！"

4. 避免剥夺丧亲者哀伤的权利

被剥夺的哀伤是指丧亲者的痛苦经历不能被社会承认，也得不到社会的支持。包括对逝者的不承认，如自杀死亡；对丧亲者与逝者关系的不承认，如婚外情关系；对丧亲者所丧失的重要性不承认，如地震导致截肢。

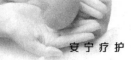
五　特殊丧亲的哀伤辅导

（一）自杀

逝者自杀死亡，丧亲者除了丧失感外，还有羞耻、恐惧、被拒绝、愤怒和内疚等感受。哀伤辅导方法如下：帮助丧亲者对内疚和责备进行现实检验以使其得到解脱；矫正丧亲者的认知歪曲，帮助丧亲者重新定义死者的意象；与丧亲者探索死亡对未来的影响；允许丧亲者表达愤怒和愤恨并处理情绪；对被遗弃感进行现实检验；帮助丧亲者寻找死亡的意义。

（二）突发性死亡和暴力性、创伤性死亡

突发性死亡包括疾病导致的死亡、非预期性死亡，有时也是暴力性死亡，通常会让丧亲者对丧亲有一种不真实感、内疚感、无助感。而暴力性、创伤性死亡的影响持久且往往导致复杂性哀伤，它既挑战了个体的自我效能感（例如，我本可以做些什么来阻止这一切发生，但我什么都没做），又挑战了个体对丧亲的意义构建（例如，影响个体日常生活的外部适应；影响个体对自我感知的内部适应；影响个体的信念、价值观、世界观的精神适应），让丧亲者难以表达和处理哀伤的痛苦，创伤性死亡的后续挑战则可能是创伤后应激障碍。此类丧亲事件在得到法律裁决之前，丧亲者很难继续完成哀悼任务。对该类丧亲者进行哀伤辅导的重点在于加强丧亲者的自我效能感（例如，我应该怎样处理我的痛苦），引导其选择面对丧亲之痛的态度（例如，重新思考曾经在遇到困境时自己所持有的哪种态度帮助自己渡过了难关，通过让其描述自己所推崇的人生态度来思考应如何面对眼前的痛苦），并将注意力转移到寻求意义上以促进其面对现实。

（三）围产儿死亡

围产儿死亡是指孕产妇在围产期经历死产、胎儿异常终止妊娠、新生儿死亡等丧失，孕产妇或父母出现以悲伤反应为主的复杂情绪反应。相较于其他丧亲形式，围产儿死亡的专业支持和社会广泛认可的哀悼途径缺乏，产妇及家属出现的哀伤反应会更复杂、激烈和持久。围产期哀伤辅导是指向围产儿死亡的产妇及其家属提供身体、心理、情感和精神上综合的护理措施，以帮助他们度过哀伤，恢复到危机前的社会功能状态。其哀伤辅导主要包括：支持家属表达情绪和担忧；给予充分的产前准备；给予死婴应有的关爱和尊重；协助产妇进行产后恢复以及指导父母调适负面情绪；根据父母需要制定个性化随访方案，定期电话或上门随访。

（四）艾滋病毒/艾滋病相关死亡

与艾滋病相关的死亡是无法公开提起的丧失，社会对艾滋病死亡的污名化程度有时比自杀死亡更严重。丧亲者担心会遭到排斥和严厉的批判，会产生严重的疏离感。其哀伤辅导主要包括：支持配偶表达担忧和恐惧情绪；尊重艾滋病患者家属的隐私权等；对家属提供整体关怀、专业知识与福利保障等；联合艾滋病防治社会工作者或专业人员对易感家属进行心理与社会评估、心理辅导、照顾等工作；进行定期随访。

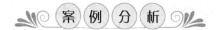

案 例 分 析

　　李某，女性，49岁，家庭主妇，因"幻听、睡眠障碍7个月，加重1周"入院，初步诊断"广泛性焦虑"。患者育有一女17岁，高二，配偶于7个月前胃癌去世后，经常出现幻听，表现为入睡时听到楼上有高跟鞋声、桌椅移动的噪声，入睡困难；认为邻居故意针对她，经常上楼与邻居争吵，常被认为精神异常，回来后则愤怒、哭泣，偶有入睡就会梦见配偶，醒后沉浸在痛苦中；配偶去世后，家庭经济压力大，无暇顾及女儿，女儿出现敏感、自卑、冷漠等社会化障碍表现，患者长期处于内疚与自责情绪中。1月前患者外院就诊，予以阿普唑仑、富马酸喹硫平片，睡眠情况有所好转，于1周前自觉幻听、入睡困难、健忘等加重；今日出现排尿困难、乏力、肌肉酸痛等症状，为求进一步诊治收入我科。

思考与讨论

1. 如何为该患者实施哀伤辅导？

2. 针对该患者实施哀伤辅导的辅助技术与有效措施有哪些？

3. 如何评价哀伤辅导的效果？

第十五章　安宁疗护中的社会工作

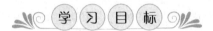

认识与记忆　1. 陈述医务社工的定义和安宁疗护医务社工的概念。

　　　　　　2. 说明安宁疗护医务社工的岗位设置与工作职责。

　　　　　　3. 简述安宁疗护医务社工的国内外发展现状。

理解与分析　1. 列举安宁疗护医务社工的角色。

　　　　　　2. 明确安宁疗护医务社工的职业素养。

综合与运用

查阅文献，分析国内未来安宁疗护医务社工的职业素养培养路径。

　　安宁疗护是以患者、患者家属及照顾者为中心的健康照护，其重点是对患者的症状进行最佳管理，同时根据患者、患者家属及其照顾者的需求、价值观、信仰和文化为其提供身体、心理、社会等全方位照护。社会工作者作为安宁疗护多学科团队的一员，越来越多地参与到为临终患者和家属提供心理、社会服务的工作中，以满足患者及其家属的现实需要，在安宁疗护具体实践中开始扮演重要角色并发挥着不可替代的作用。

第一节　安宁疗护社会工作发展现状

一　医务社工的概述

（一）相关概念

1. **医务社工**

医务社工是指在健康照顾服务领域中开展专业化的社会工作服务活动

的人员。一般来说，人们通常从社会工作专业和健康照顾服务体系之间关系的角度定义医务社工，其工作内容将社会工作专业与健康照顾服务有机结合起来，跨越和整合了两个专业。在这种意义上来说，医务社工泛指在医药卫生和健康照顾服务领域中的社会工作专业服务人员。

2. 安宁疗护医务社工

在安宁疗护服务中，医务社工在全人模式的指导下，秉持"以人为中心，互帮互助"的职业精神，积极寻求与医务工作者为代表的相关外界人士通力合作，为临终患者及其家属提供心理、精神与社会等多层次、全方位的人性化关怀，使患者能够安详、有尊严地走完最后一程，提高生命质量；同时保障家属的身心健康。

（二）医务社工的岗位设置与工作职责

1. 岗位设置

医务社工是安宁疗护中的重要主体，建立一支高素质、专业化的医务社会工作者队伍成为推动安宁疗护高质量发展的关键环节。在每位安宁病房中最好配备一名专职的具备专业学科背景和知识结构的医务社工。从业人员需要具备社会学、心理学、精神病学或医学本科及以上学历，参加全国社会工作者职业水平考试，并获得初级及以上资格证书。在人员配备上需遵从政府倡导、医院自主、形式多样、注重实效的原则。

2. 工作职责

在复杂的健康照顾处境中，安宁疗护医务社工常常需要扮演多重社会角色，提供多样化的专业服务。在医院场域内，安宁疗护医务社工为临终患者及其家属可提供的服务包括：

（1）对其社会心理精神需求进行评估，联合多学科开展缓和医疗服务，例如疼痛控制、芳香疗法与心理疏导等；

（2）为家属或患者开展死亡教育，帮助其应对悲观、焦虑、恐惧等消极的情绪反应；

（3）协助患者尽可能地消除人生遗憾，包括实现未了心愿、完成未尽事宜、与亲友道别等；开展哀伤支持与辅导等工作。

在医院场域之外，安宁疗护医务社工可以开展社会宣传教育工作、整合社会资源，为贫困的临终患者和家庭申请资助或联络其他社区资源，承

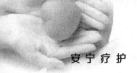

担招募并培训义工等工作。安宁疗护社工应以哪种角色为主，各种角色之间如何转变过渡和相互联系，主要取决于具体情况。

二 国内外安宁疗护社会工作的发展

（一）国外安宁疗护医务社工的发展

1. 英国

英国是最早开展安宁疗护的国家，随着安宁疗护事业的不断发展，形成了当今世界上较为成熟的安宁疗护社会工作模式。1982 年，安宁疗护社会工作小组首次在圣克里斯托弗临终关怀院出现，成为非常重要的工作小组。随后，它发展成为一支合格且经验丰富的社会工作者团队，帮助患者缓解疾病带来的紧张和焦虑情绪，调节家庭关系，提供咨询和支持服务，链接社会资源，并为丧亲者提供哀伤辅导。

英国建立了专门的安宁疗护社会工作组织，有力地推动了安宁疗护社会工作的发展。1986 年，成立了安宁疗护社会工作者协会（The Association of Palliative Care Social Workers），于 1987 年改名为缓和治疗社会工作者协会（The Association of Hospice and Palliative Care Social Workers）。该协会在安宁疗护社会工作者的培训和职业教育方面发挥了重要作用。2008 年，英国推出了《安宁治疗策略》（End of Life Care Strategy），该举措促使更多的专业人士加入安宁治疗工作中。然而，在当时，只有少数社工相信他们在安宁治疗中扮演了关键角色。为此，英国政府发布了"国家安宁疗护计划"（National End of Care Programme），强调社会工作者的重要作用。

2. 美国

1974 年，弗罗伦斯·沃尔德（Florence Wald）担任耶鲁护士学校的校长，领导创建了美国的第一个安宁医疗中心。1978 年成立全国临终关怀协会，该协会于 1979 年制定了全国首个安宁疗护规范，详细说明了在安宁疗护中的角色。1990 年美国社会工作协会将医务社会工作者的工作领域进行了细致的划分和专业方向的规定，为医务社会工作的开展提供了专业性平台。

美国对从事安宁疗护相关工作的社工人员设有相应的资格证书制度。2000 年美国社会工作者学会推出了职业证书计划，并得到了美国安宁及缓和疗法协会的大力支持。该计划有效提高了安宁疗护社工的专业知识和技能。

3. 新加坡

新加坡将安宁疗护称为"慈怀服务"。该服务于 1987 年由新加坡肿瘤学会的一群志愿者创立。新加坡社会与家庭事务署于 2015 年发布了《国家社会工作能力框架》，详细阐述了社工的职业前景、工作职责以及所需的知识、技能和行为等。在新加坡安宁疗护所的工作人员都接受了良好的教育和培训。

（二）国内安宁疗护医务社工的发展

我国医务社会工作初步形成于 1921 年，此后出于历史原因，医务社会工作的发展较为缓慢。2000 年以后，社会工作发展进入黄金时代。2006年，国家卫生行政部门发布了《全国卫生系统社会工作和医务社会工作人才队伍现状调查与岗位设置政策研究报告》。报告详细解释了社会工作的概念和现状，并明确了社会工作人员的角色定位，为医疗机构设立社会服务部门或社会工作部门提供了政策指导。

2009 年，中央颁布了《关于深化医药卫生体制改革的意见》，明确提出：构建健康和谐的医患关系、加快推进基本医疗保障制度建设、开展医务社会工作。医护社会工作的发展已被纳入中国医改的战略规划，并成为医改的重要内容之一。

2012 年，上海市卫生局、上海市教委、上海市民政局和上海市人社局等部门共同发布《关于推进医务社会工作人才队伍建设的实施意见（试行）》，为中国社工制度、社工实务和社工专业发展首创"地方模式"。2015 年，国家卫生和计划生育委员会、国家中医药管理局发布的《进一步改善医疗服务行动计划》明确表示要加强对医务社工、义工等专业人才的培养，并在此基础上促进我国医务社工、义工事业的发展。

2017 年，国家卫生和计划生育委员会、国家中医药管理局发布了《进一步改善医疗服务行动计划（2018－2020 年）》，该计划提出在医疗机构设立医务社会工作者职位，并在符合条件的三级甲等医院设立医务社会工作者科室。2018 年 10 月，在《进一步改善医疗服务行动计划（2018－2020年）考核指标》（国卫办医函〔2018〕894 号）中，首次将医务社会工作制度单独列为一级考核指标。

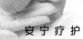

2019 年颁布的《基本医疗卫生与健康促进法》第 36 条规定："各级各类医疗卫生机构应当分工合作，为公民提供预防、保健、治疗、护理、康复、安宁疗护等全方位全周期的医疗卫生服务。"安宁疗护社会工作者可以建立一个相对独立的机构，为患者及其家人提供综合性的服务。这标志着国内安宁疗护医务社工获得国家政策的大力支持，从而推进了医务社会工作职业发展。

三　安宁疗护医务社工角色

安宁疗护团队是跨学科之间的合作。作为团队成员之一，医务社工专注于患者和家属在经济、情感、社会和心理等各方面的需求，其角色包含评估者、支持者、链接者、协调者和倡导者。

1. 评估者

安宁疗护为患者和家属提供的是全方位的系统服务，医疗团队为其提供生理方面的诊疗，医务社工关注患者的社会和心理需求，对患者和家属的心理社会情况进行持续动态的评估。心理社会评估主要包含以下几个层面：第一是家庭基本情况，患者和家属年龄、文化、职业、信仰和生活习惯方面的基本信息；第二是相关资源，患者和家庭的经济状况、社区环境和社会资源等；第三是患者家庭关系状况：家庭系统内部支持情况和社会支持系统是否完善；第四是患者和家属心理状况，患者及家属对疾病和死亡的认知、压力管理能力及生命末期规划；第五是根据评估有针对性地为患者和家属制订服务计划，提供情绪疏导、资源链接以及预期哀伤等服务，对其生活进行合理的安排。

2. 支持者

患者患病后，角色和关系发生了巨大的改变，其长期住院导致人际关系疏离。医务社工可以帮助患者调整角色转变后的生活，促使角色和生活相适应，鼓励患者与朋友多联系，促进其完善社交网络，建立以患者为中心的社会支持网络。

面临即将到来的死亡，患者很难接受现状，容易出现焦虑、愤怒、沮丧、孤单、恐惧等情绪。对疾病和死亡的恐惧也会导致患者心理失衡，产生失落、否认、恐惧、焦虑、孤单等心理状态。医务社工给予真诚温暖的陪伴、关怀、支持，为临终患者提供心理疏导和情绪支持，使其平和地度过人生的最后阶段。

3. 链接者

终末期患者不仅面临医疗需求，还面临其他多样化的需求，如申请医疗保险、经济援助、政策咨询、器官捐赠和社区照顾等。医务社工通过链接并且整合医疗保障、国家救助政策、社会补给、法务咨询等多个方面的社会公共服务资源和社区资源，搭建服务平台，促进多方合作，协助患者及家属申请以及合理运用这些服务。医务社工成为连接不同群体的桥梁，以实现医疗信息、需求信息的畅通和有效传递，从而在最大限度上满足患者及其家属的需求。

4. 协调者

安宁疗护团队内部面临不同的价值观与利益关系的冲突，医务社工利用专业优势承担协调的功能，厘清角色界限，化解潜在的矛盾冲突，凝聚团队力量，制订以患者为中心的照顾计划。团队在面对患者死亡与失落、医疗伦理、团队合作等议题带来的悲伤和心理压力时，医务社工为团队成员提供支持与辅导，帮助团队人员缓解压力，减少职业倦怠，从而更好地优化资源配置，将团队力量发挥到极致。

5. 倡导者

医务社工作为安宁疗护的一线工作者，在临床实务中收集患者和家属最迫切要解决的问题进行本土化研究，总结实务经验，向相关政府部门提出建议，倡导政策层面的修订和完善。

第二节　安宁疗护医务社工的职业素养

一　安宁疗护医务社工的职业素养

（一）知识层面

1. 社会工作理论知识

包括医务社会工作的概念与重要理论，实务基础知识与操作技巧，以及社会学和心理健康方面的基础知识。

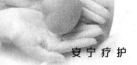

2. 基础医学知识

安宁疗护医务社工要了解常见病、慢性病的基本知识，包括疾病的发生、发展、临床症状、治疗原则和预后判断等知识；熟悉安乐死、脑死亡诊断、器官捐献、遗体捐赠等医学伦理知识。

（1）疼痛管理知识：掌握常用的镇痛药物种类、使用方法和不良反应的处理，有助于社工在回答患者关于疼痛管理的问题时提供准确的信息。

（2）营养知识：了解患者在不同治疗阶段宜食用和不宜食用的食物，有助于社工获得患者和家属的信任。

（3）临终迹象和表现：安宁疗护社工需要了解临终前症状，帮助患者的家人做出合理的安排，减少丧亲之痛以及家庭间的冲突。同时，社工也可以根据临终征兆的出现时机确定合适的悲伤咨询时机，在安宁疗护服务中发挥更好的作用。

3. 相关政策法规

（1）医疗福利保障政策。安宁疗护医务社工在不同级别的医院中与患者及其家属接触频繁。他们面临着向患者和家属咨询当地卫生保健和医疗方面的问题，以及帮助一些经济困难的患者申请医保补贴的任务。为了能够与患者和家属更顺畅地交流，并提供全面的帮助，安宁疗护医务社工必须清楚了解相关政策、基金的申请标准和详细程序，以便能够提供可靠的答案，提高服务水平。此外，安宁疗护医务社工还需要特别关注院内各项政策，包括床位费用和报销比例等，以确保健康服务得到充分保障。

（2）与家庭纠纷等相关的法律法规。在医疗领域，经常会面临医患纠纷、家庭内部争议等问题，因此了解一些法律知识对于安宁疗护医务社工尤为重要。对于与继承有关的家庭纠纷，安宁疗护医务社工需要了解相关的法律知识。在患者临终时，家属常常面临家庭遗产及遗嘱执行等问题，掌握基本的法律知识，可以更好地协助患者家属处理遗产问题。

在法律方面，熟知法律知识，以判断求助者及其家人是否需要帮助，并在适当时提供支持。当他们发现求助者需要帮助时，可以联系专业机构进行介入，以获得更权威的援助。生前预嘱的法律，赋予患者权利选择其是否接受积极治疗，并安排自己的财产分配，安宁疗护医务社工在生前预嘱方面发挥着主导和引领作用。

4. 其他方面的知识

安宁疗护医务社工还应对所服务地区及群体的文化与习俗有一定认知。了解服务对象所属的具体地区、民族中针对疾病、衰老与死亡的认知和传统习俗等。

(二) 态度层面

1. 认同安宁疗护的理念

衰老、疾病和死亡是不可避免的自然过程，每个人都会面临这一现实。当疾病不能治愈、功能衰退不可逆转时，患者的死亡恐惧是不可能完全消除的。作为经常接触临终患者的安宁疗护医务社工，应正确认知安宁疗护，并认识到临终患者的死亡恐惧程度受到个体过去的遗憾、将来的遗憾以及对死亡意义的认知等因素的影响。

2. 具有关怀他人的社会责任感

安宁疗护医务社工作为社会工作的一个重要实务领域，同样要求从业人员秉持利他主义的情怀。尤其是面对社会中的弱势群体，安宁疗护工作者需要更加尊重并接纳来自多元文化背景的患者与家属，这就要求工作者具备关怀他人的社会责任感，并承担起伦理关怀的责任和义务。作为一个具有社会责任感的人，安宁疗护工作者应坚持道德上正确的主张，秉持实践正义原则，并乐意为他人做出奉献和牺牲。

3. 富有同理心，关怀与尊重患者和家属

面对疾病和死亡，患者生理和心理上都承受着巨大的痛苦，其家属同样备受煎熬。患者和家属寄希望于医生，希望现代医学能够挽救患者的生命；也寄希望于安宁疗护医务社工，希望通过医务社工帮助其改善当前处境。安宁疗护医务社工应该在心理上认同和加强职业价值感、使命感，做到共情患者及其家属，认识到他们的困难和需求，并从专业的角度出发，提供有效的帮助，帮助其摆脱困境。

(三) 能力层面

1. 评估判断能力

评估是社会工作中至关重要且基本的实践技巧。在安宁疗护工作中，医务社工需要具备全面的评估和判断能力，从多个方面收集资料，全面评估患者的身体、心理、社会和精神状态，并确保评估的全面性和准确性。

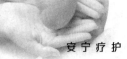
通过对服务对象的综合评估，医务社工能更好地了解患者及其家属的需求，并制定后续的服务计划。

2. 反思提炼能力

安宁疗护医务社工处理的个案通常具有共同的问题和需求，及时进行反思和总结可以帮助他们归纳出最佳的个案模型，从而更好地为未来的个案提供帮助。除了反思实际的服务工作外，安宁疗护医务社工还应注重从自身的服务中总结经验，提升自己的实践能力，更好地开展服务工作，解决实际问题。

3. 沟通协调能力

安宁疗护医务社工需要具备良好的沟通和协作能力，在日常服务中，社工充分运用社会工作者的沟通技巧，如倾听、共情、接纳、尊重和影响等会谈技巧与患者及家属进行沟通。同时需要与安宁疗护团队成员做好沟通协调，及时反映问题，交流个人意见，等等。适时与外界沟通，链接多方资源，协同各方建立良好的合作关系。

二 医务社工的职业素养发展路径

1. 加强专业理论和技能学习

在安宁疗护工作中，医务社工需要将实践经验与专业理论相结合，并进行反思和改进。加强对专业理论的学习，提高自己的主动性和积极性，灵活运用个案工作法、小组工作法和社区工作法等，并同临床工作有机地结合起来。

2. 注重提升自身专业技能

技能水平的提升可以分为两个方面，一个是专业技术方面，另一个是与医学相关的技术。作为安宁疗护医务社工，需要加强对自身的认识，全面了解自身的工作性质、职能和宗旨，并保持自信，将自己的努力与外界的支持相结合，提高自身的能动性，从而提升角色实践的质量。

3. 及时寻求督导帮助

在面对工作中的困惑时，安宁疗护医务社工可以寻求专业督导的支持和帮助。督导可以提供行政性、教育性和支持性的帮助。行政性督导包括跟进行政事务和监督服务进展等方面的支持；教育性督导则帮助社工提升专业技能，包括培训、解决专业困惑和经验分享等；支持性督导主要关注社工的情绪疏导、解决障碍和提供资源等。

第三节 推进安宁疗护医务社工发展的对策与建议

一 加强宣传教育，提高公众对死亡的认知

改变公众对死亡的态度是实施终末关怀工作的关键。为此，应该通过网络、媒体、社区讲座、研讨会等方式，进一步加强人们对死亡的认知，帮助患者克服对死亡的恐惧，让患者在生命尽头能够选择自己的生活方式，平静地面对死亡，积极地思考与死亡有关的问题，并为此做好心理准备。同时，也要让患者的家人明白，与其忍受痛苦，不如让患者有尊严地离开。

二 平衡地区差异，全方位提升安宁疗护医务社工的专业技能

政府各职能部门首先需要充分重视安宁疗护医务社工工作，根据不同地区的特点制订相应的计划。同时，需要总结实践经验，寻求符合国情的发展路径。其次，需要加强医务社工的职业素养建设。我国目前对于安宁疗护社会工作者的培训和教育还不够系统和正规，应选择或建立符合条件的社会工作机构、高校、科研机构或行业协会，为医务社工提供系统正规的继续教育培训，以不断提升他们的服务能力和业务素质。

三 政策引导，规范相关安宁疗护医务社工制度

1. 构建安宁疗护社会工作的政策与社会支持体系

《"健康中国 2030"规划纲要》强调全民健康的重要性，并提出全方位的健康保护和护理。2017 年国家卫生计生委印发的《安宁疗护中心基本标准和管理规范（试行）》中明确指出："可以根据实际需要配备适宜的药师、技师、临床营养师、心理咨询（治疗）师、康复治疗师、中医药、行政管理、后勤、医务社会工作者及志愿服务等人员。"终末期患者面临许多社会心理和道德问题。同时，由于患者及其家人在身体舒适、心理安

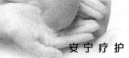

全、社会功能和整体健康方面有着强烈的期望，他们迫切需要安宁疗护医务社工提供非医疗层面的服务。因此，为推进安宁疗护社会工作的发展，需要制定相关政策、加强社会支持体系建设，并积极鼓励社会团体和行业协会等机构参与，以创造一个有序、健康、高效、合规的社会工作环境。

2. 建立我国本土安宁疗护社会工作服务体系与行业标准

一是有关部门需要制定安宁疗护社工的职业资格认证标准，明确社工在从事安宁疗护工作时所需具备的资质要求。二是确立安宁疗护医务社工的服务规范，明确工作模式、服务内容、工作方法以及伦理和法律法规等方面的事项，以此规范和指导工作。三是需要制定安宁康复护理的评估指标。安宁疗护医务社工领域存在个案周转率低、个案完成时间不确定性高、个案本人和家属对安宁疗护服务满意度低等问题。因此，迫切需要开展个案、社工和家属等多层次的综合评估，形成适合本地特色的安宁疗护医务社工服务体系和行业标准。

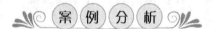

案例分析

刘某，女性，64岁，肝癌晚期。2021年8月因"肝恶性肿瘤"入住安宁疗护病房，预期生存期6个月内。生理状况：患者营养不良、肝腹水，双下肢水肿和肌肉萎缩等，大多数时间只能卧床，躯体功能逐渐衰退。心理状况：患者时常出现做事没兴趣、提不起精神、空虚、强烈丧失感和负罪感，甚至出现希望能早点结束生命的想法。社会支持状况：患者为某单位退休领导，社会交往面较宽，朋友同事较多，原单位同事经常到医院看望她。其丈夫为某医院退休医生，每天会到医院陪伴她。其儿子为某院校教师，已婚育有一女，由于工作繁忙不能每日陪伴，但每周末均会到医院陪伴她。患者与医生、护士、陪护及社工的关系均较为融洽。了解到患者的心理状况后，病房护士联系了医务社工。

思考与讨论

1. 安宁疗护医务社工在此案例中扮演了哪些角色？

2. 安宁疗护医务社工可以从哪些方面进行评估和介入？

3. 社工在介入中可以运用哪些专业技术？

第四篇

临终照护与辅助疗法

第十六章　濒死期患者的照护

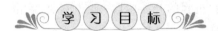

认识与记忆　1. 简述濒死、濒死期的概念。

2. 陈述濒死患者的照护原则。

3. 简述遗体护理的目的及注意事项。

理解与分析　1. 识别濒死患者的生理、心理变化。

2. 阐述濒死期患者生理、心理舒适照护。

3. 理解濒死患者家属的需求及照护要点。

综合与运用

运用本章所学,结合临床案例,为濒死患者及家属拟定一份照护计划;利用模拟人,正确完成遗体护理的操作流程。

生与死是人类生命发展的自然规律,是不可避免的客观存在。濒死期是生命结束的必经之路,追求优逝、获得善终是每个人的基本权利。人在生命的临终阶段同生命的其他阶段一样,需要关怀和照护。为生命即将结束的濒死者及家属提供全面的身心照顾和支持,帮助濒死者坦然、平静地面对死亡,减轻濒死前的生理和心理反应,可提高患者的生活质量,以使患者能在人生的最后阶段以无痛苦、安宁和舒适的方式度过,同时帮助减轻濒死者家属的精神痛苦,保护其权利和尊严,使其获得情感支持,维持良好的身心健康状态。

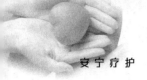

第一节 概述

一 濒死期定义

濒死（dying）又称临终，一般指患者各种疾病或损伤导致机体主要器官功能趋于衰竭，在已接受治疗性或姑息性（缓和性）治疗后，虽然意识清醒，但病情加速恶化，各种迹象显示生命即将结束。濒死期（Agonal Stage）又称为临终状态、终末期，是死亡过程的开始阶段，是机体主要生命器官功能在临床死亡前趋向停止的时期。

濒死期可分为两个阶段：①濒死进行前期（The Preactive Phase）：死亡前2~3周。②濒死进行期（The Active Phase）：生命结束前2~3天。由于濒死期持续时间长短不一，因人而异，可能为很短时间、数小时、数天或数月，濒死期的确定主要以患者出现的临床症状进行预测。当患者身体器官与系统功能逐渐丧失，出现下列症状且无法恢复时则可以确认患者已进入濒死阶段：①严重的虚弱和衰竭，通常卧床不起；②恶病质样躯体形象和面容；③嗜睡逐渐加重或明显躁动不安；④经口进食、进水明显减少或逐渐困难；⑤注意力逐渐下降；⑥方向感逐渐丧失；⑦皮肤颜色变化；⑧肢体温度改变。

当机体器官功能持续衰竭，上述症状则会更加明显，若再有下列现象出现，患者的生命可能只能以日或时计：①一直呈现嗜睡至昏迷状态；②异常呼吸形态；③临终喉鸣（Death Rattle）；④血压和脉搏逐渐难以测到；⑤肢体逐渐冰冷及发绀；⑥对外界的刺激反应逐渐减慢；⑦眼睛目光呆滞、没有焦点。

二 濒死患者照护的基本原则

区别于一般的医护服务的基本原则，濒死期照护从生理、心理、社会等方面对濒死患者进行综合、全方位的关怀服务，帮助患者走完生命最后一程，并对其家属给予安慰和关怀。

（一）照护为主

对濒死期患者采取以对症为主的照护，而不是以康复为目的的治疗。通过对患者提供全面、全程的身心照护，控制症状、减轻痛苦，提升其舒适感，以提高患者在生命终末阶段的生活质量，维护其尊严。

（二）适度治疗

在濒死患者的临终照护中，应以控制症状、减轻或解除患者痛苦为目的的支持性、综合性姑息照护为原则。不主张采用各种积极治疗方案延长生命，给患者带来躯体和心理痛苦，并给家属增加医疗费用负担。

（三）伦理关怀

在照护中，应允许患者保留原有的生活方式，尽量满足患者的合理要求，维护患者隐私和权利，鼓励患者和家属共同参与医护方案的制定，尊重患者的临终决定权；同时倾听患者家属的想法与感受，充分沟通协调，使家属能够配合各项医护措施的落实。

（四）心理关怀与支持

通过心理关怀与支持，促使患者和/或家属能够面对和接受即将到来的死亡的现实，帮助患者应对情绪反应，鼓励患者和家属参与医疗照护方案的制定，尊重患者意愿，使患者保持乐观的态度度过生命终期。

（五）整体照护

需由多学科团队（包括医生、护士、药剂师、心理咨询师等）提供全方位、全程照护。包括对患者的生理、心理、社会及精神等方面给予关心和照护，同时还要关心患者家属。

第二节　濒死期患者的生理心理变化

一　濒死期患者的生理变化与照护

（一）濒死期患者的生理变化

1. 循环系统的变化

循环系统功能减退，心肌收缩无力，患者出现循环衰竭的症状。表现为心音低弱，脉搏细弱或不规则，血压下降，心率失常。皮肤苍白、湿

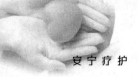

冷，以肢端、耳鼻等处最为明显，手脚逐渐冰凉。口唇、四肢呈现灰白或青紫色。

2. 呼吸系统的变化

呼吸中枢麻痹、呼吸肌功能减弱，患者出现呼吸功能减退，表现为呼吸浅慢、费力、鼻翼呼吸、张口呼吸、叹气样呼吸及潮式呼吸等呼吸困难症状。由于呼吸功能衰竭，口咽及气管分泌物无法或无力咳出，分泌物潴留，出现死前喉鸣（类似痰音的噪声，患者从喉咙间发出的"咯咯"声或"咕噜咕噜"声）。

3. 肌肉运动系统的变化

肌肉张力丧失，患者会出现肌肉软弱无力、无法维持舒适体位、大小便失禁、吞咽困难，呈现希氏面容，即面部消瘦、呈铅灰色、眼眶凹陷、双眼半睁、眼神呆滞、上睑下垂、下颌下垂、嘴微张。

4. 消化与泌尿系统的变化

基础代谢率降低、胃肠道蠕动逐渐减弱以及气体集聚于胃肠道等，患者常会出现恶心、呕吐、口干、食欲不振、腹胀、便秘或腹泻，严重者脱水、体重减轻。有些患者可能因缺水而出现口腔特殊异味。

由于肾功能衰竭、摄入量减少、用药等，患者尿量逐渐减少，可能间或出现尿潴留、尿失禁，在生命最后几天会出现少尿甚至无尿。

5. 感知觉、语言的变化

患者语言表达逐渐困难、混乱，视觉逐渐减退，由模糊发展到只有光感，最后丧失，眼睑干燥、分泌物增多；各种深浅反射逐渐丧失。听觉是最后消失的感觉功能。

6. 神经系统的变化

若病变未侵犯中枢神经系统，患者可始终处于神志清醒状态。若病累及中枢，则很快会出现意识障碍，如嗜睡、意识模糊、昏睡或昏迷等，有的患者表现为躁动及坐立不安、谵妄及定向障碍。

7. 疼痛

大多数患者主诉全身不适或疼痛，表现为烦躁不安，血压、心率改变，呼吸变快或变慢，瞳孔散大，大声呻吟，疼痛面容（五官扭曲、眉头紧锁、眼睛睁大或紧闭、双眼无神、咬牙等）。

（二）濒死期患者舒适照护

1. 改善呼吸功能

（1）保持室内空气新鲜，及时通风换气。

（2）根据患者病情，神志清醒者可适当取半坐卧位或用枕头抬高头部，以舒适为主。昏迷者取仰卧位或侧卧位，头偏向一侧，防止呼吸道分泌物阻塞。

（3）对于呼吸衰竭或明显呼吸困难的患者可给予氧气吸入，纠正缺氧状态，改善呼吸功能。必要时，有条件者可采用无创呼吸机辅助呼吸。

（4）保持呼吸道通畅，翻身拍背协助排痰，应用雾化吸入，必要时吸痰。

（5）对出现临终喉鸣的患者，则不需要吸痰，以免增加患者不舒适感，可取侧卧位以利于痰液流出，或抬高床头以利吞咽。

2. 减轻患者疼痛

（1）观察疼痛性质、部位、程度、持续时间与发作规律，进行动态评估。

（2）药物镇痛：若患者推荐药物止痛，WHO推荐三阶梯疗法（非麻醉性镇痛药—弱麻醉性镇痛药—强麻醉性镇痛药）控制疼痛。需注意观察用药后的反应，选择适当的剂量和给药方式来控制疼痛。

（3）非药物镇痛：与患者沟通交流，稳定其情绪，适当引导来分散注意力，以减轻疼痛。也可选用松弛术、音乐疗法、催眠疗法、针灸疗法、生物反馈法等。

3. 促进患者舒适

（1）改善生活环境：创造适宜的生活环境，以浅绿色为主调，允许患者及家属按照喜好进行装饰，营造温馨氛围；也可设立照片墙，展示患者的生命历程，帮助濒死患者减轻恐惧和痛苦。

（2）加强基础护理。①口腔护理。每日检查患者的口腔黏膜情况，根据患者口腔pH值和引起口腔炎的菌种选用合适的漱口液。口唇干燥者可用棉签或湿纱布均匀涂抹上下唇。口腔溃疡或真菌感染者需酌情局部用药。②协助做好个人清洁，保持皮肤完整。床单应清洁、干燥和平整。大量出汗时，需及时擦洗更换衣服。大小便失禁者应做好会阴、肛门周围皮

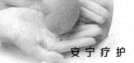

肤清洁，必要时留置导尿管。③维持良好、舒适卧位。建立翻身卡，定时翻身，防止压力性损伤发生。必要时采用气垫床。

（3）注意保暖，适当提高室温，必要时给予热水袋，水温应低于50℃，避免烫伤。

4. 改善患者营养

了解患者的饮食习惯，尊重患者的选择，尽量满足其饮食要求。注意食物色、香、味，增加食欲，可少食多餐。如患者出现恶心、呕吐，应向其及家属解释原因，协助取舒适卧位，必要时给予止吐药、助消化药。给予流质或半流质食物，必要时采用鼻饲法或完全胃肠外营养。定时少量饮水。

5. 减轻感知觉改变的影响

（1）环境舒适：环境安静、整洁、舒适且光线适当，防止临终患者因视觉模糊产生恐惧心理。

（2）加强眼部护理：及时用湿纱布或棉签清理眼部分泌物。眼睑不能闭合者注意保护角膜，可涂红霉素眼膏或使用凡士林纱布覆盖双眼。

（3）避免不良刺激：与患者沟通时使用语言和非语言技巧。勿在床前谈论病情、安慰家属。

（4）反应迟缓和嗜睡的患者：如有不适，可采取措施转移注意力。在患者清醒时，多与其沟通、交流，但要避免嘈杂。

（5）喃喃自语或思维混乱者：可用亲切的语言呼唤其姓名，告知日期、时间、地点，布置患者熟悉和喜爱的事物，反复耐心解释，稳定其情绪。

6. 观察病情变化

监测心、肺、脑等重要脏器，密切观察生命体征、疼痛、瞳孔意识状态，观察治疗反应与效果。

二　濒死期患者的心理变化与护理

（一）濒死期患者的心理变化

美国医学博士伊丽莎白·库伯勒·罗斯认为，临终患者的心理活动有5个发展阶段：否认期、愤怒期、协议期、犹豫期和接受期。

库伯勒·罗斯认为，终末期患者心理发展过程的个体差异较大，五个阶段并非完全按顺序出现和发展，可以提前也可以推迟，甚至可以重合，每个阶段持续时间因人而异。在实际工作中，应根据患者实际情况具体分析和处理。

（二）濒死期患者的心理需要

1. 维护尊严的需要

尽管患者处于濒死期，但仍具有思维和情感，需要保留自己的隐私和生活方式，维持自己形象的完整，维护个人的自主权。

2. 强烈执着与爱恋的需要

患者感到死亡会剥夺过去所拥有的一切，如事业、家庭、朋友、财富等，产生强烈的失落感，对人间一切会产生难以割舍的执着与爱恋，有时会让其亲人产生过度的情感压力。

3. 不被遗弃的需要

患者有时想独自静一静，又担心被亲人遗弃，害怕孤独。

4. 参与的需要

每个患者都是独立自主的个体，不希望因疾病完全失去自主能力，即使是在生命的最后阶段。

（三）濒死期患者的心理照护

护士应掌握濒死患者不同阶段的心理变化特征和需求，给予相对应的护理措施，帮助其坦然平静地面对死亡，从而有尊严无遗憾地走完人生的最后旅程。

1. 否认期

（1）保持真诚、忠实的态度，温和坦诚地回答患者的问题，需注意与其他医护人员及家属对病情的陈述一致性。

（2）注意维持患者希望，根据患者对病情的认知情况进行交流，认真倾听他们的想法。因势利导、循循善诱，向患者灌输正确的人生观、死亡观，帮助患者逐步面对现实。

（3）陪伴患者，注意运用非语言交流技巧，利用身体接触表达关怀。尽可能满足患者心理需求，让患者感受到温暖和关怀。

2. 愤怒期

（1）在照护这一时期的患者时，必须有爱心、耐心，认真倾听患者的倾诉。将患者的愤怒视为一种正常的适应性反应，允许他们通过发怒、抱怨或者不合作的方式来释放内心的不满与恐惧，与此同时，还应预防意外事件的发生。

（2）为患者提供一个适宜的环境，方便患者发泄内心情绪，提供必要的心理安抚和疏导，帮助患者克服心理问题，避免患者因长时间停留在否认阶段而延误必要的治疗。

（3）做好患者家属和朋友的工作，给予患者更多的关爱、理解、同情和宽容。

3. 协议期

（1）护士应积极关怀和引导患者，尽可能满足患者需要，协助患者参与治疗。

（2）应尽可能地满足患者提出的各种合理要求和心理需求。即使有困难，也要表现出积极回应的态度。最关键的还是为患者提供更多的照顾。

（3）鼓励患者表达内心感受，尊重他们的信仰，积极教育、引导患者，并提供相应的心理援助和疏导。

4. 忧郁期

（1）护士应给予患者更多的同情和关怀、鼓励和支持，增强患者与疾病抗争的信心和勇气。

（2）经常陪伴患者，允许患者以不同的方式发泄情绪，如悲伤、哭泣等。

（3）营造一个舒适的环境，鼓励患者维护自我形象和尊严。

（4）尽可能寻求社会支持，安排患者与家人、朋友见面，并尽量有家属陪伴。

（5）密切观察患者，注意心理疏导和死亡教育，帮助患者辩证地认识生与死的自然规律，预防其自杀倾向。

5. 接受期

（1）应积极主动地帮助患者实现未完成的愿望，并持续关心支持患者。

（2）尊重患者意愿，不要强迫患者说话。

（3）为患者提供安静、舒适的环境，减少外界干扰。

（4）认真、细致做好临终护理，使患者能够平静、安详、有尊严地走完人世间最后一段。

第三节　濒死患者家属的需求

一　濒死患者家属的心理和行为变化

随着患者逐渐丧失生命力，家属在照顾的过程中会受到生理、心理和精神方面的困扰，从而产生不同程度的反应。一般情况下，患者家属都很难接受亲人濒临死亡的事实，也会经历否认、愤怒、讨价还价、忧郁等阶段，常会出现下列心理和行为的变化。

1. 个人需要的推迟或放弃

家庭中某一成员生病后，日常的关系和生活节奏被打乱，尤其是临终患者的治疗支出，更会导致家庭经济状况发生变化、影响平静的生活、家庭的精神支柱崩塌等问题。在考虑整个家庭的状况后，家庭成员会调整自己的角色和责任，如面临的升学、就业等。

2. 家庭中角色的调整与再适应

为维持家庭的相对稳定，家庭成员将重新调整他们的角色，例如慈母兼职严厉父亲、姐姐代替母亲的角色、哥哥充当父亲的角色等。

3. 压力增加，社会交往减少

在照料患者的过程中，家庭成员遭受精神上的悲伤、身体和经济上的消耗，他们感到精疲力竭。他们可能会陷入一种矛盾的心理，既希望患者康复，又担心患者病情会对整个家庭产生负面影响，这种心理往往导致家属产生内疚与罪恶感。由于家属长期在患者身边照料，难有时间与其他亲人或朋友一同进行社交活动。

二　濒死患者家属常见的心理问题

1. 焦虑

缺乏照顾患者的知识和技能、经济负担、担心无法应对失去患者后的生活等因素会成为患者家属焦虑的来源。生理上会出现心慌、出汗、血压升高、失眠、头痛、疲乏等；情感上可出现退缩、自责、易怒等；认知方面可出现健忘、不能面对现实等。

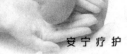

2. 愤怒

患者经过治疗后病情未得到控制，症状难以缓解并日益加重，无法达到预期，医疗照护费用不断增加等因素均会造成家属产生愤怒的情绪，会挑剔、迁怒，甚至有过激行为。或抱怨不已，难以接受患者即将临终的事实。生理方面可出现心慌、出汗、血压升高、肌肉紧张等；情绪上可出现激动、不稳定、暴躁不安等；认知方面可出现行为反常、拒绝帮助和报复态度等。

3. 恐惧

惧怕与患者诀别、照顾患者时的孤独无助感、与患者诀别后的生活无意义感、因长期照顾患者所产生的与社会脱离感等均可成为家属恐惧的来源。生理上出现失眠、出汗、厌食；情绪上出现恐惧不安；认知上会出现逃避或失去控制等。

4. 孤独

与患者相互依赖的程度越深，家属在面临患者临终时产生的孤独感越重。在生理上可出现厌食、失眠、疲倦、消瘦；在情绪上可出现沮丧、抑郁、低落；在认知上可出现无法与人沟通、缺乏心理支持系统、社会互动减少。

5. 悲伤

悲伤可从患者不能治愈持续到死后 1~2 年，家属常会沉浸在悲伤、自责、负罪中，觉得没能照顾好患者。在生理上可出现哭泣、厌食、失眠、疲倦、动作迟缓等；在情绪上可出现郁闷、沮丧、自责、悲观等；在认知上可出现注意力不集中、迟钝、幻觉等。

6. 绝望

如果患者是家庭的支柱，家属在面临患者临终时可能产生绝望的心理。生理上出现厌食、消瘦；情绪上出现悲观、情绪低落、焦虑、无动力；认知上可出现记忆减退、社交退缩等。

三　濒死患者家属的需求

1986 年，费尔斯特（Ferszt）和霍克（Houck）提出临终患者家属主要有以下七个需求。①了解患者病情、照顾等相关问题的发展。②了解在临终关怀医疗小组中由谁担任患者的主要照顾者。③参与患者的日常照顾。④确认患者受到临终关怀医疗小组的良好照顾。⑤获得关怀与支持。⑥了解患者死亡后的相关事宜（后事的处理）。⑦了解可用的资源：经济补助、社会资源、义工团体等。

四　濒死患者家属的照护

1. 识别和满足家属照顾患者的需要

需正确评估家庭功能，满足患者家属照护患者的健康信息需要，明确告知其给患者的各项处置，以减轻焦虑，并提供方便家属咨询的渠道。

2. 鼓励家属表达内心感受

注意与家属沟通，建立良好的关系，并获得他们的信任。医护人员对家属的需求应有所认知，察觉他们的特殊需求，与家属交流时尽可能提供一个安静、隐私的环境，耐心倾听他们的意见，并引导和鼓励他们表达真实的感受和困难，提供必要的支持。医护人员还应积极解释临终患者生理和心理变化的原因，以及治疗和护理的情况，打消家属的疑虑。对家属过激的言行给予宽容和理解，避免发生纠纷。

3. 指导家属对患者进行照护

鼓励家属参与患者的照护活动，如计划的制订、生活护理等。护理人员应耐心地向患者家属指导、解释、演示相关护理技术，鼓励他们与患者进行身体接触，并鼓励家属多与患者交流，表达爱意，使他们在照顾亲人的同时获得心理安慰，还可减少患者的孤独感。协助家属在医院环境中维持日常的家庭生活，提高患者和家属的心理舒适感，如共进晚餐、看电视等，营造温暖的家庭氛围。

4. 满足家属生理、心理和社会方面的需求

护理人员应为家属提供更多关心与照顾，协助他们安排陪护生活，尽最大努力地解决家属面临的实际困难。应注重家属的心理反应，积极开展死亡教育，帮助家属理解死亡的价值和意义，面对事实，正确接纳死亡。建立家属支持中心，鼓励家属之间的情感交流；积极开发、利用和整合社区资源，加强社会支持体系建设，构建包含政府、社会、医院、学校、家庭、个人在内的全方位的社会支持网络。

第四节 死亡后护理

一 遗体的变化过程

患者死亡后，从大脑皮层开始，整个中枢神经系统和各个器官的新陈代谢完全停止，发生不可逆转的变化，机体没有任何复苏的可能。患者身体会相继出现尸冷、尸斑、尸僵及腐败等现象。

1. 尸冷（algor mortis）

尸冷是死后最先发生的尸体现象。由于死亡后机体暂停产热，而散热持续进行，尸体的温度会逐渐降低，称尸冷。死亡后尸体温度的下降有一定的规律，一般情况下死亡后 10 小时内尸温下降速度约为每小时 1℃，10 小时后为每小时 0.5℃。一般死亡后 24 小时尸体温度与环境温度基本相同。

2. 尸僵（rigor mortis）

尸体肌肉僵硬和关节固定称为尸僵。尸僵首先从小块肌肉开始，表现为先从咬肌、颈肌开始，向下至躯干、上肢和下肢。死亡 1~3 小时后出现尸体僵硬，12~16 小时发展至高峰，24 小时后开始缓解。

3. 尸斑（livor mortis）

由于死亡后血液停止循环及重力的作用，血液会向身体最下部坠积，导致皮肤上出现暗红色斑块或条纹，称尸斑。一般死亡后 2~4 小时在尸体最低部位出现。如果患者死亡时处于侧卧位，则需要将其转为仰卧位，防止面部变色。

4. 尸体腐败（postmortem decomposition）

死亡后机体组织的蛋白质、脂肪和碳水化合物经腐败细菌作用而分解的过程称为尸体腐败。一般死亡后 24 小时开始出现，表现为尸臭、尸绿。

二 遗体护理

做好遗体护理是对死者的尊重和同情，也是对其家属最大的支持和心理安慰。为保证患者更加优逝，在医生宣布死亡后，应尽快实施遗体护理，维持遗体的清洁、适宜姿势及良好的外貌，维护死者尊严，也有助于安慰家属，使其减少哀痛。

1. 准备工作

（1）环境准备：说服死者家属不要大声啼哭，以免影响其他患者的情绪，保持病房安静、肃穆，必要时屏风遮挡。

（2）用物准备：血管钳、剪刀、松节油、绷带、不脱脂棉球、梳子、尸袋或尸单、衣裤、鞋、袜等；有伤口者备换药敷料、胶布，必要时备隔离衣和手套等；擦洗用具、手消毒液。

（3）护理人员准备：接到医生开出的死亡通知后，再次核对，确认死亡时间，停止治疗和护理。通知家属并解释。请家属配合、协助料理遗体。

2. 护理内容

（1）清洁：先撤去各种治疗用物，然后擦拭清洁。让死者平卧，两手放于身旁，梳理头发，温热毛巾和清水擦拭身体。有伤口者应更换清洁敷料。对腔隙如鼻、耳、口腔、肛门、阴道等仍可能有液体渗出者，可用适量棉球或凡士林纱布堵塞。

（2）更衣：给死者穿上生前常穿或喜欢的衣物，或穿上准备好的寿衣。

（3）闭眼：如死者眼睛未能闭合，可用指尖在眼皮上向下轻压一下，使之闭合，或使用纸胶带将眼皮稍微向下粘贴，6~8小时后再移除。

（4）闭嘴：如死者生前使用假牙，应尽量戴好维持相貌完整。如不能闭合，可在颌下放一小枕垫顶上使嘴闭合，6~8小时后移除。

（5）仪容：必要时可进行遗体整容，为遗体化妆，以尽量保持生前容貌，使其以美好的形象安详有尊严地离去，使家属得以心理安慰，减轻其失去亲人的痛苦。

3. 操作程序

（1）洗手，用物备齐后携至床旁，屏风遮挡。

（2）向家属解释，请其暂离病房或共同进行遗体护理。

（3）撤去一切治疗用物，如输液管、氧气管、导尿管等。

（4）放平床支架，使遗体仰卧，头下垫一软枕，双臂放于身体两侧。留被套或大单遮盖尸体。

（5）戴手套。

（6）清洁面部，整理仪容。洗脸，闭合口、眼，如有义齿代为装上。如口不能闭合，可轻揉下颌或用四头带固定；如眼睑不能闭合，可用毛巾湿敷或用少许棉花垫于上眼睑下，使其下垂闭合。

（7）用血管钳夹取棉球，填塞口、鼻、耳、肛门、阴道等孔道，棉球不外露。

（8）清洁全身，脱去衣物，擦净全身，更衣梳发。如有胶布痕迹，用松节油或酒精擦净；如有伤口更换敷料；如有引流管应拔出后缝合伤口或用蝶形胶布封闭、包扎。

（9）包裹遗体，为死者穿上衣裤后放进尸袋里拉好拉链。也可用尸单包裹遗体，并用绷带在胸部、腰部、踝部固定牢固。

（10）协助将遗体移至停尸箱内，与殡仪服务中心或殡仪馆做好交接。

（11）做好终末处理。处理床单位，用消毒液擦拭床单位和地面，紫外线灯照射2小时或用消毒液熏蒸消毒后铺好备用床。传染病患者应按照传染病患者终末消毒方法处理。整理病历，完成各项记录，并结账办理出院手续。

4.注意事项

（1）患者抢救无效，必须由医生确认死亡，经家属批准后才能进行遗体护理。

（2）在向家属解释时，护士应具有同情心和爱心，言语应体现出关心和体贴。

（3）患者死亡后，为防止肢体僵化，需及时进行遗体护理。

（4）应尊重死者，以严肃、认真的态度做好遗体护理，维护死者隐私，并减少对同病室其他患者情绪的影响。同时注意尊重家属的意见，以及死者的宗教信仰和民族习惯。

（5）妥善清点、整理和保管好死者遗物、遗嘱，及时移交给家属或所在单位领导。

三 后事的处理

妥善整理患者遗容后，依照患者或家属的需要，将患者载送回家或送至殡仪馆。同时依照家属所需，备齐诊断书和死亡证明，方便他们办理火化、安排丧葬仪式、移除户籍等手续。

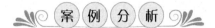

王某，女性，48岁，离异，因肺癌入院治疗。入院进一步检查发现已发生脑和骨转移。患者精神差、全身乏力，呼吸困难明显、难以入睡，左肩部和胸背部疼痛明显，食欲不振。其女儿为外地某大学一年级学生，因母亲生病请假到医院照顾，医生告知她其母亲已处于癌症晚期，已无手术治疗的机会，采取放疗或化疗可能只会延长患者几个月的生命，但疗程较长、副作用也比较明显，可能会加重患者身心痛苦。患者女儿一下子感觉天都塌了，情绪失控，当场崩溃大哭，下跪哀求医生救救自己的母亲。患者得知后感到极其痛苦、悲哀，情绪低落，看着女儿忙进忙出一个人照顾，流泪对医生表示不愿拖累孩子，要求放弃治疗。其女儿害怕听到母亲说出这样的话语，暗自哭泣。

思考与讨论

1. 该患者的心理反应处于哪一个阶段？

2. 针对该患者的生理和心理方面的护理措施有哪些？

3. 如何对该患者家属进行心理支持？

第十七章　辅助疗法

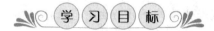

认识与记忆　1. 正确阐述芳香治疗的定义及发展历史。

2. 陈述音乐治疗的方式和作用。

3. 列举安心卡的 5 种使用方法。

理解与分析　1. 举例说明芳香治疗在安宁疗护中的应用。

2. 说明安宁疗护中精油的选择及使用注意事项。

3. 准确理解安心茶话屋活动引导技巧。

综合与运用

运用本章所学，以临床某患者为实例，选择适宜的辅助疗法使终末期患者感到舒适。

辅助疗法在安宁疗护舒适照护中起着至关重要的作用。芳香治疗和音乐治疗能帮助患者减轻症状，并使其心灵得到疗愈，减轻焦虑、提升幸福感；卡牌游戏可以帮助患者直面生死问题，了解患者的末期需求，使患者安心度过生命的最后阶段，并教会家属通过倾听，更加了解患者的真实想法，从而不留遗憾。

第一节　芳香治疗

芳香治疗（Aromatherapy）是指西方的植物精油疗法，是在西方广泛使用的自然疗法。芳香类物质属于小分子结构，提取于植物中，对终末期患者具有安抚舒缓、减轻炎症及疼痛、维持身体及情绪平衡、净化身体及环境和提升幸福感的作用。其功效非常符合安宁疗护所提倡的"Nature"观念。作为一种补充替代医疗，兼顾人体身、心、灵三个层面的需求，符合安宁疗护中提倡的缓解身心痛苦及无创的治疗目标。

一　芳香治疗的历史

纵观历史，芳香在宗教仪式中发挥了重要的作用，人们坚信香气可以去除不良气场、激励并指引自己。20世纪30年代，化学家盖德福赛发现薰衣草可以治愈被烧伤的手，且没有留下瘢痕，于是他提出了芳香治疗的概念。在第二次世界大战中，一位法国军医吉恩·瓦涅博士将精油用于治疗受伤的军人。奥地利美容专家和生化专家玛格丽特·摩莉将精油用于美容及按摩。

芳香治疗在中国的应用历史也很悠久，最早的应用可能是在公元前3000年就有人将菖蒲的根作为杀菌防腐剂，《黄帝内经》中有类似记载。在殷商时期，甲骨文中便出现了"紫""燎""香"等文字记录。周代时民间已出现佩香囊、悬艾草、沐浴兰汤等习俗。

二　芳香治疗的作用机制

芳香治疗使用的治疗介质主要为植物精油及植物基础油。植物精油的制作，是对植物的根茎、叶、花和果仁进行蒸馏、压榨、溶剂萃取等，将其小分子物质提取收集而成。而芳香治疗是通过人体皮肤及黏膜对精油中这些小分子物质的吸收，而达到治疗效果。英式芳香治疗普遍为外用，德式芳香治疗还包括内服。芳香治疗有两类主要的作用机制和途径：第一大类是透皮吸收，即小分子活性成分通过皮肤及黏膜快速进入机体血液循环，作用于靶器官后随肝肾代谢排出体外；第二大类是通过扩香吸入，即芳香物质由鼻腔吸入，到达鼻前庭，通过人体鼻腔嗅黏膜抓取后，产生神经传导传入下丘脑边缘系统，刺激中枢神经系统合成与释放激素、神经递质等，对人体神经系统产生调节作用。

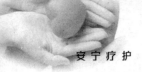

三 芳香治疗方法

（一）按摩

按摩是芳香治疗最主要的方法。主要为瑞典式按摩，是欧洲最为传统的按摩技术。按摩动作主要为抚推、轻扫、揉搓、拍捶等。区别于中国的推拿及其他亚洲的按摩技术，瑞典式按摩更为轻柔，不会造成患者疼痛，更加适合安宁疗护患者。瑞典式按摩通常会选择从手心或者足心开始，沿着血液流向心脏的方向推动，从而达到促进血液循环、安抚、放松的效果。

（二）伤口护理

护理时将植物精油直接点涂于伤口，或者稀释漱口，通常用于局部伤口的消炎、抑菌。常用的精油有茶树、薰衣草、洋甘菊、乳香、永久花精油等。

（三）扩香吸入

通过扩香介质，如扩香石、香薰机等，促使精油播散到空气中去。扩香吸入是患者居家或者在病房中最容易开展的芳香治疗方式。在没有扩香介质时，可以使用水蒸气扩香法，即在容器中倒入适量温水，将精油滴入，通过水蒸气的蒸发将芳香物质带入空气中。

（四）沐浴

沐浴是将精油滴入温水中进行泡浴，从而达到舒缓身心的效果。安宁疗护患者在不能全身泡浴的情况下，可以选择温水擦浴或者足浴，也可以达到治疗效果。

四 芳香治疗中精油的选择

（一）常用的单方精油

1. 柑橘类

常用的有柠檬、红橘、莱姆、葡萄柚等。有效成分主要为单萜烯等，具有激励、提振、止痛、抗炎等治疗功效；对机体的神经、免疫及内分泌系统有调控作用，可用于改善患者抑郁状态及腹胀、食欲降低等。

2. 松柏科类

常用的有大西洋雪松、欧洲赤松、丝柏等。大西洋雪松的主要成分为倍半萜烯、倍半萜醇及倍半萜酮，主要功效为促进伤口愈合及毛发生长、促进淋巴液流动及止痛等，可用于水肿及疼痛的干预。

3. 花草类

常用的有依兰、广藿香、蓝胶尤加利、马郁兰、真实薰衣草、欧薄荷、茶树等，有效成分主要为氧化物、酯类、单萜醇、倍半萜烯及倍半萜醇等，具有抗氧化、抗菌、促进愈合等治疗功效。

4. 叶类

常用的有苦橙叶等，有效成分为醇类及酯类等，具有平衡神经失调、安神、抗痉挛、消炎抗感染等治疗功效。

5. 根类

常用的有生姜，有效成分主要为倍半萜烯类，具有健胃消胀气、降脂、止痛及抗氧化等治疗功效。

表 17-1 芳香治疗中常用的单方精油

	名称	主要有效成分	生理功效
1	柠檬	单萜烯	消胀气，抗菌，激励
2	红橘	单萜烯	抗痉挛，健胃，抗菌，安神
3	莱姆	单萜烯	抗感染，消炎，护肝
4	葡萄柚	单萜烯	利尿，抗菌，开胃
5	依兰	倍半萜烯	消炎安抚，抗抑郁
6	大西洋雪松	倍半萜烯	促进伤口愈合，淋巴液流动，止痛
7	丝柏	单萜烯	消肿，抗氧化，抗感染
8	藿香	倍半萜醇	促进组织再生，祛湿，消炎，促消化
9	马郁兰	单萜醇	强化神经，镇痛，抗感染，抗氧化
10	生姜	倍半萜烯	健胃消胀，降脂，止痛，抗氧化
11	蓝胶尤加利	氧化物	止咳、祛痰、镇痛、抗感染
12	茶树	单萜醇	抗菌，消炎，强心
13	真实薰衣草	酯类	抗痉挛，消炎，止痛，抗凝血
14	欧薄荷	单萜醇	强肝，止痛，祛痰，强心
15	苦橙叶	醇类及酯类	平衡神经失调、安神、抗痉挛、消炎抗感染
16	欧洲赤松	倍半萜烯及倍半萜醇	促进伤口愈合及毛发生长、止痛

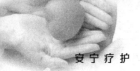

（二）常见症状及精油选择

1. 食欲降低

食欲降低是安宁疗护中最为常见的症状。可选择的精油有生姜、薄荷、甜茴香、肉豆蔻、柠檬，可以达到开胃促消化的治疗作用。

2. 腹泻

患者会出现慢性腹泻，粪便不成型，造成护理难度提升，患者自身也会感觉不适。可以选择甜茴香、洋甘菊、薄荷、黑胡椒、生姜等来辅助解决。

3. 便秘

便秘也是非常典型的一个临床症状，精油的选择可以考虑甜茴香、马郁兰、薄荷、苦橙、迷迭香、黑胡椒、广藿香等。

4. 失眠

失眠不仅仅是安宁疗护患者的常见症状，也是肿瘤的常见并发症。可以选择薰衣草、罗马洋甘菊、晚香玉、檀香、缬草、肉豆蔻、柠檬、佛手柑等精油。

5. 恶心呕吐

选择柠檬马鞭草、生姜、沙柑、罗马洋甘菊、香蜂草、欧薄荷等精油。

6. 抑郁沮丧

选择柠檬、佛手柑、广藿香、茉莉、永久花、马郁兰、快乐鼠尾草等精油。

7. 焦虑

选择的精油有乳香、檀香、茉莉、薰衣草、佛手柑等。

8. 疼痛

选择依兰、乳香、没药等精油。

（三）安宁疗护常用的配方推荐

一般选择两到三种精油进行复方调配，必要的情况下可以增加。

1. 伤口感染

薰衣草＋茶树精油等量混合涂抹伤口周围。

2. 焦虑

薰衣草 5 滴 + 柠檬 3 滴 + 苦橙叶 2 滴，扩香。

3. 沮丧

广藿香 5 滴 + 马郁兰 3 滴 + 柠檬 2 滴，扩香。

4. 失眠

葡萄籽油 10ml + 红橘 2 滴 + 乳香 2 滴 + 依兰 1 滴，抚触；依兰 6 滴 + 广藿香 6 滴 + 欧薄荷 2 滴 + 薰衣草 1 滴 30ml 冷水中摇匀喷洒在周围环境中。

5. 胀气、便秘

扁桃仁油 10ml + 生姜 2 滴 + 甜茴香 2 滴 + 胡萝卜籽 1 滴，抚触。

6. 食欲丧失

橄榄油 10ml + 欧薄荷 2 滴 + 生姜 3 滴，抚触。

7. 呼吸道感染、痰液黏稠

茶树精油 4 滴 + 薰衣草精油 4 滴，扩香。

8. 水肿

葡萄籽油 10ml + 雪松 2 滴 + 葡萄柚 3 滴，抚触水肿局部。

五 芳香治疗的注意事项

1. 选择单方 100% 纯精油，复方精油由于经过调配，其储存时间会大大缩短。

2. 用深色玻璃瓶盛装，否则里面活性成分容易分解变性，失去功效。

3. 瓶口需要安装控油口，帮助把控滴数及浓度。

4. 有出口国文及拉丁文标示植物名（拉丁文名不同，直接影响所萃取的原生种别）。

5. 注意批号及保存期限；应注意标注产地，有高质量认证更佳。

6. 芳疗对于浓度的把控是非常严格的。四肢及躯干浓度以不超过 2.5% 为宜；面部不超过 1%；头皮及眼部不超过 0.5%。具体换算方法如下：

（1）2.5%：精油 5 滴 + 10ml 基础油；

（2）1%：精油 2 滴 + 10ml 基础油；

（3）0.5%：精油 1 滴 + 10ml 基础油。

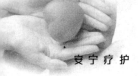
基础油作为稀释及润滑的介质，常选择葡萄籽油、橄榄油及甜杏仁油等。

六　芳香治疗在安宁疗护中的具体操作——以手疗为例

（一）选择手部的原因

对于安宁疗护患者来说，选择手部不受病情、室温等因素影响，无须更衣，也无侵犯性操作，治疗的同时可以兼顾患者尊严的维护；而且选择手部治疗，可以改善患者末梢循环，使患者感到温馨、安全。可以由护理人员进行操作，也可以由陪护家属操作。家属也可以通过精油抚触的过程，表达对患者的爱。

（二）手疗操作步骤

1. 准备阶段

选择安静、祥和、室温舒适、通风良好的环境，可以播放患者喜欢的轻音乐。采取卧位或半卧位，避开进食前后，在患者相对平静时操作为宜。

2. 调配好适合患者的精油处方

3. 实施手疗操作注意温柔抚触

（1）毛巾裹住小臂，温柔而有节奏地揉捏，进行皮肤和肌肉的放松。

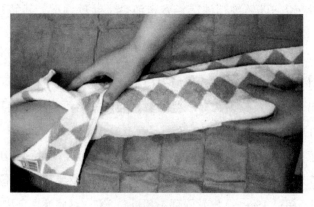

图 17 - 1

（2）操作者用手包住对方的手掌，停顿，掌心感受双方的温度传递。

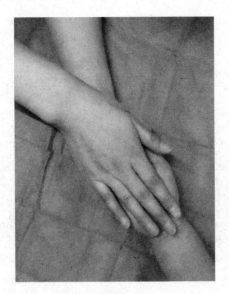

图 17 - 2

（3）温和地刺激每一个指尖及指关节。

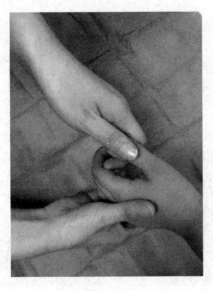

图 17 - 3

（4）转动手腕关节，注意不使关节受伤。

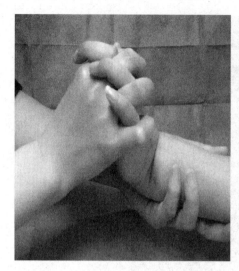 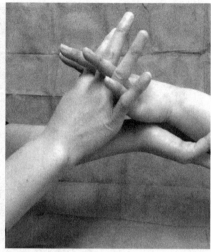

图 17 - 4   图 17 - 5

（5）取精油，将调配好的精油滴入掌心，双手合十按压，将精油均匀涂抹于手掌。

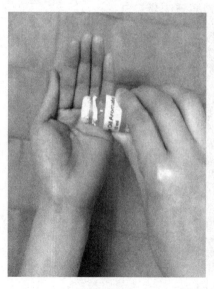 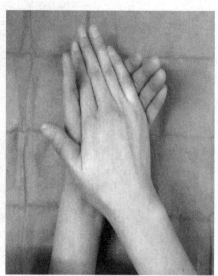

图 17 - 6   图 17 - 7

（6）展油，将按摩精油由对方的手部以轻压的方式涂搽至肘部，可重复几次展匀精油。

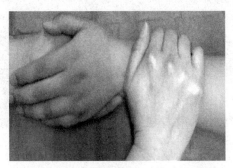

图 17 – 8

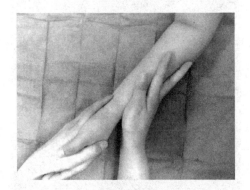

图 17 – 9

（7）轻揉放松手腕至肘部的肌肉，注意手背一侧及手心一侧。

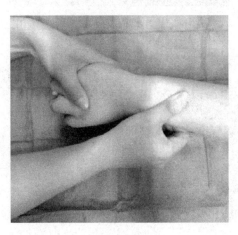

图 17 – 10

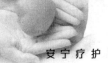
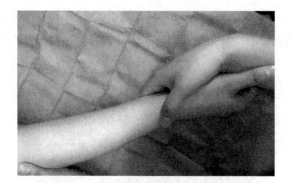

图 17 – 11

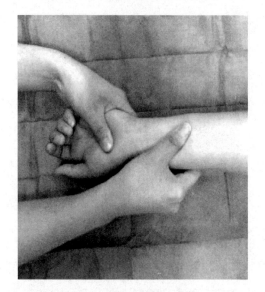

图 17 – 12

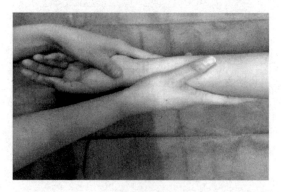

图 17 – 13

（8）轻柔地摩搓对方的肘部。

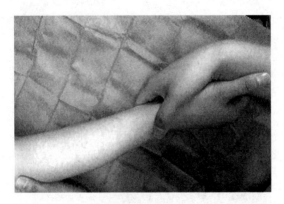

图 17 – 14

（9）摩搓揉捏手背一侧手腕中央。

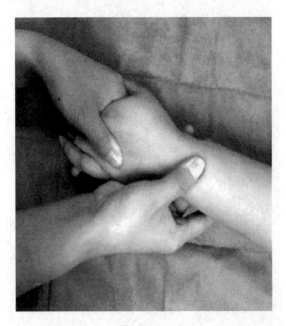

图 17 – 15

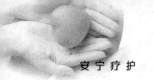

（10）摩搓揉捏掌骨骨间。

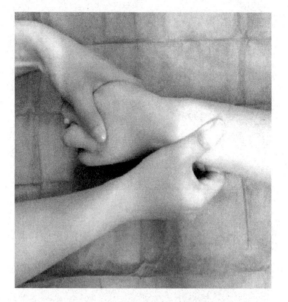

图 17 – 16

（11）按摩每一根手指。

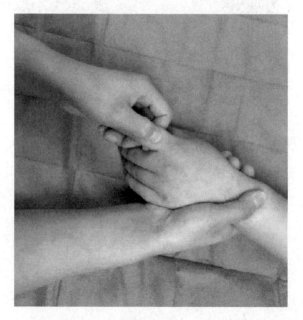

图 17 – 17

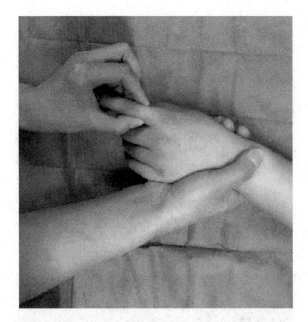

图 17 – 18

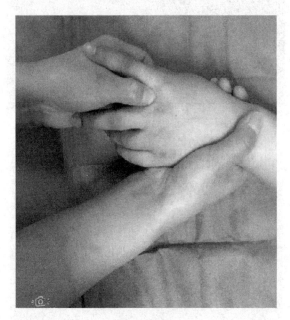

图 17 – 19

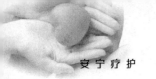

（12）手心向上，打开手心。

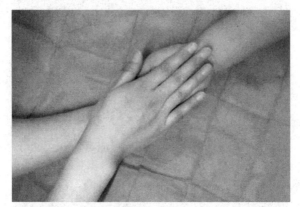

图 17－20

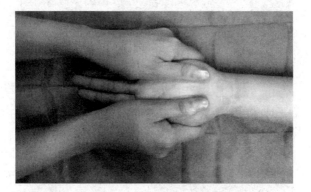

图 17－21

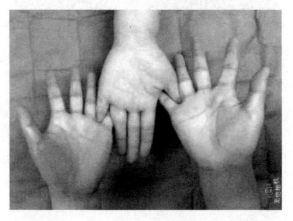

图 17－22

（13）保持手心向上，轻轻分推手心。

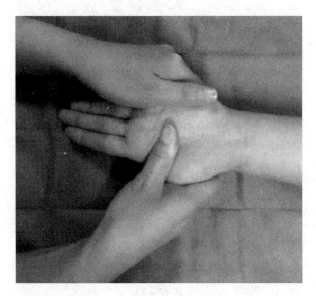

图 17 - 23

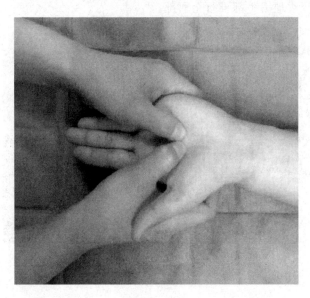

图 17 - 24

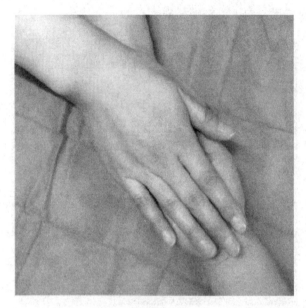

图 17 - 25

（14）轻柔地由手部推行至肘部。

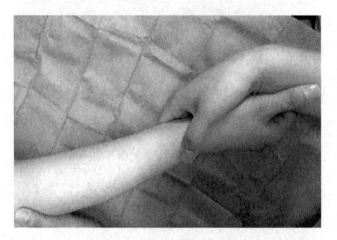

图 17 - 26

（15）双手包住对方手掌，向指尖拨离。

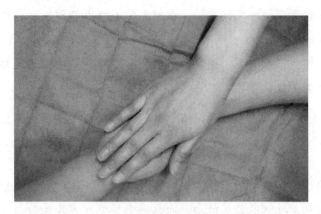

图 17 – 27

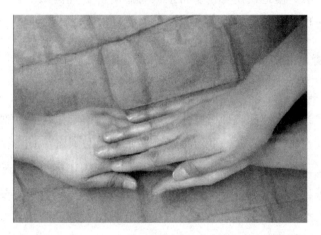

图 17 – 28

七 安宁疗护中芳香治疗的实施路径

第一，沟通为工作的开始，也是重中之重，了解接受安宁疗护的患者及家属的关注点，并且向患者及家属介绍芳香治疗可以解决问题的范畴，使患者及家属充分了解芳香治疗是一种补充替代疗法。

第二，充分了解患者病史，从管床医生处了解患者目前的治疗方案，与管床医生共同拟定治疗目标，芳疗师拟定配方需得到管床医生的同意方能开展芳香治疗。

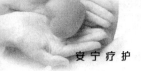

第三，操作过程中的记录与反馈：症状收集—配方准备—实施治疗—过程记录—患者反馈—总结加强；在配方前了解患者对气味的偏好，治疗过程会更加顺利。

第四，建立信赖关系，患者及家属与芳疗操作者的信赖关系对芳疗的效果具有很大的影响作用。

第二节　音乐治疗

音乐治疗作为一门集音乐、医学和心理学于一体的学科，它不是一个简单、随意和无计划的音乐活动，而是一个科学的系统治疗过程。它在治疗背景下科学严谨地使用音乐来帮助改善患者的心理健康。音乐治疗需要患者本身的积极参与，才能使音乐的影响力量得以充分发挥。

一　音乐治疗的方式

（一）接受式音乐治疗

接受式音乐治疗强调聆听音乐和聆听音乐所引起的各种生理、心理体验。接受式音乐治疗方法只看字面意思，很容易被误解为此方法就是听音乐。它是在音乐治疗师引导下，通过聆听音乐追忆往事，与过去的某一瞬间再次连接，唤起美的体验及与之相关的记忆，肯定患者的人生价值。接受式音乐治疗包括很多技术，比较常用的有歌曲讨论、音乐回忆、音乐同步、音乐渐进放松和音乐想象等。

（二）再创造式音乐治疗

再创造式音乐治疗强调患者不仅仅是聆听，更重要的是亲身参与各种音乐活动，通过治疗性的娱乐来锻炼来访者的能力。比如参与演唱、演奏或者音乐技能的学习，没有音乐技能也无须担心，重要的是通过对音乐的理解和再创造从而获得一种积极的美好体验。

（三）即兴演奏式音乐治疗

即兴演奏式音乐治疗指随着患者即时的感受、冲动，自由地创作音乐，对发出声响的形式不作限制（如歌声、器乐，甚至是运用身体来发出声响等）。通过即兴演奏来参与音乐体验的潜质对每个人来说都是与生俱来的。音乐的即兴演奏可以给治疗师提供一个与来访者建立关系的框架结构。即兴演奏式音乐治疗一般采用一些简单、易上手的乐器，可以无主题即兴演奏，也可以提前设定好主题。即兴演奏是一个不断创造新生活的过程，同样，通过与他人一起即兴演奏，也是在探索如何与他人相处。

二　音乐治疗的作用

音乐治疗是一种花费少、风险低、易实施、效果好的辅助治疗方法，其作用主要色括以下几点。

第一，可有效地协助患者转移对疼痛的注意力，并进而改善其因疼痛所引起的情绪变化。第二，有助于维持患者的认知功能，减缓患者意识混乱，提高患者生活质量。第三，有助于减少患者压力、焦虑与抑郁，帮助患者身心放松，使其感到舒适。第四，能作为沟通的桥梁，促进患者与医务人员和家人分享心中的真实感受，从而更好地协助患者解决和应对各种问题。第五，可以引发临终患者对美好或痛苦生活的回忆，再现逝去的情感。第六，对于有宗教信仰的患者，播放他们所信奉的神及教会的音乐，可以减少其对于死亡的恐惧，寻求到一种新的精神寄托。第七，协助患者家属宣泄情绪，重新回归社会。尤其在居丧期的忧伤辅导中可发挥重要作用。

三　常用的音乐治疗方法

（一）歌曲演唱

歌曲演唱是音乐治疗师邀请患者聆听并演唱患者熟悉、喜爱的歌曲，促进患者美好的音乐体验的一种音乐治疗方法。此类方法适用于绝大部分的患者，尤其针对身体不适、术后行动不便、长期住院、社交活动减少的肿瘤患者，患者在歌曲演唱的过程中不需要做任何大幅度的身体动作，只需聆听和感受音乐，专注于当下的音乐体验，对调节患者的情绪有一定作用。音乐治疗师可通过与患者交流，共同选出患者熟悉、喜爱且符合治疗目标的歌曲，提前为患者准备歌词，音乐治疗师在现场通过吉他、钢琴等乐器边弹边唱，患者可以聆听歌曲，可以跟着音乐治疗师一起哼唱。歌曲演唱后，音乐治疗师会邀请患者表达当下的感受，促进患者更好地感受自

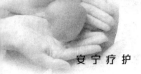

我、表达自我。在共同参与歌曲演唱的过程中，患者可以感受到积极的情绪体验，缓解疼痛症状，从中获得积极力量，提升面对疾病的信心。

（二）歌曲填词

歌曲填词是音乐治疗师根据治疗目标和患者的喜好，选择相应歌曲，将原歌词进行挖空，邀请患者在空白处填词，让患者在音乐中自由地表达所思所感，促使患者形成积极情绪的音乐治疗方法。此方法也适用于大部分患者。对肿瘤患者而言，在歌曲填词过程中，音乐可作为自我表达的媒介，通过音乐的语言因素，在个体和团体音乐治疗中均可促进患者的自我表达，在团体音乐治疗过程中还可以增进患友间的了解和交流，患友间相互鼓励和支持，从而营造更好的治疗氛围。音乐治疗师在歌曲中需提前设计好需要患者填词的地方，患者填词的内容可以围绕音乐治疗师设定的主题，也可以是无主题地开放给患者自由填词。在完成歌曲填词后，音乐治疗师带领患者将填词改编成歌曲共同演唱，音乐能够带来丰富、动人的情绪体验。在整个过程中，无论是聆听、填词或演唱，重点在引导患者透过音乐抒发心中的感受，从而帮助患者体验内心情感世界，将消极情绪发泄出来，挖掘内心深处的积极力量。

（三）乐器合奏

乐器合奏是通过音乐治疗师为患者提供适合其身体状态的乐器，并共同进行演奏的音乐治疗方法。对肿瘤患者而言，乐器合奏可以在一定程度上训练患者身体的粗大或精细肌肉群，例如淋巴水肿导致上肢肿胀疼痛的乳腺癌患者，可以通过乐器演奏训练上肢肌肉群，同时音乐作为一种独特的、非语言的交流形式，可以提升患者之间的交流合作能力。

音乐治疗师首先带领患者熟悉所需演奏的歌曲，并提供简单易上手的乐器供患者选择。音乐治疗师可以给予患者一些简单节奏或音符提示，也可以让患者自由演奏，通过乐器合奏表达自我，帮助患者宣泄情绪，体会相互聆听、支持、接纳、包容的环境，增强彼此的自我成就感。

（四）音乐放松操

音乐放松操是音乐治疗师通过现场音乐匹配患者的呼吸节奏，帮助患者身心得到放松的一种音乐治疗方法。音乐放松操可以帮助患者缓解焦虑、紧张的情绪。在音乐放松操中，首先将患者调整至舒适的体位，如坐位、平卧位等。随后音乐治疗师利用指导语帮助患者调整呼吸，使其放松下来。音乐治疗师在简单、重复、可预期的吉他和弦、海洋鼓的伴奏下配以缓慢平和的旋律哼唱，通过音乐提示调节患者的呼吸节律，使患者在柔和的音乐体验中慢慢放松身心，从而缓解患者的身体疼痛感和焦虑紧张的情绪。

一般 30 分钟的音乐肌肉渐进放松和指导性音乐想象，可以帮助患者通过体验身体不同部位肌肉群的深度放松，促使身体达到平衡放松的状态。在音乐这个容器中，注入美好的画面和体验，清空大脑的杂念，从而留住美好的感受和体验，帮助患者更有力量地面对生活。

（五）音乐术后康复操

音乐术后康复操是通过融合匹配呼吸节律的音乐和术后康复操，使患者在音乐的引导下以舒适的节奏进行术后康复操的一种音乐治疗活动。例如针对术后 21 天的乳腺癌患者，可以利用音乐结合预防淋巴水肿康复操，在柔和的音乐中，音乐治疗师引导患者将注意力集中在音乐体验中，而不是在患者的身体感官上，让患者在更愉悦、轻松的状态下完成术后的肢体康复训练，有效缓解患者由于切除手术造成的上肢淋巴的肿胀感，帮助患者加速血液循环，促进伤口愈合，预防淋巴水肿，锻炼上肢的运动能力。

第三节 卡牌游戏

游戏化是产生积极行为变化的有效方法，能有效促进特定健康行为的改变。慢性病康复、体育活动和心理健康相关的游戏化设计逐渐增加，游戏化在安宁疗护领域中的应用也越来越广泛。卡牌游戏是采用图片或陈述的卡片工具，在安全友好的氛围中讨论临终、死亡及预立医疗相关话题，可有效缓解患者的不愉快情绪，发挥参与者的主观能动性，促进医护患及家属共同决策，在优化互动体验上具有独特的优势。

一 Go Wish 卡牌

Go Wish 卡牌游戏旨在以一种渐进、温和的方式促进临终讨论，引发并促使个体思考当生命处于终末期时的相关问题。游戏共有 36 张纸牌，包

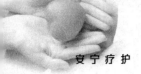

括 35 张固定内容声明卡和 1 张开放声明卡（可赋予其他任何未提及的问题或事项），每张纸牌都与临终或死亡问题密切相关，涵盖生理、心理、社会、灵性等多个方面。参与者需要对每一张纸牌的重要性进行排序，直至选择出对自己最重要的纸牌，选择完成后与其他参与者进行讨论分享。该游戏充分赋予参与者权力，可自行决定何时、如何以及与谁讨论哪些内容，能有效启动和开展患者对临终愿望和优先事项的对话。

二 Hello 卡牌

Hello 卡牌游戏由美国 Common Practice 公司开发形成，最初名为 My Gift of Grace。游戏由 47 张与临终、死亡及预立医疗照护计划（Advance Care Planning, ACP）相关问题的开放式纸牌和游戏筹码组成。参与者通过轮流抽取纸牌来回答问题。在回答问题的过程中，参与者可以与他人分享自己的观点，若遇到不愿回答的问题也可以选择跳过或不与他人分享而单独通过该问题。当所有问题完成或游戏时间达 2 小时后，则可结束游戏。该游戏通过抛掷硬币，由硬币的正反面决定筹码最多或最少的玩家为获胜者。游戏中参与者可通过给游戏筹码来表达认同、感谢或共情。游戏结束后，各参与者会获得 ACP 手册，促进采取 ACP 行为。

三 Life Unlocking 卡牌

该卡牌游戏由泰国学者将美国版的 Hello 卡牌游戏进行翻译和改编后形成。改编后的游戏包括情感喘息、临终及死亡问题、预立医疗照护计划 3 个主题，共计 45 张纸牌。游戏方式及其他内容与 Hello 卡牌游戏相同。

四 安心卡

（一）概述

安心卡是 2014 年由美华慈心关怀联盟在 Go Wish 卡牌基础上添加设计的中文版卡牌，是将临终愿望与扑克牌相结合，倡导在轻松的氛围中探讨生死问题的一种沟通工具。以安心卡为媒介开展死亡讨论，不仅有助于引导护士思考死亡与人生的价值，还有助于了解生命末期患者的需求、价值观和偏好，以及患者在生命末期时对医疗照护的选择、生活品质的考量和后事安排的选择，从而指导安宁疗护团队对患者提供全方位的关怀和照护。

安心卡共 54 张，含♠黑桃、♥红桃、♣梅花、♦方片 4 个花色，每种花色 13 张另有 2 张特别心愿卡。不同花色代表不同维度的需求或愿望：♠黑桃代表身体/生理需求，♥红桃代表心理需求，♣梅花代表人际/社会关系需求，♦方片代表财务/物质需求，大王/小王代表特殊愿望，由患者自由表达。每张扑克牌面的中央位置由繁体中文呈现具体内容（见图 17－29）。

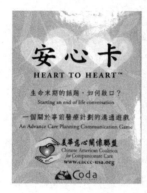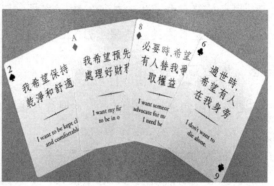

图 17－29　安心卡卡片内容

（二）安心卡的使用方式

1. 预测方式。主要通过猜测患者的选择促进沟通。至少需要两副卡片，家属和患者同时进行选择，家属选择自认为患者会选的卡，对比双方卡片的一致性，对猜测错误的卡片进行沟通。

2. 单人方式。需要一副卡片即患者选择并与引导员（由熟悉安心卡且经过沟通能力培训的医护人员或社工担任）进行沟通，体力不支、生存时间较短的患者优先选择该方法。

3. 分享方式。即两名患者参与，分别选择卡片，再双方交流。

4. 安心茶话屋。任何人均可参与，每名参与者一副卡片进行选择，所有参与者依次分享自己的答案并表达个人观点，该方式更适合进行生命教育。

5. 探索方式。需要两副卡片，患者选出心愿卡但不出示，另一人（家属、医务人员、陌生人均可）使用一副卡逐一与患者核对，明确出示的卡片是否代表其心愿并说明原因，该模式适合帮助不善于表达或没有明确偏

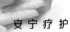

好的患者表达自己的临终医疗安排。医护人员可根据患者自身健康状况和自主意愿，综合考虑后，选择其中一种方式。

（三）安心卡使用的注意事项

1. 使用时应经患者或家属同意；引导员需要接受系统的安宁疗护知识培训。

2. 使用时以单间病房或单独会议室为宜，引导员在引导患者和家属分享时，应观察患者情绪变化，必要时请心理咨询师干预。

3. 患者情绪过激或生命体征发生变化时，应立即停止。

4. 使用时患者需神志清醒、思维正常，一般建议早期使用。

五　安心茶话屋

安心茶话屋活动是使用安心卡开展的一种团体活动。

（一）安心茶话屋活动流程

1. 张贴活动海报，简要说明活动主题、时间、地点。

2. 向患者说明活动原则，尊重他人，个人选择没有对错之分，当他人发言时请耐心倾听，勿随意打断和批评他人的表达；活动过程中若个人有任何不适其有权停止讨论，离开现场；隐私保密，若分享过程中涉及个人隐私，活动结束后所有人员需保密不得对外泄露。

3. 卡片发放与选择。向每例患者发放 1 副安心卡，首先将所有花色分类摆放并依次阅读卡片内容，从每个花色中选择 3 张符合个人需求的卡片，共 12 张，若部分需求不在 4 个花色中则由特别心愿卡代替；其次将所选择的 12 张卡片进行重要程度排序，将重要程度排列前 3 位的卡片单独列出待分享。

4. 分享讨论。患者依次从所选的最重要的卡片开始分享，介绍卡片内容及选择的原因，或向引导员提出卡片内容相关的具体问题从而获得解答，如器官捐献的流程、如何填写生前预嘱等，每次分享 1 张，待所有患者第 1 张分享完毕开始分享第 2 重要的卡片，依次类推；分享结束后患者检视自己最初挑选的 12 张卡片，再次确定 12 张卡片作为"待办事项"并记录。

5. 患者反馈。通过问卷和口头提问的方式获得，内容可包括"参加此次活动是有意义的吗？""参加此次活动最大的收获是什么？""您如何评价安心卡的内容？""不足和建议？"等。

（二）安心茶话屋活动引导技巧

1. 共情式倾听

以对方为中心，让他感觉到被理解。做到集中注意力全神贯注地倾听，倾听时可以身体前倾，双眼凝神，双手相握；有意识地放下个人价值倾向，一些引导者倾听时很容易带着倾向性去听，在参与者分享故事或观点前就已经下好结论了，并且过程中一直准备着自己要说的话或等待什么时候轮到其回应，这是不可取的。

2. 使用开放式提问

开放式提问能传达出对每个人独有的反应和回复的尊重，在开放式提问中，参与者是希望从他人那里了解到事实并进行沟通，而且表示真心对他的看法感兴趣，促进故事和观点进一步展开。这相当于引导者交出控制权，允许他人把你引领到他想要或者希望你去的地方。常用的开放式提问方式如"你认为安宁舒适的环境是怎样的""你认为怎样是有尊严的死亡""当回忆起与家人一起的快乐时光你首先想到的是什么"……

3. 提供信息

安心卡内容中包含末期医疗决策（如"我已没救，不要靠机器维生"）、照护需求等，且在沟通过程中可能涉及医疗护理问题，如安乐死、生命支持措施等，需要专业知识进行解答。引导员在活动开展时可适时提供专业知识信息，也可提供教育资料供参与者了解，为其确定个人选择提供支持。

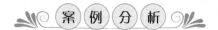

案 例 分 析

周某，男性，52岁，右肾癌并双肺、多发骨（胸椎、腰椎、髂骨等）、腹膜后、盆腔广泛转移，多线抗肿瘤治疗后及多次放疗后，现有重度骨髓抑制，疼痛，下肢重度水肿，腹部胀气，便秘，尿潴留，一天中大部分时间卧床不起。患者是高中老师，曾在新疆工作多年，新疆在其心目中留下了深刻的烙印，那里美丽的景色和风土人情使他深深的怀念，因此酷爱音

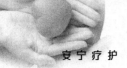

乐的他虽未系统学习，仍自己创作了许多描述新疆、赞美新疆的歌曲，希望专业人员帮他作成曲谱可以流传下来；患者性格独立，自我评价生性要强，其一直自己作医疗决策，现在深感疲乏、体力下降，由儿子代为与医务人员沟通，但由于儿子从小在父亲的严厉管教下长大，对父亲的生活信仰并不认同，为缓解患者症状和心灵困扰，他们向医务人员求助。

思考与讨论

1. 在配合临床对症治疗的基础上，你可以从芳香疗法的角度给予该患者什么样的帮助？

2. 若使用音乐治疗帮助该患者，应该选用哪种方式？

3. 为帮助该患者建立生前预嘱，需与其家庭讨论死亡话题，使用安心卡时采用何种方式最为恰当？为什么？

参考文献

一 中文期刊论文

北京医师协会呼吸内科专科医师分会咯血诊治专家共识编写组：《咯血诊治专家共识》，《中国呼吸与危重监护杂志》2020 年第 1 期。

卜小丽、张宏晨、王艳红等：《护理本科生安宁疗护课程的建设与教学实践》，《中华护理教育》2022 年第 11 期。

陈佳烨：《社工在养老机构安宁疗护中的角色探索》，《中国社会工作》2022 年第 20 期。

陈静、王笑蕾：《安宁疗护的发展现状与思考》，《护理研究》2018 年第 7 期。

陈芳良、成琴琴：《安宁疗护护士工作压力现况调查及影响因素分析》，《当代护士》2022 年第 9 期。

陈芳良、黄聪：《安宁疗护专科护士主观幸福感与工作压力、心理弹性相关性研究》，《当代护士》2022 年第 9 期。

谌永毅、肖亚洲、朱丽辉等：《十年砥砺奋进，擘画安宁疗护护理事业蓝图》，《中国护理管理》2022 年第 12 期。

成芳、闻曲、程秀丽：《安心茶话屋在调查肺癌患者生命末期需求中的实践》，《护理学报》2018 年第 21 期。

程秀丽、成芳：《安心茶话屋在肿瘤科护士死亡教育中的应用》，《中华护理杂志》2019 年第 12 期。

程云、吴秀菊：《患者体位转换与实施技巧》，《上海护理》2019 年第 1 期。

丛亚丽：《我国安宁疗护的困境和出路》，《中华医学杂志》2022 年第

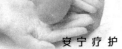

48 期。

丁唯一、彭娇：《法治视角下我国安宁疗护发展问题的思考》，《现代商贸工业》2022 年第 20 期。

丁星辰：《安宁疗护社会工作者核心能力架构的研究》，上海师范大学，硕士学位论文，2020。

丁亚丹、郑凡凡、黄栎株等：《哀伤辅导及哀伤应对策略的研究进展》，《循证护理》2022 年第 8 期。

杜健：《芳香疗法源流与发展》，《中国医药学报》2003 年第 8 期。

段晓磊、徐燕、朱大乔等：《癌症症状管理理论和实践的研究进展》，《中华护理杂志》2013 年第 6 期。

冯芳茗、楼建华：《症状管理理论的发展》，《护理研究》2012 年第 4 期。

冯雪、宋璐、李树茁：《宗教信仰对农村老年人死亡态度的影响》，《人口与发展》2017 年第 3 期。

符隆文、周殷华、方婵、艾瑶、程瑜、何裕隆：《安宁疗护社会工作的整合实务探索》，《医学与哲学》2022 年第 17 期。

龚毅红：《医生职业素养的基本内核与培育路径》，《南通大学学报》2013 年第 6 期。

郭兰、袁元、陈慧洁等：《丧亲的意义重构研究与策略运用》，《医学与哲学（A）》2017 年第 38 期。

郭蕾、古来撒尔·艾克拜尔等：《基于数据挖掘探讨推拿治疗失眠的手法及选穴规律》，《现代中西医结合杂志》2023 年第 1 期。

郭巧红：《尊严疗法在安宁疗护实践中的应用》，《中国护理管理》2018 年第 3 期。

韩鸽鸽、陈长英：《安宁疗护病房护士工作现状的质性研究》，《护理学杂志》2020 年第 12 期。

何彬、陈瑜：《ICU 重症病人体位转换装置的研制与应用》，《护理研究》2020 年第 4 期。

何曦、刘兰秋：《我国社区居家安宁疗护法制化研究》，《卫生软科学》2021 年第 6 期。

黑维琛、王辉、张恒等：《安宁疗护对肿瘤晚期患者临终期生活质量的影响》,《中国肿瘤临床与康复》2018 年第 25 期。

侯莉、万佳:《叙事医学视角下的芳香疗法实践》,《叙事医学》2020 年第
3 期。

侯丽、王寅等:《中医药在安宁疗护中的应用》,《医学与哲学》2018 年第
4B 期。

胡夕春、王杰军、常建华等:《癌症疼痛诊疗上海专家共识（2017 年
版)》,《中国癌症杂志》2017 年第 4 期。

黄新娟、李旭英、李金花等:《高等医学院校安宁疗护教育的发展现状》,
《中华护理教育》2020 年第 2 期。

黄子芯、张崇楷、原彰:《我国安宁疗护试点发展研究》,《卫生软科学》
2022 年第 6 期。

姜姗、周宁、姜柏生:《晚期肿瘤患者安宁疗护实践中的认识误区、伦理
困境及对策探讨》,《南京医科大学学报》2019 年第 2 期。

蒋颖新、王伟云、孙婷:《六步癌症告知模式在晚期肺癌患者及其照顾者
中的应用研究》,《当代护士（下旬刊)》2023 年第 4 期。

解秀娟、关红、涂舒涵、朱云:《慢性病病人症状群管理的研究进展》,
《中国护理管理》2022 年第 8 期。

李惠宇:《生命关怀视角下安宁疗护社会工作实践模式探索》,中国青年政
治学院,硕士学位论文,2019。

李萌、张利惠:《安宁疗护护士职业悲伤、感知医院伦理氛围对灵性照顾
能力的影响》,《中国实用护理杂志》2022 年第 30 期。

李梦婷、陈朔晖、陈晓飞等:《医护人员对新生儿安宁疗护感受和经验的
质性研究》,《中华护理杂志》2022 年第 8 期。

李书、周洁、李楠楠:《癌症晚期患者症状群研究现状》,《中华肿瘤防治
杂志》2020 年第 S1 期。

李小梅、袁文茜、曹伯旭等:《慢性癌症相关性疼痛》,《中国疼痛医学志》
2021 年第 3 期。

李亚、李艳等:《中医特色护理联合安宁疗护在晚期癌症患者中的应用 》,
《齐鲁护理杂志》2023 年第 9 期。

李亚琼、李俊梅:《安宁疗护中强迫体位患者压力性损伤预防的研究现

状》,《天津护理》2021 年第 2 期。

梁思静、杨智慧:《癌症患者亲属照顾者预期性悲伤及其影响因素研究》,《中国护理管理》2020 年第 6 期。

刘超、丁鹏绪、周朋利等:《上腔静脉综合征的诊疗进展》,《中华介入放射学电子杂志》2022 年第 1 期。

刘兰秋、赵越:《韩国安宁疗护立法经验及其对我国的启示》,《中国全科医学》2022 年第 19 期。

刘兰秋、赵越:《日本居家安宁疗护服务体系构建经验及其对我国的启示》,《中国全科医学》2022 年第 19 期。

刘汝金、王明辉、余玥冀等:《三级医院指导下的社区居家安宁疗护服务模式》,《中国医学科学院学报》2022 年第 5 期。

刘小红、谢志洁、张晨晨:《安心卡引导的尊严照护模式在恶性肿瘤临终患者中的应用》,《护理学杂志》2019 年第 19 期。

刘珍、张艳、赵敬:《安宁疗护中舒适理论、评估、影响因素研究进展》,《护理研究》2020 年第 8 期。

鲁静、李兰花、韩云玲等,《癌症病人主要照顾者预期性悲伤影响因素的 Meta 分析》,《循证护理》2023 年第 12 期。

罗涛、赵越、刘兰秋:《健康老龄化视角下我国安宁疗护服务体系建设现状与对策建议》,《中国全科医学》2022 年第 19 期。

罗薇、吴红霞、赵学红、孙建萍:《境外安宁疗护领域研究热点——PubMed 数据库的共词聚类分析》,《医学与哲学》2019 年第 16 期。

马俊、陈星、谷灿等:《意义疗法在晚期癌症患者安宁疗护实践中的应用》,《医学与哲学》2020 年第 15 期。

马丽莉、刘俐惠、闫冬梅等:《中华传统文化视角下疾病终末期患者尊严模型解析》,《中国护理管理》2020 年第 4 期。

马晓萌、张学靓、张馨等:《纸牌游戏用于预立医疗照护计划的范围综述》,《护理学杂志》2022 年第 22 期。

毛懿雯、李颖:《医务社工在安宁疗护团队中的作用》,《中国社区医师》2020 年第 30 期。

毛懿雯、李颖、吴玉苗:《安宁护士同情疲劳的研究》,《心理月刊》2019

年第 22 期。

梅亚凡、王田、王培红等:《癌症病人配偶预期性悲伤的研究进展》,《全科护理》2022 年第 33 期。

明星、赵继军:《晚期癌症患者生命意义干预方案的构建与应用效果研究》,《护理管理杂志》2017 年第 3 期。

牛芳、杨希、沈佳琴等:《胸部肿瘤患者合并上腔静脉压迫综合征的护理》,《浙江医学》2020 年第 13 期。

彭静涵、张婷婷、苟玉琦等:《ICU 护士对病人生命末期病情真相告知态度的调查分析》,《全科护理》2023 年第 8 期。

彭孟凡、田硕、白明、苗明三:《基于"三微"探析配方精油,《中华中医药杂志》2019 年第 7 期。

乔世娜、鲜雪梅、姚林燕:《护士主导的安宁疗护多学科协作照护模式在综合医院中的应用》,《护理研究》2022 年第 17 期。

秦佳琦、张蕾、路桂军、周宁:《基于服务场景我国安宁疗护医务社工角色探讨》,《现代医院》2022 年第 3 期。

申乔乔、冯现刚、梁韵仪等:《围产期哀伤辅导指南的系统评价》,《中华护理杂志》2021 年第 9 期。

石春雷、娄培安、董宗美等:《徐州市三级综合医院 2007–2013 年肺癌患者住院费用分析》,《中华肿瘤防治杂志》2017 年第 24 期。

石柳清,黄燕华,王惠芬:《扑克牌心愿卡在 1 例癌症患者生命末期需求家庭沟通中的应用》,《上海护理》2022 年第 4 期。

石柳清,刘玥,王蓓等:《安心卡的文化调适及在晚期癌症患者中的应用》,《中华护理杂志》2023 年第 13 期。

石兆敏、褚照云:《化疗致急性肿瘤溶解综合征的护理现状》,《医疗装备》2016 年第 9 期。

史宏睿、刘艳:《社会支持对安宁疗护护士负性情绪的影响:积极应对方式的中介作用》,《护理管理杂志》2021 年第 8 期。

宋春花,王昆华,郭增清:《中国常见恶性肿瘤患者营养营养状况调查》,《中国科学生命科学》2020 年第 12 期。

宋莉娟、邱宇琳:《社区安宁疗护护士关怀能力与职业认同的相关性研

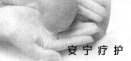

究》，《护理学杂志》2020 第 23 期。

陶利琼、张佳、杨柳等：《肿瘤科护理人员安心卡工作坊死亡教育培训实践》，《护理学杂志》2021 年第 2 期。

田啸：《常见日常急症处置系列——低血糖的现场处置》，《现代职业安全》2022 年第 9 期。

王翰、陈辉、熊源长：《肿瘤骨转移疼痛管理进展》，《中国疼痛医学杂志》2019 年第 11 期。

王嘉俊、李梦瑶：《中医芳香疗法现代研究》，《新中医》2019 年第 3 期。

王京娥、康宗林：《居家安宁疗护实践经验——以宁养院模式为例》，《中国护理管理》2019 年第 6 期。

王明辉、余玥蕙、刘汝金等：《北京市蒲黄榆社区居家安宁疗护服务实践24 例的经验总结》，《中国医学科学院学报》2022 年第 5 期。

王明丽、张静：《护士职业道德素养对患者满意度的影响与对策》，《吉林医药学院学报》2020 年第 4 期。

王鹏远、董雪茹：《安宁疗护环节的营养支持用药》，《医学与哲学》2018 年第 4 期。

王乾贝、赖小星：《护理职业素养的内涵与外延辨析》，《医学与哲学》2021 年第 13 期。

王瑞、王小梅、彭国庆等：《成人癌症恶病质的筛查评估与干预治疗——基于〈成人癌症恶病质：ESMO 临床实践指南〉解读》，《中国全科医学》2023 年第 23 期。

王英、成琴琴、魏涛、李旭英：《肿瘤专科安宁疗护病房的建设与实践》，《中国护理管理》2019 年第 6 期。

王雨、王岳：《中国台湾地区安宁疗护的历史变迁、挑战与展望》，《医学与哲学》2022 年第 6 期。

吴燕铭、张巩轶、李惠玲：《死亡观念转变与安宁疗护事业发展的辩证思考》，《护士进修杂志》2019 年第 14 期。

吴玉苗、奉典旭、施永兴等：《社区安宁疗护服务实践与思考》，《中国护理管理》2019 年第 6 期。

吴玉苗、奉典旭、徐东浩等：《中国安宁疗护服务政策演变与发展》，《医学与哲学》2020 年第 14 期。

徐元元、史广玲、张燕红：《预防 ICU 患者大便失禁性皮炎的循证实践》，《中华护理杂志》2021 年第 6 期。

叶兰英、马红丽：《巴林特小组活动提升晚期肿瘤安宁疗护护士共情能力与心理健康的效果》，《中国乡村医药》2019 年第 22 期。

叶艳欣、秦岚、曾凯、梁静文、张立力：《癌症病人治疗间歇期核心症状及症状群的识别》，《护理学杂志》2022 年第 1 期。

袁玲、于成功、傅晓红等：《南京市安宁疗护服务规范》，《实用老年学》2022 年第 6 期。

袁志平：《公众安宁疗护认知影响因素分析及社会工作介入研究》，广东外语外贸大学，硕士学位论文，2021。

张迪：《缓和医疗与安乐死：差异或协同》，《医学与哲学》2021 年第 10 期。

张慧超、王楠楠：《安宁疗护护士情感劳动经历质性研究的 Meta 整合》，《护理学报》2022 年第 6 期。

张娇、孙延宁、方立亿等：《国内外安乐死立法进展研究》，《医学与法学》2022 年第 14 期。

张锦欣、靳英辉、曹英等：《慢性病终末期患者优逝期望与需求质性研究的系统评价》，《中华护理杂志》2019 年第 12 期。

张靖、邸淑珍、韩同敏等：《传统文化中的生命哲学对现代护理人文关怀的影响》，《教育现代化》2020 年第 54 期。

张丽华、刘义兰、乐革芬等：《人文关怀在护理中的研究现状分析》，《中华现代护理杂志》2020 年第 26 期。

张婷婷、尹嫒妮、邱芳等：《游戏化用于预立医疗照护计划推广的研究进展》，《护理学杂志》2022 年第 18 期。

张雯庆、周卉、李琛等：《美国安宁疗护教育发展现况及其对我国相关领域的启示》，《解放军护理杂志》2020 年第 8 期。

张彦、钱红英：《耳穴贴压干预化疗患者癌因性疲乏的效果》，《中国老年杂志》2019 年第 12 期。

张艳慧、魏万宏、姚颖、程良莹：《安宁疗护服务质量影响因素的研究进展》，《护理管理杂志》2022 年第 4 期。

赵风岭、闫荣、王立英等：《癌症患者的意义疗法》，《医学与哲学》2015年第24期。

赵鑫鑫、袁娟、何银安：《我国安宁疗护的发展和思考》，《科教文汇（上旬刊）》2020年第13期。

赵越、刘兰秋：《英国和美国社区居家安宁疗护服务模式及其对我国的启示》，《中国全科医学》2022年第19期。

郑秋实、刘宇、睢素利：《疾病终末期医疗决策相关法律问题专家共识释义》，《中国医学伦理学》2022年第9期。

支艳红、吴孙坚、杜芳、尹相风：《探讨音乐疗法对社区安宁病房晚期癌症患者生活质量影响》，《现代诊断与治疗》2022年第1期。

中国抗癌协会癌症康复与姑息治疗专业委员会难治性癌痛学组、中华医学会疼痛学分会癌痛学组：《癌性爆发痛专家共识（2019年版）》，《中国肿瘤临床》2019年第6期。

中国医师协会急诊医师分会、中华医学会急诊医学分会、全军急救医学专业委员会等：《急性上消化道出血急诊诊治流程专家共识》，《中国急救医学》2021年第1期。

中华人民共和国国家卫生健康委员会：《癌症疼痛诊疗规范（2018年版）》，《临床肿瘤学杂志》2018年第10期。

中华医学会呼吸病学分会哮喘学组：《咳嗽的诊断与治疗指南（2021）》，《中华结核和呼吸杂志》2022年第1期。

中华医学会神经病学分会、中华医学会神经病学分会睡眠障碍学组：《中国成人失眠诊断与治疗指南（2017版）》，《中华神经科杂志》2018年第5期。

周红、赵娜、安红雨等：《2型糖尿病患者药物性低血糖的临床调查及影响因素》，《中国临床药学杂志》2022年第7期。

周守珍：《弗兰克尔意义疗法述评》，《长江大学学报》（社会科学版）2005年第6期。

朱乐莹、陈香桦：《终末期患者不予或撤除无效治疗文献综述》，《经济研究导刊》2015年第21期。

朱夷畅、赵云：《护士情绪管理研究进展及干预对策》，《上海护理》2022

第 12 期。

邹然、谌永毅、黄旭芬：《医务社会工作者在安宁疗护中的角色和作用》，
　　《中国护理管理》2019 年第 6 期。

邹雨珮、黄晓丽、甘华田：《老年住院患者误吸入临床分析》，《成都中医
　　药大学学报》2012 年第 2 期。

左倩倩、曾文捷：《199 名安宁疗护护士职业悲伤现状及影响因素分析》，
　　《护理学报》2022 年第 4 期。

左倩倩、张正敏：《安宁疗护护士职业悲伤体验的质性研究》，《中华护理
　　杂志》2022 年第 17 期。

二　专著

白福宝：《发现死亡——从焦虑到超越》，重庆大学出版社，2022。

查尔斯·科尔、克莱德·内比、多娜·科尔：《死亡课—关于死亡、临终
　　和丧亲之痛》，榕励译，中国人民大学出版社，2011。

常淑芳主编《生如夏花——大学生生命教育学概论》，清华大学出版社，
　　2017。

陈晓莉、张青：《护理学基础》，武汉大学出版社，2018。

谌永毅、刘翔宇：《安宁疗护专科护理》，人民卫生出版社，2020。

邸淑珍：《临床关怀护理学》，中国中医药出版社，2017。

邸淑珍主编《临终关怀护理学》，中国中医药出版社，2021。

董碧蓉、莫莉：《老年缓和医学与安宁疗护临床技术精要》，四川大学出版
　　社，2021。

多娜·J. 瑞思：《安宁疗护社会工作》社会科学文献出版社，刘晓芳、方
　　洁、林卫珊译，2020。

高存、任秋生：《心理压力与调控》，九州出版社 ，2018。

国家药典委员会：《中华人民共和国药典临床用药须知》，中国医药科技出
　　版社，2015。

哈维·麦斯·乔奇诺：《尊严疗法：临终寄语》，刘巍、郭巧红等译，天津
　　科技翻译出版有限公司，2018。

J. 威廉·沃登：《哀伤咨询与哀伤治疗》，王建平、唐苏勤等译，机械工业

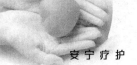

出版社，2022。

克方：《慢性咳嗽》，人民卫生出版社，2008。

李金祥：《引领姑息关怀》，人民卫生出版社，2017。

李小寒、尚少梅：《基础护理学》，人民卫生出版社，2022。

李小妹、冯先琼主编《护理学导论》（第5版），人民卫生出版社，2021。

李英芬：《安宁缓和护理学》，华格那出版社，2018。

刘书哲、卢红梅：《肿瘤内科护理》，河南科学技术出版社，2017。

刘义兰，翟惠敏主编《护士人文修养》，人民卫生出版社，2022。

卢红梅、康佳迅：《安宁疗护综合实践能力训练教程》，郑州大学出版
　　社，2022。

陆宇晗、陈钒：《肿瘤姑息护理实践指导》，北京大学医学出版社，2017。

路阳：《当代大学生生命教育》，武汉大学出版社，2014。

路志正：《中医健康管理》，中国中医药出版社，2019。

罗伯特·S·费尔德曼：《费尔德曼发展心理学》，苏彦捷等译，浙江教育
　　出版社，2021。

罗伯特·内米耶尔编著《哀伤治疗：陪伴丧亲者走过幽谷之路》，机械工
　　业出版社，王建平等译，2020。

莫莉·卡莱尔：《当我们谈论死亡时我们在谈论什么》，刘志火译，湖南人
　　民出版社，2021。

潘虹、丁劲等：《中医外治护理技术操作手册》，人民卫生出版社，2021。

孙宏伟等：《心理危机干预》，人民卫生出版社，2018。

孙丽、吴晓燕：《肿瘤疾病护理健康教育》，湖北科学技术出版社，2017。

田从豁、彭冬青：《中国贴敷治疗学》，中国中医药出版社，2019。

王绍霞、王红等：《肿瘤相关病症中医外置手册》，河南科学技术出版
　　社，2015。

威格拉姆：《即兴演奏式音乐治疗方法》，高天译，中国轻工业出版社，2012。

维克多·弗兰克尔：《活出生命的意义》，吕娜等译，华夏出版社，2010。

吴欣娟、谌永毅、刘翔宇：《安宁疗护专科护理》，人民卫生出版社，2020。

夏环玲、宋启京：《安宁疗护症状处理》，天津科学技术出版社，2020。

萧家芳、鹿黎静、杨艳丽等主编《临床专科护理及人文关怀》，吉林科学

技术出版社，2019。

肖燕：《医务社会工作实务与管理》，华中科技大学出版社，2023

徐波：《肿瘤护理学》，人民卫生出版社，2013。

徐东娥：《中医适宜技术与特色护理》，中国中医药出版社，2020。

徐桂莲，高玉萍：《护理伦理与法规》，华中科技大学出版社，2016。

徐建国：《疼痛药物治疗学》，人民卫生出版社，2007。

徐建国、于世英：《麻醉药品和精神药品规范化临床应用与管理》，人民卫生出版社，2007。

杨方英、吴婉英：《肿瘤护理专科实践》，人民卫生出版社，2021。

杨足仪、向璐娟：《死亡哲学》，中国友谊出版社，2018。

姚树桥、杨艳杰主编《医学心理学》，人民卫生出版社，2018。

约瑟.乔拉米卡利，凯瑟琳.柯茜：《共情的力量》，王春光译，中国致公出版社，2019。

湛永毅、刘翔宇：《安宁疗护专科护理》，人民卫生出版社，2020。

张波、桂莉：《急危重症护理学》，人民卫生出版社，2017。

郑洪新：《中医基础理论》，中国中医药出版社，2018。

郑锐锋、张艳：《安宁疗护理论与实践》，郑州大学出版社，2021。

周宏珍、杨晓霖主编《叙事护理与人文素养》，中南大学出版社，2021。

周逸萍、单芳主编《临终关怀》，科学出版社，2019。

三　英文文献

2018 WHO Guidelines for the Pharmacological and Radiotherapeutic Management of Cancer Pain in Adults and Adolescents, ISBN.

Albert R. Jonsen, Dying Right in California—The Natural Death Act, Clinical Toxicology, 13: 4, 513 – 522, DOI: 10. 3109/15563657808988256.

Amiel S. A., Aschner P., Childs B., et al, "Hypoglycaemia, Cardiovascular Disease, and Mortality in Diabetes: Epidemiology, Pathogenesis, and Management", *The Lancet Diabetes and Endocrinol*, Vol. 7, No. 5, 2019.

Arai Y., Okajima Y., Kotani K., et al, "Prognostication Based on the Change in the Palliative Prognostic Index for Patients With Terminal Cancer", *J Pain*

Symptom Manage, 2014.

Armstrong T. S. "Symptoms Experience: a Concept Analysis", *Oncol Nurs Forum*, Vol. 30, No. 4 (2007): 601 – 606.

Bergstrom N. , Demuth P. J. , Braden B. J. "A Clinical Trial of the Braden Scale for Predicting Pressure Sore Risk", T*he Nur Clinic of North America*, 1987, 22 (2): 417 – 428.

Boland E. , Mulvey M. , Bennett M. Classification of Neuropathic Pain in Cancer Patients, *Curr Opini Suppo Palli Care*, 2015.

Bruera E. , Miller M. J. , Kuehn N. , et al, "Estimate of Survival of Patients Admitted to a Palliative Care Unit: a Prospective Study", *J Pain Symptom Manage*, 1992.

Bruera E. , Yennurajalingam S. , "Palliative Care in Advanced Cancer Patients: How And When?" *Oncologist*, 2012.

Buccheri G. , Ferrigno D. , Tamburini M. , "Karnofsky and ECOG Performance Status Scoring in Lung Cancer: a Prospective, Longitudinal Study of 536 Patients From a Single Institution", *Eur J Cancer*, 1996.

Bumb M. , Keefe J. , Miller L. , et al. "Breaking Bad News: An Evidence-Based Review of Communication Models for Oncology Nurses," *Clinical Journal of Oncology Nursing*, 2017, 21 (5): 573 – 580.

California Health and Safety Code. Part 1, division 7, chapter 3. 9, Sections 7185 – 7195.

Chatterjee K. , Kozar P. , "How Inter-Disciplinary Group Members Manage Communication Challenges When Providing Hospice Care: An Application of Problematic Integration Theory", *Health Communication*, Vol. 35, No. 5, 2020.

Cherlin E. , Fried T. , Prigerson H. G. , et al, "Communication between Physicians and Family Caregivers About Care at the End of Life: When Do Discussions Occur and What Is Said?", *J Palliat Med*, 2005.

Christakis NA, Lamont EB, "Extent and Determinants of Error in Doctors' Prognoses in Terminally Ill Patients: Prospective Cohort Study", *BMJ*, 2000.

Costigan M, Scholz J, Woolf C. , "*Neuropathic Pain: A Maladaptive Response of the Nervous System to Damage*," *Annual Review of Neuroscience*, 2009.

Cross Lisa A., "Compassion Fatigue in Palliative Care Nursing: A Concept Analysis", *Journal of Hospice and Palliative Nursing*, Vol. 21, No. 1 (2019): 21 – 28.

Dev R., Coulson L., Del Fabbro E., et al, "A Prospective Study of Family Conferences: Effects of Patient Presence on Emotional Expression and End-of-life Discussions", *J Pain Symptom Manage*, 2013.

Dickinson G. E., Clark D., Sque M., "Palliative Care and End of life Issues in UK Pre-registration, Undergraduate Nursing Programmes", *Nurse Education Today*, Vol. 28, No. 2, 2008.

Dodd M., Janson, S., Facione N., Faucett J., Froelicher E. S., Humphreys J., et al. "Advancing the Science of Symptom Management", *J Adv Nurs*, Vol. 33, No. 5 (2001): 668 – 676.

Fong, "Impact of Death Work on Self: Existential and Emotional Challenges and Coping of Palliative Care Professionals", *Health and Social Work*, Vol. 41, No. 1 (2016): 33 – 41.

Fuoto, A., Turner, KM. "Palliative Care Nursing Communication an Evaluation of the COMFORT Model," *Journal of Hospice & Palliative Nursing*, 2019, 21 (2): 124 – 130.

Glare P., Sinclair C., Downing M., et al, "Predicting Survival in Patients with Advanced Disease", *Eur J Cancer*, 2008.

Goudas L. C., Bloch R., Gialeli-Goudas M. etal. "The Epidemiologyof Cancer Pain," *Cancer Invest*, 2005.

Hannah Andrews, "NeedingPermission: The Experience of Self-care and Self-compassion in Nursing: A constructivist Grounded Theory Study", *International Journal of Nursing Studies*, Vol. 101 (2020): 103436.

Harvey Max Chochinov, Linda J Kristjanson, William Breitbart, et al. "Effect of Dignity Therapyon Distress and End-Of-Life Experience in Terminally Ill Patients: a Randomised Controlled Trial", *The Lancet Oncol*, Vol. 12, No. 8, 2011.

Harvey Max Chochinov, Tomas Hack, Suman McClement, et al. "Dignity in the Terminally Ill: a Developing Empirical Model", Soc Sci Med, Vol. 54, No. 3, 2002.

Harvey Max Chochinov, Tomas Hack, Thomas Hassard, et al. "Dignity Therapy: a Novel Psychotherapeutic Intervention for Patients Near the End of life", *J Clin Oncol*, Vol. 23, No. 24, 2005.

Haupt B. J., "Characteristics of Hospice Care Discharges and Their Length of Service: United States, 2000", *Vital Health Stat* 13, 2003.

Henly S. J., Kallas K. D., Klatt C. M., et al. "The Notion of Time in Symptom Experiences", *Nurs Res*, Vol. 52, No. 6 (2003): 410 –417.

Hui D., Bansal S., Morgado M., et al, "Phase Angle for Prognostication of Survival in Patients with Advanced Cancer: Preliminary Findings", *Cancer*, 2014.

Hui D., Maxwell J. P., Paiva C. E., "Dealing With Prognostic Uncertainty: The Role of Prognostic Models and Websites for Patients with Advanced Cancers", *Curr Opin Support Palliat Care*, 2019.

Hui D., Paiva C. E., Del Fabbro E. G., et al, "Prognostication in Advanced Cancer: Update And Directions For Future Research", *Support Care Cancer*, 2019.

Hung C. Y., Wang H. M., Kao C. Y., et al, "Magnitude of Score Change for the Palliative Prognostic Index for Survival Prediction in Patients with Poor Prognostic Terminal Cancer", *Support Care Cancer*, 2014.

Kelly L., White S., Stone P. C., "The B12/CRP Index as a Simple Prognostic Indicator in Patients with Advanced Cancer: a Confirmatory Study", *Ann Oncol*, 2007.

Kim Y., Given B. A., "Quality of Life of Family Caregivers of Cancer Survivors: Across the Trajectory of the Illness", *Cancer*, 2008.

Kolcaba K. Y., "A Theory of Holistic Comfort for Nursing", *Journal of Advanced Nursing*, 1994, 19 (6): 1178 –1184.

Kreye Gudrun, Wasl Manuela, Dietz Andrea et. al. "Aromatherapy in Palliative Care: A Single-Institute Retrospective Analysis Evaluating the Effect of Lemon Oil Pads Against Nausea and Vomiting in Advanced Cancer Patients," *Cancers* (*Basel*), 2022, 14: undefined.

Lai T. K. T., Cheung M. C., Lo C. K. et al., "Effectiveness of Aroma Massage on Advanced Cancer Patients With Constipation: a Pilot Study," *Complement Ther Clin Pract*, 2011, 17: 37 – 43.

Langemo D., Haesler E., Naylor W., et al. "Evidence-based Guidelines for Pressure Ulcer Management at the End of Life", *International Journal of Palliative Nursing*, 2015.

Lautrette A., Darmon M., Megarbane B., et al, "A communication Strategy and Brochure for Relatives of Patients Dying in the ICU", *N Engl J Med*, 2007.

Lenz E. R., Pugh L. C., Milligan R. A., et al. "The Middle-Range Theory of Unpleasant Symptoms: An Update", *ANS Adv Nurs Sci*, Vol. 19, No. 3 (1997).

Leung E. Y., Scott H. R., McMillan D. C., "Clinical Utility of the Pretreatment Glasgow Prognostic Score in Patients With Advanced Inoperable Non-Small Cell Lung Cancer", *J Thorac Oncol*, 2012.

Linder L. "Analysis of the UCSF sympton Management Theory: Implicationsfor Pediatric Oncology Nursing", *Journal of Pediatric Oncology Nursing*, Vol. 27, No. 6 (2010).

Maltoni M., Caraceni A., Brunelli C, et al, "Prognostic Factors in Advanced Cancer Patients: Evidence-Based Clinical Recommendations—a Study by the Steering Committee of the European Association For Palliative Care", *J Clin Oncol*, 2005.

Maltoni M., Scarpi E., Pittureri C., et al, "Prospective Comparison of Prognostic Scores in Palliative Care Cancer Populations", *Oncologist*, 2012.

Management of Vertebral Bone Pain Due to Cancer: The EAPC Recommendations, Acta Oncol, 2016.

Melvin Christina S., "Professional Compassion Fatigue: What is the True Cost of Nurses Caring for the Dying", *International Journal of Palliative Nursing*, Vol. 18, No. 12 (2012).

Menkin E. S. "Go Wish: a Toolfor End-Of-Life Care Conversations", *J Palliat Med*, Vol. 10, No. 2 (2007).

Morgan R. K., Cortes Y., Murphy L., "Pathophysiologyand Aetiology Of Hypogly-caemic Crises", *Journal of Small Animal Practice*, Vol. 59, No. 11, 2018.

Näppä U., Lindqvist O., Rasmussen B. H., et al, "Palliative Chemotherapy During the Last Month of Life", *Ann Oncol*, 2011.

Paal P., Brandsttter C., Lorenzl S., et al, "Postgraduate Palliative Care Education for Allhealthcare Providers in Europe: Results from an Eapc Survey", Palliative & Supportive Care, Vol. 17, No. 5, 2019.

Parkes C. M., "Accuracy of Predictions of Survival in Later Stages of Cancer", *Br Med J*, 1972.

Paul T. P. Wong, "Meaning therapy: An integrative andPositive Existential Psychotherapy," *J Contemp Psychother*, Vol. 40, No. 2, 2010.

Paul T. P. Wong. "Meaning therapy: Assessments andInterventions", *Existential Analysis*, Vol. 26, No. 1, 2015.

Rhondali W., Dev R., Barbaret C., et al, "Family Conferences in Palliative Care: a Survey of Health Care Providers In France", *J Pain Symptom Manage*, 2014.

Rossi R., Serra P., Suzzi M., et al, "The Challenge for Nutritional Care in a Cancer Center: The Need for Integration between Clinical Nutritionist, Oncologist, and Palliative Care Physician", *Current Problmes in Cancer*, Vol. 44, No. 5, 2020.

Scarpi E., Maltoni M., Miceli R., et al, "Survival Prediction for Terminally Ill Cancer Patients: Revision of The Palliative Prognostic Score with Incorporation Of Delirium", *Oncologist*, 2011.

Scherrens A. L., Deforche B., Deliens L., et al, "Using Behavioral Theories to Study Health-Promoting Behaviors in Palliative Care Research", *Palliative Medicine*, Vol. 37, No. 3, 2023.

Sheth S., Ebert M. D., Fishman E. K., "Superior Vena Cava Obstruction Evaluation with MDCT", American journal of roentgenology, Vol. 194, No. 4,

2010.

Simmons C. P. , McMillan D. C. , McWilliams K. , et al, "Prognostic Tools in Patients With Advanced Cancer: A Systematic Review", *J Pain Symptom Manage*, 2017.

Smith A. K. , White D. B. , Arnold R. M. , "Uncertainty—the Other Side of Prognosis", *N Engl J Med*, 2013.

Stone C. A. , Tiernan E. , Dooley B. A. , "Prospective validation of the palliative prognostic index in patients with cancer", *J Pain Symptom Manage*, 2008.

Virgina Lee, S. Robin Cohen, Linda Edgar, et al. "Meaning-making and Psychological Adjustmentto Cancer: Development of An Intervention and Pilot Results", *Oncol Nurs Forum*, Vol. 33, No. 2, 2006.

Vocanec D. , Loncarek K. , Banadinovic M, et al, "A Qualitative Study on the Position and Role of Volunteers in Integrated Care-an Example of Palliative Care in Croatia", *International Journal of Environmental Research and Public Health*, Vol. 19, No. 13, 2022.

Weeks J. C. , Cook E. F. , O'Day SJ, et al, "Relationship Between Cancer Patients' Predictions of Prognosis and Their Treatment Preferences", *JAMA*, 1998.

Weisman A. D. , "Appropriate Death and the Hospice Program ," *Hosp J*, 1988, 4 (1).

Weng L. C. , Huang H. L. , Wilkie D. J. , et al, "Predicting Survival with the Palliative Performance Scale in a Minority-serving Hospice and Palliative Care Program", *J Pain Symptom Manage*, 2009.

Wernli U. , Hischier D. , Meier C. R. , et al, "Pharmacists' Clinical Roles and Activities in Inpatient Hospice and Palliative Care: a Scoping Review", *International Journal of Clinical Pharmacy*, Vol. 45, No. 3, 2023.

WHO Guidelines Approvedby the Guidelines Review Committee. WHO guidelines for the Pharmacological and Radiotherapeutic Management of Cancer Pain in Adults and Adolescents, Geneva, World Health Organization, 2018.

Wilkinson Susie M. , Love Sharon B. , Westcombe Alex M. et al. , "Effectiveness of Aromatherapy Massage in the Management of Anxiety and Depression in Patients With Cancer: a Multicenter Randomized Controlled Trial," *J Clin Oncol*, 2007

William Breitbart, Christopher Gibson, Shannon R. Poppito, et al. "Psychotherapeutic Interventions at the End of Life: a Focus on Meaning and Spirituality", *Can J Psychiatry*. Vol. 49, No. 6, 2004.

Williams A. C., "Craig KD: Updating the Definition of Pain," *Pain*, 2016.

Wittenberg, E., Goldsmith, J. V., Williams, Y., & Lee, A. Caring for Family Caregivers: a Pilot Test of an Online COMFORT (SM) Communication Training Module for Undergraduate Nursing Students, *J Cancer Educ*, 2020.

Yang F. R., Wu B. S., Lai G. H., etal: Assessment of Consecutive Neurolytic Celiac Plexus Block (NCPB) Technique Outcomesin the Management of Refractory Visceral Cancer Pain, Pain Med, 2012.

Yennurajalingam S., Dev R., Lockey M., et al, "Characteristics of Family Conferences in a Palliative Care Unit at a Comprehensive Cancer Center", *J Palliat Med*, 2008.

Zachariah F. J., Rossi L. A., Roberts L. M., et al, "Prospective Comparison of Medical Oncologists and a Machine Learning Model to Predict 3-Month Mortality in Patients with Metastatic Solid Tumors", *JAMA Netw Open*, 2022.

Zhou J., Xu S., Cao Z., et al, "Validation of the Palliative Prognostic Index, Performance Status-Based Palliative Prognostic Index and Chinese Prognostic Scale in a Home Palliative Care Setting for Patients with Advanced Cancer in China", *BMC Palliat Care*, 2020.

Zhukovsky D. S., Herzog C. E., Kaur G., et al, "The Impact of Palliative Care Consultation on Symptom Assessment, Communication Needs, and Palliative Interventions in Pediatric Patients With Cancer", *J Palliat Med*, 2009.

图书在版编目（CIP）数据

安宁疗护／陈晓莉，张青，王惠芬主编 . -- 北京：
社会科学文献出版社，2024.10
ISBN 978 - 7 - 5228 - 3485 - 6

Ⅰ.①安…　Ⅱ.①陈…　②张…　③王…　Ⅲ.①临终关
怀学　Ⅳ.①R48

中国国家版本馆 CIP 数据核字（2024）第 072823 号

安宁疗护

主　　编／陈晓莉　张　青　王惠芬

出 版 人／冀祥德
责任编辑／岳梦夏
责任印制／王京美

出　　版／社会科学文献出版社
　　　　　地址：北京市北三环中路甲 29 号院华龙大厦　邮编：100029
　　　　　网址：www.ssap.com.cn
发　　行／社会科学文献出版社（010）59367028
印　　装／三河市尚艺印装有限公司

规　　格／开　本：787mm × 1092mm　1/16
　　　　　印　张：23.25　字　数：362 千字
版　　次／2024 年 10 月第 1 版　2024 年 10 月第 1 次印刷
书　　号／ISBN 978 - 7 - 5228 - 3485 - 6
定　　价／98.00 元

读者服务电话：4008918866